Hyperfunktionelle Stimmstörungen bei Erwachsenen

KÖLNER ARBEITEN ZUR SPRACHPSYCHOLOGIE
Herausgegeben von Gudula List

Band 6

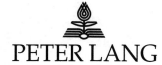

PETER LANG
Frankfurt am Main · Berlin · Bern · New York · Paris · Wien

Stefanie Kneip

Hyperfunktionelle Stimmstörungen bei Erwachsenen

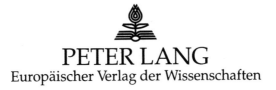

PETER LANG
Europäischer Verlag der Wissenschaften

Die Deutsche Bibliothek - CIP-Einheitsaufnahme

Kneip, Stefanie:
Hyperfunktionelle Stimmstörungen bei Erwachsenen / Stefanie Kneip. - Frankfurt am Main ; Berlin ; Bern ; New York ; Paris ; Wien : Lang, 1996
  (Kölner Arbeiten zur Sprachpsychologie ; Bd. 6)
  ISBN 3-631-49777-6

NE: GT

ISSN 0935-5685
ISBN 3-631-49777-6
© Peter Lang GmbH
Europäischer Verlag der Wissenschaften
Frankfurt am Main 1996
Alle Rechte vorbehalten.

Das Werk einschließlich aller seiner Teile ist urheberrechtlich geschützt. Jede Verwertung außerhalb der engen Grenzen des Urheberrechtsgesetzes ist ohne Zustimmung des Verlages unzulässig und strafbar. Das gilt insbesondere für Vervielfältigungen, Übersetzungen, Mikroverfilmungen und die Einspeicherung und Verarbeitung in elektronischen Systemen.

Printed in Germany 1 3 4 5 6 7

KÖLNER ARBEITEN ZUR SPRACHPSYCHOLOGIE

Herausgegeben von Prof. Dr. Gudula List

Die Titel dieser Reihe sammeln sich um sprachpsychologische Thematik, verstanden in einem weiten Sinne; sie greifen also aus in die verschiedenen Nachbarregionen: Sozialpsychologie, Neuropsychologie, Sprachwissenschaft, Sprachpädagogik, Sprachpathologie und Therapie.

Die "Kölner Arbeiten zur Sprachpsychologie" entstehen überwiegend aus Studien an der Heilpädagogischen Fakultät der Universität zu Köln. Es sind also in der Regel Promotions- oder Diplomarbeiten, vereinzelt auch wissenschaftliche Arbeiten zur Anerkennung einer Ersten Staatlichen Lehramtsprüfung. Auf diese Weise werden Ergebnisse von akademischen Anstrengungen für die Öffentlichkeit verfügbar, von denen manche sonst unbemerkt in Seminararchive eingeschlossen und um ihre anregende Wirkung auf die Fachdiskussion, der sie entstammen, gebracht würden. Erfahrungsgemäß finden sich in dieser Textgattung auch Pflichtleistungen und Fingerübungen im wissenschaftlichen Schreiben, deren Entstehungs- und Beurteilungsgeschichte sinnvollerweise im Raum des universitären Lehr-, Lern- und Qualifizierungsdiskurses verbleibt. Es gibt jedoch darunter Arbeiten, die sich mit geringer stilistischer Umorientierung, manchmal mit gezielten Akzentuierungen, Erweiterungen oder Straffungen durchaus der Publizität anvertrauen dürfen.

Wie gewiß andere Kolleginnen und Kollegen auch, die solche Arbeiten anregen, betreuen und bewerten, stört es mich, wenn mutiges Aufgreifen von Fragestellungen, profunde Recherchen oder originelle Themenbehandlungen unzugänglich bleiben, die sich mit manchen dem äußeren Anspruch nach weiter fortgeschrittenen Arbeiten messen können. Ich bin dem Peter Lang Verlag verbunden, daß mit dieser Reihe solche ausgewählten Arbeiten ihre verdiente Aufmerksamkeit erlangen.

Vorwort

Die Stimme ist ein markantes Merkmal der Person. Ihre Wirkung auf die Personwahrnehmung in der sozialen Interaktion und ihr Einfluß auf das Selbstkonzept sind indessen in der psychologischen Literatur noch nicht erschöpfend dargelegt. Wie in anderen Bereichen psychischer Tatbestände scheint sich die „Normalität" auch hier der direkten Beschreibung eher zu entziehen. Um so gravierender tritt die Bedeutsamkeit der menschlichen Stimme dann hervor, wenn ausgeprägte Störungen sie verändern oder beeinträchtigen. Interdisziplinäre Theoriebildung wird daher am ehesten an solchen Erscheinungen ansetzen können.

Die vorliegende Arbeit wählt diesen Weg. Sie beschreibt eingangs die Bedeutung der Stimme für die personale Selbstdarstellung, so weit dies gegenwärtig mit den Mitteln der Sozialpsychologie leistbar ist. Das zentrale Anliegen ist es im Anschluß hieran, die Pathogenese und Pathologie der hyperfunktionellen Stimmstörungen im Erwachsenenalter nach allen Richtungen hin auszuloten und einer komplexen Anlyse zu unterwerfen. In derart interdisziplinärer und theoretisch anspruchsvoller Weise ist dies in der deutschsprachigen Literatur bislang nicht zu finden. Schlüssig folgt der Analyse das Angebot einer therapeutischen Konzeption. Die Autorin erweist sich auch hierin nicht nur als erfahren im Feld der Praxis, sondern auch als weitsichtig und bemüht um überzeugende Begründung.

Das Buch darf als empfehlenswerte Arbeitsgrundlage für Forschung und Praxis im Bereich der Stimme und ihrer Störungen gelten.

Gudula List

INHALTSVERZEICHNIS

1. EINLEITUNG — 13

2. ZUR BEDEUTUNG DER STIMME FÜR DAS INDIVIDUUM UND SEINE KOMMUNIKATIVE KOMPETENZ — 17

2. 1. Zur Entwicklung der Stimme — 17

2. 2. Stimme als Ausdruck der Psyche — 19

2. 3. Kommunikation — 22
   2. 3. 1. Exkurs: Kommunikationstheoretische Grundlagen — 22
   2. 3. 2. Stimmliche Parameter der Gesprächssituation — 24
   2. 3. 3. Zur Bedeutung von Stille und Pause — 28
   2. 3. 4. Stimmliches Rollenverhalten — 30

3. MEDIZINISCHE GRUNDLAGEN — 35

3. 1. Exkurs: Funktionelle Systeme — 35

3. 2. Sensomotorik und Propriozeption — 40

3. 3. Übersicht über den Stimmapparat — 42
   3. 3. 1. Atmung — 44
   3. 3. 2. Kehlkopf — 46
   3. 3. 3. Ansatzrohr — 51
   3. 3. 4. Zentrale Steuerung — 53

3. 4. Physiologisches Sprechen — 57

4. PATHOGENESE UND PATHOLOGIE HYPERFUNKTIONELLER STIMMSTÖRUNGEN — 60

4. 1. Pathogenese — 60

4. 1. 1. Exkurs: Zum Begriff der Krankheit	60
4. 1. 2. Definition und Klassifikation funktioneller Stimmstörungen	62
4. 1. 3. Circulus vitiosus organischer, funktioneller und psychogener sowie hyper- und hypofunktioneller Stimmstörungen	69
4. 1. 4. Stimme und Körper	71
4. 1. 4. 1. Tonus und Bewegung	71
4. 1. 4. 2. Körperhaltung	75
4. 1. 4. 3. Der orofaziale Bereich	79
4. 1. 5. Neurophysiologische Aspekte	87
4. 1. 6. Psychosomatische Aspekte	89
4. 1. 7. Berufsdysphonien	93
4. 2. Pathologie	99
4. 2. 1. Symptomatologie und Epidemiologie	99
4. 2. 2. Diagnose, Verlauf und Differentialdiagnose hyperfunktioneller Dysphonien	102
5. THERAPIE VON HYPERFUNKTIONELLEN STIMMSTÖRUNGEN	105
5. 1. Grundsätze der Therapie	105
5. 1. 1. Ethisch-anthropologische Grundlagen und deren Konsequenz für die Therapie	105
5. 1. 2. Zum Therapieansatz	111
5. 1. 3. Expektanz und Akzeptanz des Patienten bezüglich der eigenen Stimme	123
5. 1. 4. Einzel- oder Gruppentherapie	125
5. 1. 5. Zum Therapieverlauf	127
5. 1. 5. 1. Anamnese und Diagnostik	127
5. 1. 5. 2. Phasen der Therapie	131
5. 1. 5. 3. Zur Therapieplanung und -durchführung	133
5. 2. Elemente der Therapie	133
5. 2. 1. Zur Konzeption der Therapieelemente	133
5. 2. 2. Gespräch	135
5. 2. 3. Körpererfahrung und -wahrnehmung	136
5. 2. 4. Stimmerfahrung und -wahrnehmung	138
5. 2. 5. Tonusregulierung, Bewegungskoordination, Haltungsaufbau	139
5. 2. 6. Atemtherapie	142

5. 2. 7. Stimm- und Sprechübungen	144
5. 2. 8. Singen	146
5. 2. 9. Kommunikationsverhalten	150
5. 2. 10. Psychotherapie	151
5. 2. 11. Zuordnung der Therapieelemente zu den methodischen Grundlagen	151
5. 2. 12. Zum Stellenwert der Therapieelemente innerhalb des Therapieverlaufs	153
6. SCHLUSSWORT	157
LITERATURVERZEICHNIS	158
SACHREGISTER	170
ANHANG	I

ABBILDUNGSVERZEICHNIS

Abb. 1: Schema der Funktion nach Brodie, modifiziert nach Castillo-Morales
1991, S. 21, Struck 1993 (Skript), S. 2. 36

Abb. 2: Übersicht über den Hör-Sprach-Kreis nach Egger, Freidl, Friedrich
1992, In: ebd. S. 19. 43

Abb. 3: Der menschliche Stimmapparat im Vergleich mit einer Orgel nach
Habermann, (1978), modifiziert von Egger, Freidl, Friedrich
(1992). In: ebd. S. 20. 44

Abb. 4: Phonatorisches Kontrollsystem zur Beschreibung der peripheren
und zentralen Organisation der Stimmbildung nach Schultz- Coulon
1980. In: Grohnfeldt (Hrsg.) 1994, S.58. 55

Abb. 5: Wechselbeziehungen von organischen und funktionellen Ursachen
in der Ätiopathogenese und im zeitlichen Ablauf der funktionellen
Dysphonien nach Bauer (1975). In: Egger, Freidl, Friedrich
1992, S. 46. 67

Abb. 6: Störfaktoren aus dem "inneren" und "äußeren Milieu", die eine
Stimmerkrankung bewirken können, nach Gundermann (1970).
In: ebd. S 83. 94

Abb. 7: Das Lokalisationsschema von Hyper- und Hypofunktionen bei der
Stimmgebung nach Fröschels (1937), modifiziert von Böhme
(1983). In: Pascher, Bauer 1984, S. 17. 100

Abb. 8: Tabellarische Darstellung der methodischen Grundlagen 114

Abb. 9: Stimmfunktionskreis nach Haupt (19387), modifiziert von
Kruse 1991. In Gundermann 1987,S. 84 134

Abb.10: Zuordnung der Therapieelemente zu den methodischen
Grundlagen 152

Abb.11: Tabellarische Darstellung des Therapieverlaufs 154

1. Einleitung

Die Stimme stellt neben Gestik, Mimik und Körperbewegung ein wichtiges Ausdruckselement des Menschen dar. Sie ist Spiegel von Emotionen und gibt Hinweise auf Persönlichkeitsmerkmale sowie Physiognomie des Individuums. Jeder Stimmgesunde identifiziert sich mit seiner Stimme - sie ist sowohl sekundäres Geschlechtsmerkmal, als auch Ausdruck der individuellen sozialen Position und kulturellen Zugehörigkeit. Als solcher wird sie stark durch Umweltfaktoren beeinflußt, die den jeweiligen Stimmklang, zusammen mit der emotionalen Disposition und den organisch gegebenen Bedingungen, prägen.

Als Übermittler des gesprochenen Wortes ist die Stimme wichtiger Bestandteil der Kommunikation. Stimmstörungen beeinträchtigen somit jeden, der sich vokaler Kommunikation bedient, in seiner kommunikativen Kompetenz, was Isolation, Vereinsamung oder Handlungsunfähigkeit für den Einzelnen zur Folge haben kann.

Die medizinische Literatur unterscheidet weitgehend zwischen organischen und funktionellen Stimmstörungen, wobei die funktionelle Dysphonie durch das Fehlen eines organpathologisch nachweisbaren Befundes gekennzeichnet ist. Der pathologische Stimmklang ist hierbei auf eine Fehlfunktion der für die Phonation verantwortlichen Strukturen zurückzuführen. Im Bereich der funktionellen Dysphonie unterscheidet man zwischen hyper- und hypofunktioneller Dysphonie, entsprechend den jeweils vorliegenden Tonuszuständen der Stimmuskulatur.

Diese Definition der funktionellen Dysphonie ist vielfach diskutiert, abgewandelt und umstritten und fungiert in der HNO-Praxis oft als negative Ausschlußdiagnose, d.h. alle organisch nicht diagnostizierbaren Störungen werden als funktionell bezeichnet. Dies zeigt, daß die Stimme eine sehr sensible Funktion ist, die durch viele Faktoren nicht nur beeinflußbar, sondern auch störbar ist, wie z. B. die Wirkung von psychosozialem Streß auf die Stimme verdeutlicht.

Beeinträchtigungen der Stimmfunktion als Ausdruck psychosomatischer Krankheit werden als psychogene Dysphonien bezeichnet und den funktionellen Stimmstörungen zugeordnet, da sie ebenfalls keinen organpathologischen Befund aufweisen.

Die vorliegende Arbeit beschränkt sich auf den Bereich der Pathogenese, Pathologie und Therapie von hyperfunktionellen Stimmstörungen, die durch Überanspannung und -anstrengung des gesamten Atem- und Stimmapparates gekennzeichnet sind.

Nach Beschreibung der Bedeutung der Stimme für das Individuum und seine kommunikative Kompetenz sowie Aspekten stimmlicher Entwicklung und Prägung wird der Begriff der funktionellen Systeme unter Bezug auf die Systemtheorie als wissenschaftstheoretisches Fundament der Arbeit dargestellt. Aspekten von Anatomie und Physiologie folgend, enthält die Arbeit eine ausführliche Darstellung der Pathogenese hyperfunktioneller Dysphonien, der generelle Überlegungen zum Krankheitsbegriff vorangehen. Da funktionelle Störungen im allgemeinen den psychosomatischen Krankheitsbildern zugeordnet werden, orientiert sich die Arbeit dabei an psychosomatischen Modellen der Krankheitsgenese. Ferner wird die komplexe Problematik der Definition und Klassifikation funktioneller Stimmstörungen erörtert.

Abschließend erfolgt die Entwicklung eines Therapiekonzepts der Behandlung hyperfunktioneller Dysphonien für die ambulante stimmtherapeutische Praxis. Grundlegende Voraussetzung des Konzepts ist das Verständnis des Körpers als funktionales und selbstreferentielles System, dessen Teile sich gegenseitig beeinflussen sowie der Gedanke der Plastizität des Zentralnervensystems. Die Methodik folgt einem funktionalen sowie kommunikativen Ansatz und schließt symptomorientierte Behandlung zugunsten eines ganzheitlich orientierten Konzepts aus. Ziele der Therapie sind zunächst die Schulung von Propriozeption und auditiver Wahrnehmung der eigenen Stimme, die bei Dysphonikern häufig reduziert sind und eine Veränderung der unphysiologischen Bewegungskoordination. Dies trägt entscheidend zur konstanten Verbesserung der Stimmqualität bei, an der überdies noch mit Hilfe von Stimmübungen gearbeitet werden kann, worauf sich der Transfer des erlernten Stimmgebrauchs in das Kommunikationsverhalten anschließt. Von Bedeutung für eine auf den Patienten zentrierte Therapie sind ferner Aspekte der Selbstakzeptanz, Lebensfreude, Handlungsfähigkeit und Selbstverwirklichung.

Das hier dargelegte Therapiekonzept basiert zum einen auf den bei Hospitationen und in der Arbeit mit Stimmpatienten in logopädischen Praxen und im Stimmheilzentrum Bad Rappenau gesammelten Erfahrungen, zum anderen auf Selbsterfahrung. Da es jedoch nicht in allen Teilen an einer statistisch relevanten Patientenzahl erprobt und ausgewertet ist, stellt es ein hypothetisches Konzept dar.

Ein wesentliches Anliegen der Arbeit ist die stärkere Integration des orofazialen Raums in Diagnostik und Therapie von hyperfunktionellen Dysphonikern. Dieser Bereich wird nach meinen Beobachtungen in der stimmtherapeutischen Arbeit meist nur unzureichend durch die Vermittlung herkömmlicher Weitungs- und Lockerungsübungen therapiert. Da jedoch viele hyperfunktionelle Dysphoniker chronische Verspannungen der Hals, Kau- und mimischen Muskulatur infolge orofazialer Dyskinesien aufweisen, die negative Auswirkungen auf die Stimmfunktion haben, scheint mir der Einsatz von Behandlungsmethoden der orofazialen sowie der myofunktionellen Therapie sinnvoll.

Die Bedeutung des funktionalen Ansatzes, der immer auch ein ganzheitliches Vorgehen darstellt, da bei Veränderung von Teilen eines Funktionssystems stets die Veränderung seiner Gesamtheit berücksichtigt werden muß, liegt darin, daß der Patient seine Körperfunktionen auf eine für ihn physiologische Weise einzusetzen lernt, wodurch ihm gleichfalls eine andere Art der Körperwahrnehmung und -erfahrung ermöglicht wird. Dies zu entwickeln erfordert von Patient wie Therapeut gleichermaßen Zeit und Geduld, denn nichts ist resistenter gegen Veränderung als einmal in spezifischen Gewohnheiten fixierte, unphysiologische Verhaltensweisen. Aus diesem Grund sollte meines Erachtens nie zu früh mit verhaltenstherapeutischen Methoden bezüglich des Kommunikationsverhaltens in der Stimmtherapie gearbeitet werden, da der dysphonische Patient aufgrund von muskulärem Hyper- oder Hypotonus und beeinträchtigter Bewegungskoordination physisch oft nicht die Mittel hat, neue Formen des Kommunikationsverhaltens zu realisieren, was unter Umständen zu neuem psychischen Druck, körperlichen Kompensationsmechanismen und daraus resultierenden Verspannungen führen kann.

Sowohl die Darstellung der Pathogenese, als auch das Therapiekonzept der vorliegenden Arbeit orientieren sich am klinischen Bild der Patienten mit hyperfunktionellen Dysphonien, die sich vor allem in Symptomen wie Heiserkeit, Stimmermüdung, vermehrte Schleimbildung, mangelnde Sonorität und Durchschlagskraft der Stimme sowie in subjektiven Mißempfindungen (Globusgefühl, Trockenheit, Halskratzen, etc.) und eventuellen organpathologischen Folgeerscheinungen (Stimmlippenknötchen oder -polypen, Reinke-Ödem) äußern. Die Stimmstörungen setzen sich meist aus funktionellen, überlagert von psychogenen Komponenten zusammen und sind häufig bei Angehörigen der Sprechberufe zu finden, die einen großen Anteil des Patientenkreises in der freien stimmtherapeutischen Praxis ausmachen. Die Arbeit bezieht sich weder in der Darstellung der Pathogenese und Pathologie, noch innerhalb des Therapiekonzepts auf funktionelle Stimmstörungen mit gravierender psychischer Komponente, wie schwere psychogene Dysphonien und Aphonien oder spastische Dysphonien, zu deren Behandlung es weitreichenderer psychotherapeutischer und medizinischer Intervention bedarf, als im Rahmen dieser Arbeit dargestellt wird.

2. Zur Bedeutung der Stimme für das Individuum und seine kommunikative Kompetenz

2. 1. Zur Entwicklung der Stimme

Die früheste Vokalisationsform des Menschen stellt der reflexartige Geburtsschrei dar, der infolge der Expiration des ersten selbständigen Atemzyklus des Neugeborenen, nach Abtrennung vom Stoffwechselsystem der Mutter, ertönt. Der Geburtsschrei sowie das Schreien der ersten Tage, weist weiche Stimmeinsätze und Grundfrequenzwerte (Fo) der Stimme zwischen 350 - 600 Herz bei Tonhöhe a^1 sowie eine relativ einförmige Klangfarbe auf dem Vokal [ε] auf. Schon anhand des Grundfrequenzwertes Neugeborener sind geistige Behinderungen erkennbar, bei denen es zu Fo Werten um 780 Herz kommen kann (vergl. Wirth 1991). Die frühen Schreie des Säuglings folgen dem später für die Erwachsenensprache charakteristischen Muster der steigenden und fallenden Intonation (vergl. Lieberman 1975). Neugeborene sind bereits wenige Stunden nach der Geburt in der Lage, die Stimme der Mutter und Unterschiede in Sprachrhythmus, −frequenz und -intonation der elterlichen Sprechweise zu erkennen. Sie bevorzugen Klänge vor Geräuschen und lassen sich von der menschlichen Stimme schneller beruhigen (vergl. Böhme 1983, Clausnitzer 1985). Die Schreiphase des Säuglings erstreckt sich von der 1. bis 7. Lebenswoche, wobei dem Schreien zunächst nur vokaler Ausdruck von Unlust bzw. Mißempfinden zukommt (vergl. Grohnfeldt 1993). Im Alter von 5 Tagen erhält das Schreien eine intonatorische Prägung, wodurch ein differenzierterer Affektausdruck ermöglicht wird (vergl. Clausnitzer 1986). Der Neugeborenenschrei stellt eine erste Form der Kommunikation in Form eines Appells an die soziale Umwelt dar, die Bedürfnisse des Säuglings nach Nahrung und Zuwendung zu befriedigen. Jedoch kann das Schreien auch als Nebenprodukt einer ausgeprägten motorischen Mobilisierung in Bedrohungssituationen betrachtet werden, das „von dem Erwachsenen erst sekundär als Ausdruck bestimmter Bedürfnisse des Neugeborenen interpretiert wird" (Papousek 1979). Den überwiegend vokalähnlichen Lauten der ersten Wochen, die außer im Schreien auch in lustvollen Lauten der Zufriedenheit geäußert werden, folgen später Konsonanten vorwiegend glottalen Ursprungs, die in der 6. - 8. Woche von Hauch- und Gurrelauten (r-Ketten) abgelöst werden, welche zur Lallperiode überleiten, die sich vom 2. bis 10/12. Monat erstreckt (vergl. Grohnfeldt 1993).

In der Lallphase spielt und experimentiert das Kind mit seinem Stimm- und Artikulationsapparat, was zur zufälligen Produktion vielfältiger Laute führt, unter anderem auch solcher, die in der Muttersprache nicht vorkommen. Die dabei im 2. und 3. Lebensmonat entstehenden Lallmonologe bestehen aus einer Aneinanderreihung von gurrähnlichen Ketten, Hauchlauten (äh) und Silbenreduplikationen, die in Melodie und Rhythmus variabel sind (vergl. ebd.). Der Säugling lernt dabei, die Atmung der Vokalisation anzupassen und eine ganze Silbengruppe während einer Ausatmung hervorzubringen (vergl. Papousek 1979). Die auditive Differenzierung von Stimmqualitäten (z. B. freundliche vs. abweisende Stimmqualität) erfolgt schon im 3. Monat, was die Übertragung von Emotionen der Bezugspersonen auf das Kind mittels der Stimme zur Folge hat (vergl. Piaget 1992, Grohnfeldt 1993). Die vom Kind geäußerten Silbengruppen werden vom Erwachsenen nachgeahmt, wodurch eine Art präverbaler Dialog entsteht, der dem Kind grundlegende Regeln des kommunikativen Interaktionsverhaltens vermittelt (vergl. Papousek 1979).

Ab dem 6. Monat etablieren sich immer stärkere Kopplungsprozesse von Hören und Sprechen, die sich zunächst in Selbstnachahmung und ab dem ca. 8. Monat in Fremdnachahmung äußern. Dabei imitiert das Kind vorwiegend Laute der Umwelt, die ihm schon aus der Lallphase vertraut sind. Beim Übergang von der Lallperiode zum ersten Worterwerb reduziert sich das gesamte Lautinventar des Kindes auf das seiner Muttersprache. Vom ca. 1. - 1,6. Lebensjahr werden Einwortsätze gebildet, denen allein durch Intonation und Akzentuierung verschiedene Bedeutungsgehalte zukommen, die von den Bezugspersonen meist intuitiv richtig gedeutet werden (vergl. Böhme 1983, Grohnfeldt 1993).

Wirth (1991) betont die Einflüsse des sozialen Milieus auf die Qualität der kindlichen Stimme in der Nachahmungsperiode (z. B. Heiserkeit der Mutter), die sich bereits zu Ende des ersten Lebensjahres äußern. Auch Pahn (1968) weist darauf hin, daß erste Funktionsfehler von Sprechen und Singen unter Umständen bereits im frühen Kindesalter vor Erlernen der Sprache durch Nachahmung schlechter stimmlicher Vorbilder entstehen können, was entweder im Kindes- oder auch erst im Erwachsenenalter zu funktionellen Stimmstörungen führen kann. Die Kinder weisen oft fehlerhafte Lippenspannung, geringe Kieferöffnung sowie Brustatmung, verbunden mit Haltungsfehlern auf (vergl. ebd.), da funktioneller Fehlgebrauch des Atem- und Stimmapparates immer auch ganzkörperliche Auswirkungen hat (vergl. Kap. 4.1.4.2.).

Auch ständiges Ermahnen zur Ruhe beeinflußt die Stimmentwicklung Pahn (1968) zufolge ungünstig, was Ringel (1985) bestätigt, der den Fluß der Stimme von Geburt an durch Erziehung behindert und eingegrenzt sieht (vergl. ebd. 1985).

Eine weitere Quelle von funktionellen Stimmstörungen stellt die stimmliche Überanstrengung in der Mutationszeit dar, in der es zur Senkung der mittleren Sprechstimmlage, bei Jungen um eine Oktav, bei Mädchen um eine Terz kommt. Diese Veränderungen gehen vor allem bei Jungen mit starker Empfindlichkeit und Funktionsunsicherheiten der Stimmfunktion einher.

2. 2. Stimme als Ausdruck der Psyche

Die Stimme stellt einen primären, unbewußten Sendekanal dar, der vegetativ gesteuert wird. Emotionsauslösende Ereignisse bewirken Veränderungen im Körperzustand eines Sprechers, aufgrund von Auswirkungen unterschiedlicher Aktivierungsmuster im symphatischen und parasymphatischen Zweig des autonomen Nervensystems, die auch das Sprachverhalten beeinflussen (vergl. Williams, Stevens 1982). Die Stimme vermittelt Informationen in analoger Sendetechnik, im Gegensatz zur digitalen Sendetechnik des verbalen Codes. Präverbale emotionale Ausdrucksdimensionen der Stimme, wie Seufzen, Stöhnen, Weinen und Lachen, lösen direkte Erregungsübernahme beim Zuhörer aus. Genetisch verankert, sind sie zum Teil bis in die Bewußtlosigkeit verfügbar und kompetent zur Anzeige hoher Dringlichkeit sowie zur Lösung eines überhöhten emotionellen und vegetativen Erregungszustandes (vergl. Stelzig 1994, Moses 1958).

Die Stimme übermittelt erheblich mehr Informationen, als den verbal semantischen Inhalt und ihre emotionale Ausdrucksfunktion bestätigt eine Vielzahl von Untersuchungen (z. B. Allport, Cantril 1934, Brenner, Shipp, Doherty, Morissey 1983, Brown 1982, Moses 1958, Scherer 1972, 1978, 1979, 1982, Siegman 1978, 1979). Scherer (1982) weist nach, daß unter emotionaler Erregung der Grundfrequenzwert der Stimme, infolge ganzkörperlicher Erhöhung des Muskeltonus, steigt (vergl. ebd.).

Die Ausdruckspsychologie unterscheidet zwischen drei psycho-physischen Befindlichkeitsdimensionen beim Durchleben von Emotionen (vergl. Görlitz 1970, S. 472):

Valenz (Wille - Unwille)

Stärke (stark - schwach)

Aktivität (aktiv - passiv)

Emotionen, wie Freude, Beunruhigung, Angst oder Wut kann ein hohes Aktivitäts- sowie Stärkeniveau zugeordnet werden, was sich nach Scherer (1982) in höherer Stimmlage, ausgeprägterer Frequenzvariation, erhöhter Lautstärke und schnellerem Tempo äußert, unter starker Beteiligung nonvokaler Ausdrucksebenen, wie Gestik, Mimik und Körperbewegung (vergl. ebd. 1982 a, Argyle, 1988, Siegman, 1985). Emotionen mit niedriger Stärke- und Aktivitätsrate, wie z. B. Gleichgültigkeit, Verachtung, Langeweile und Traurigkeit, sind dagegen durch tiefere Stimmlage, gleichförmige Intonation, geringe Lautstärke und langsameres Tempo charakterisiert. Gefühle analogen Aktivitäts- und Stärkeniveaus, die jedoch bezüglich des Valenzfaktors differieren, weisen trotz ähnlicher Grundfrequenz-, Tempo- und Lautstärkeraten Unterschiede im Bereich von Rhythmus, Dynamik und Qualität der Stimme auf. So ist der vokale Ausdruck von Freude durch weichere Konturen, wärmeren Stimmklang und regelmäßigere Rhythmen gekennzeichnet, wogegen es bei Ärger oder Wut zu abrupten dynamischen Akzenten, hartem Stimmklang und schnellen Lagenwechseln kommt (vergl. Scherer 1982 a, Argyle 1988).

Tischer (1993) unterscheidet zwischen vier verschiedenen Ausdruckstendenzen der Stimme:

Aggressive Zurückweisung, „Weg von mir", korrespondierend mit Wut, Haß, Ärger, Abneigung.

Sanftes Vereinigungsstreben, „Hin zu Dir", korrespondierend mit Liebe, Zuneigung, Zärtlichkeit.

Defensive Verschließung, „Weg von Dir", korrespondierend mit Angst, Unsicherheit, Traurigkeit, Schwermut.

Euphorisch inkorporative Öffnung, „Hin zu mir", korrespondierend mit Begierde, heftiger Lust.[1]

---

[1] Die biologische Bedeutung von Öffnungs- und Verschließungstendenz bedeutet „inkorporative Aufnahme des Überlebensförderlichen und Verschließung vor dem Überlebensfeindlichen" (Tischer 1993, S. 326). Es ist anzunehmen, daß der Hörer in der Signaldauer motorische Impulse der leiblichen Öffnung und Verschließung wahrnimmt (vergl. ebd.).

Für diese vier Tendenzen ergeben sich zwei, jeweils bezüglich positiver und negativer Valenz kontrastierende Basisdimensionen (Tendenz 1. vs. Tendenz 2. und Tendenz 3. vs. Tendenz 4.), deren Intensitätsverläufe Tischer als hoch vs. abfallend und Vokalverkürzung vs. Vokaldehnung darstellt, analog den psychovegetativen Zuständen von Anspannung-Entspannung und Verschließen-Öffnen (vergl. ebd.).

Emotionale Erregung drückt sich ebenfalls in einem weiteren Parameter der Grundfrequenz, der Grundfrequenzperturbation („jitter") aus, die eine Unregelmäßigkeit der Stimmlippenvibration bezeichnet, die zu Heiserkeit und unstetiger Stimmproduktion führen kann, zudem vermindert sich unter Streß im allgemeinen die artikulatorische Präzision (vergl. Bergmann 1987 a und b).

Emotionen weisen eindeutige Korrelate im vokalen Verhalten auf, die es Hörern ermöglichen, den Affektzustand eines Sprechers relativ genau zu identifizieren (vergl. Scherer 1982 a). Je deutlicher eine Person Emotionen in ihrem vokalen Kommunikationsverhalten darstellen kann, desto besser ist auch ihre perzeptive Fähigkeit zur Identifikation von Gefühlen anderer Sprecher ausgebildet (vergl. Tischer 1993). Der Hörer assoziiert dabei zwischen Stimme und Persönlichkeitsmerkmalen, wobei angenehmen Stimmen meist positive Charaktereigenschaften zugesprochen werden. So scheinen Gewissenhaftigkeit und emotionale Stabilität eher resonanten, wärmeren und tieferen Stimmen zugeschrieben werden. Kompetenz und Durchsetzungstendenz werden häufig mit lauten, härteren und hellen Stimmen assoziiert.[2] Untersuchungen (Scherer 1979 b) ergaben, daß extrovertierte Sprecher öfter und länger die Sprecherrolle in Kommunikationssituationen einnahmen, was vermuten läßt, daß eine höhere und laute Stimme funktionell effizient ist, um einem Sprecher die Rede für längere Zeit zu garantieren.

Zusammenfassend läßt sich feststellen, daß die Stimme, abgesehen von ihrer Kommunikationsfunktion, ein wichtiger Ausdruckskanal für die Emotionen des Individuums ist. In diesem Zusammenhang kommen vor allem den präverbalen Ausdrucksformen, wie z. B. Schreien, Weinen, Lachen und Seufzen sowie dem Singen eine hohe Bedeutung zu. Gesang oder Sprache können auch Formen künstlerischen Selbstausdrucks darstellen.

---

[2]Im Gegensatz dazu wurde Grundfrequenzerhöhung in anderen Studien (Aaronovitch 1970, Apple e. al. 1977, zitiert bei Scherer 1979 b) von Hörern als Kriterium emotionaler Labilität und psychischer Anspannung gewertet (vergl. ebd. S. 186).

Stimmstörungen müssen somit immer als radikale Reduzierung des persönlichen Ausdrucks gesehen werden, mit allen negativen Konsequenzen für Lebensgefühl und -qualität des Erkrankten. Jeder Mensch besitzt eine ihm eigene, unverwechselbare Stimme, deren Individualspezifität so stark ist, daß sich die Kriminalistik sogar der Methode des Stimmabdrucks („voice print") als Identifizierungstechnik bedient (vergl. Scherer 1979 a). Die Stimme ist narzißtisch hoch besetzt, was die große Sensibilität vieler Menschen bezüglich negativer Kritik an ihrer Sprech- oder Singstimme und den starken Leidensdruck vieler dysphonischer Patienten verständlich macht.

2. 3. Kommunikation

2. 3. 1. Exkurs: Kommunikationstheoretische Grundlagen

Nach Scherer (1979 a) wird interpersonelle bzw. interaktionale Kommunikation durch folgende Eigenschaften charakterisiert:

Koorientierung der Kommunikationspartner

Zielgerichtetes Verhalten beider Akteure

Übermittlung von Informationen

Multimodale Übertragungsmechanismen bzw. Ausdruckskanäle

Durch Störungen des Kommunikationsverhaltens wird jedes Individuum in seinem Selbstbild, seiner psychischen Befindlichkeit und seinem Selbstwertgefühl betroffen. „Kommunikation, Kompetenz, Selbstbild und soziale Integration bilden ein untrennbares Beziehungsgefüge" (ebd. S.23).

Nach Clausnitzer (1993) sind motorische Kompetenz, emotionale Beteiligung und kommunikatives Engagement, neurophysiologische (Wahrnehmungs-, Rückkopplungs- und Gedächtniskapazität) und kognitive Faktoren (Konzentration, Aufmerksamkeit und Antizipationsfähigkeit) als Basisfunktionen bzw. -kompetenzen an allen kommunikativen Ausdruckserscheinungen beteiligt. Menschliche Kommunikationfähigkeit ist demnach als „mehrdimensionale Komplexleistung zu bezeichnen, in der verschiedene Ausdruckserscheinungen zusammenwirken, die im Verlauf eines komplizierten Entwicklungsprozesses beim Kind entsteht und mit Hilfe eines umfassenden nervalen Steuerungsprozesses immer wieder aktuell als ein ganzheitliches Verhalten produziert werden muß" (ebd. S. 125).

Der Beziehungsaspekt in Interaktionen wird von Watzlawick, Beavin, Jackson (1969) verdeutlicht. In ihrer These, daß es unmöglich ist, nicht zu kommunizieren, kommt zum Ausdruck, daß jegliches Verhalten in zwischenpersönlichen Situationen zwangsläufig Mitteilungscharakter hat. Kommunikation besteht grundsätzlich aus einem Inhalts- und einem Beziehungsaspekt, wobei letzterer eine Metakommunikation des Inhalts darstellt, in der die Beziehung der Kommunikationspartner aus Sprechersicht definiert wird. Die gemeinsame Verständigung auf der Beziehungsebene ist dabei entscheidende Voraussetzung des inhaltlichen Informationsaustauschs. Zwischenmenschliche Kommunikationsabläufe können sich symmetrisch oder komplementär gestalten. Symmetrische Interaktion zeichnet sich durch Streben nach Gleichheit im Verhalten der Kommunikationspartner aus, wogegen komplementäre Beziehungen durch Verhaltensunterschiede und unterschiedliche Positionen der Akteure (superior versus inferior) geprägt sind (vergl. Peuser 1992/93). Ähnliches besagt die *Akkomodationstheorie* von Giles und Powesland (1975), nach der die Annäherung eines Sprechers an Sprachstil und Sprechweise des Kommunikationspartners als Konvergenz und die Vergrößerung eines diesbezüglichen Unterschieds als Divergenz bezeichnet wird. Konvergenz stellt dabei ein Zeichen sozialer Integration, Divergenz ein Merkmal sozialer Dissoziation dar.

Clausnitzer (1985) unterteilt die Schallmerkmale der nonverbalen vokalen Ausdruckserscheinungen in die Bereiche von Zeitstruktur (Pausen, Sprechtempo und Wortdauer), melodischem Verlauf (Grundfrequenzänderung und Intonation), dynamischem Verlauf (Akzentuierung, Lautstärke) und Klangfarbe (Timbre) (vergl. Clausnitzer 1985, S.20).

Das spezifische Timbre einer Stimme ist sowohl von anatomischen Bedingungen des individuellen Atem- und Stimmapparats als auch von emotionellen Befindlichkeiten des Sprechers abhängig und wurde ebenso wie die Grundfrequenzveränderung der Stimme in Kapitel 2.2. behandelt. Kapitel 2.3.2. und 2.3.3. stellen die Bereiche von Melodik, Dynamik und Zeitstruktur von Kommunikationssituationen dar, unter Berücksichtigung kulturvergleichender Aspekte stimmlichen Verhaltens. Abschließend wird stimmliches Rollenverhalten unter kommunikationstheoretischen Gesichtspunkten erläutert.

2. 3. 2. Stimmliche Parameter der Gesprächssituation

Um die Bedeutung der Stimme im kommunikativen Kontext, isoliert von ihrer Funktion als Übermittler verbaler Inhalte betrachten zu können, muß ihre Bedeutung innerhalb der suprasegmentalen Anteile der Sprache berücksichtigt werden.

Als *Suprasegmentalia* werden diejenigen Elemente der Sprache bezeichnet, die für mehr als nur ein Einzelsegment gelten und deren Realisierungsdauer meist größer als die eines Einzellautes ist. Die Gesamtheit der Suprasegmentalia, die eine segmentale Basis für ihre Realisierung brauchen, machen den Bereich der Prosodie einer Sprache aus (vergl. Petursson/Neppert 1991). Zwei Beispiele illustrieren die Bedeutung der Suprasegmentalia innerhalb gesprochener Sprache: Infolge zentralnervöser Erkrankungen (z. B. Morbus Parkinson) kann es zum Verlust der Suprasegmentalia bei weiterhin intakten segmentalen Einheiten kommen, was zu monotoner Sprechweise führt. Umgekehrt gehen bei Wernicke-Aphasie die segmentalen Einheiten der Sprache verloren, wobei das System der Suprasegmentalia unbeeinträchtigt bleibt, so daß sich für den Hörer ein ähnlicher Effekt wie beim Hören einer ihm unbekannten Fremdsprache einstellt, von deren prosodischen Merkmalen er auf einen ihm unverständlich bleibenden Inhalt schließen kann.

Im Rahmen dieser Arbeit werden die suprasegmentalen Bereiche von Intonation und Akzentuierung dargestellt, die durch den spezifischen Einsatz der Stimme realisiert werden. Bei der Intonation handelt es sich um Veränderungen von Tonhöhe bzw. Sprechmelodie, wohingegen Akzente durch rasche dynamische Veränderungen der Stimme erfolgen.

Unter *Intonation* versteht man die stimmliche Melodiebewegung innerhalb einer in sich geschlossenen Ausdruckseinheit. Obwohl die Intonation die lexikalische Bedeutung nicht beeinflußt, ist sie doch meistens in komplizierter Form mit dieser vermischt. Akustisches Merkmal der Intention ist ihre meist steigende Grundfrequenz zu Beginn jeder Ausdruckseinheit, die im Verlauf der Äußerung allmählich wieder abfällt. Die einzelnen Ausdruckseinheiten sind normalerweise durch Pausen getrennt (vergl. ebd.). Vor der Pause werden im allgemeinen das letzte Wort und vor allem die letzte Silbe verlängert, was als Phänomen der Auslautverlängerung in allen Sprachen existiert[3]. Durch diesen Aspekt kommt der Intonation eine gesprächsstrukturierende Bedeutung zu.

Den häufigsten Intonationstyp stellt die unmarkierte, bzw. fallende Intonation dar, bei der die sich zum Ende der Äußerung senkende Grundfrequenz durch den stetig fallenden subglottalen Druck während der Sprechausatmung bedingt ist, wobei es zur idealen Anpassung der Intonation an die einzelnen Ausatmungsphasen kommt. Davon abweichende Intonationstypen werden als markiert bezeichnet. Darunter fällt z. B. die Frageintonation, die durch das Heben der Stimme am Ende eines Satzes entsteht (vergl. ebd.). Die Frageintonation stellt deutlich dar, wie Aussagen mit gleichem segmentalen Inhalt allein aufgrund der Intonation in ihrer Bedeutung verändert werden und Aufforderungscharakter erhalten. Säuglinge reagieren sehr früh auf diesen intonatorischen Aufforderungscharakter. Aus diesem Grund benutzen Erwachsene im sogenannten „baby-talk" markante Intonation und eine auf wenige ausgeprägte Grundmuster reduzierte Sprachmelodie mit charakteristischer Akzentgestaltung, um, durch besondere Betonung, auf bestimmte Wörter hinzuweisen. Die Intonationskonturen können schon im Alter von 6 Wochen von Säuglingen imitiert werden (vergl. Clausnitzer 1989, Lieberman 1975).

Cook-Gumperz weist durch Untersuchungen kindlicher Erzählspiele[4] nach, daß auch Kleinkinder verschiedene Intonationskonturen erkennen und benutzen, um verschiedene Diskursgenres zu kennzeichnen. Intonation wird eingesetzt, um beim Hörer ein Erwartungsmuster zu kreieren, was ihm ermöglicht, die erhaltene Information zu verarbeiten und gleichzeitig die Vorbereitung für seinen Redezug als Sprecher zu treffen. Fallende Intonation kann, ähnlich dem Phänomen der Auslautverlängerung, als Einsatzsignal für den anderen Sprecher gelten, wogegen steigende Intonation andeutet, daß die eigene Rede noch nicht beendet ist (vergl. Cook-Gumperz 1991).

---

[3] Diese Auslautverlängerung wird noch nicht eindeutig bestätigten Untersuchungen zufolge erst im Verlauf der Sprachentwicklung erworben und auf grund dessen als kulturelles Phänomen angesehen, dem eine kommunikative Funktion zuzuschreiben ist, z. B. in Form eines Signals an den Hörer, das den Zeitpunkt zur Übernahme der Sprecherrolle angibt (vergl. Petursson/Neppert 1991).

[4] Die von der Autorin als Erzähl- oder narrative Spiele bezeichneten Spiele ranken sich um eine Als-ob-Situation. Bei drei bis siebenjährigen Kindern muß sich dabei eine Art Geschichte entwickeln, in der ein Ereignis auf das andere folgt und diese Übergänge müssen stets verbal nachvollzogen, d. h. laut geäußert werden (vergl. Cook-Gumperz, 1991).

Durch unterschiedliche Intonation können gleichlautende Phrasen verschiedene Bedeutung erhalten, z. B. freundlich oder drohend wirken. Dadurch kommen die im verbalen Code unausgesprochenen Emotionen des Sprechers zum Ausdruck. Intonation kann, im Falle einer Frage, die gewünschte Antwort andeuten oder die eigentliche Bedeutung des gesprochenen Wortes negieren (z. B. bedeutet ein aggressiv, unwillig gesprochenes „Ja" im Grunde „Nein"). Die Stimme ist in diesem Prozeß ein durchsichtigeres Medium als Worte, die ausweichend oder bedeutungsrelativierend wirken können. Die direkte Verbindung der Stimme zu den spannungsgeladenen körperlichen Vorgängen setzt einem diesbezüglichen Einsatz eine Grenze, da in ihr „die Betroffenheit als ganzer Mensch zum Ausdruck kommt" (Abresch 1988, S. 46). In diesem Zusammenhang möchte ich auf die Bedeutung der Stimme innerhalb der *Doppelbindungstheorie* Watzlawicks (1969) verweisen, die eine kommunikationstheoretische Erklärung der Ätiologie psychischer Störungen darstellt. Zur Schizophrenie führt danach eine problematische Beziehungskonstellation zu einer wichtigen Bezugsperson, wobei diese ständig bedeutungsdiskrepante Mitteilungen in verschiedenen Kommunikationskanälen sendet, die dem Interaktionspartner keine eindeutige Dekodierung erlauben (z. B. „Ich hab dich lieb", mit abweisendem Gesicht und ablehnender Stimme gesprochen). Jede mögliche Antwortreaktion wird als falsch bestraft, wodurch es, falls der subdominante Interaktionspartner keine Möglichkeit hat, die Beziehung zu reflektieren oder zu beenden, langfristig zur Verzerrung der Wahrnehmung von Mitteilungen kommt. Dies führt zu schwerwiegenden Folgen, sowohl für die Realitätsanpassung, als auch für das Kommunikationsverhalten des Opfers der Doppelbindung. Von daher ist es als Übermittler von Informationen wichtig, stets Kanaldiskrepanzen, d.h. „Übermittlung von Zeichen mit widersprüchlichen oder einander ausschließenden Bedeutungen in verschiedenen Kanälen"[5] (Scherer 1979, a, S. 24) zu vermeiden. Die nonverbal-vokale Ebene der Kommunikation bringt solche Kanaldiskrepanzen am ehesten zum Ausdruck, da die Separierung von Sprache und Emotionen nie vollkommen gelingt. Die Überzeugtheit von dem, was gesagt wird, bleibt aus der Stimme des Sprechers noch wahrnehmbar (vergl. ebd., Abresch 1988).

Die Intonation ist für die Identifikation des emotionellen Ausdrucks eines Sprechers auch insofern von Bedeutung, da für Freude eine starke äußerungsinterne melodische Variationsstärke nachgewiesen ist (vergl. Tischer 1993). Der Hörer

---

[5] Von Bedeutung sind hierbei auch Mimik und Körperhaltung (vergl. Scherer 1979 a).

nimmt dabei auditiv Bewegungsabläufe wahr, die sich sehr leicht ändern. Dies entspricht einer räumlich motorischen Levitationstendenz, die für Freude und Euphorie typisch ist. Im Gegensatz dazu steht eine relativ schwerfällige bzw. geringe Tonhöhenvariation bei der Zunahme von Traurigkeit und Schwermut. Der Hörer kann demnach aufgrund des Auftretens bzw. Fehlens der intonatorischen Levitationstendenz leicht zwischen gegensätzlichen Emotionen, wie Freude oder Schwermut differenzieren (vergl. ebd.).

Als *Akzent* oder Betonung wird die Hervorhebung bestimmter Laute auf Wortebene bezeichnet. Ein Akzent wird stets durch erhöhte Grundfrequenz, Erhöhung von Intensität und Dauer sowie durch Variation der Klangfarbe charakterisiert. Der Anteil der Intensität ist dabei stark von der Affektbeteiligung des Sprechers abhängig und kann in Emphase oder Wut besonders hoch sein.[6] Insgesamt stellt die Akzentuierung ein wesentliches Element der Intonation dar, deren Gesamtverlauf durch Lokalisierung und Höhe der Akzentgipfel gestaltet wird (vergl. Petursson/Neppert 1991).

Der Wechsel in der Tonstärke betont das Wichtigste und appelliert an die Aufmerksamkeit des Hörers, wobei die Intensität von Silben, Wörtern oder ganzen Sätzen verstärkt sein kann. Akzente stellen Modifizierungen der Norm dar, egal in welche Richtung, man kann zum Beispiel flüstern oder schreien im Kontrast zur normalen Stimme, um Wirkung zu erzielen. Der Hörer orientiert sich bei der Einschätzung des Sprechers besonders an Lautstärke und Akzentuierung (vergl. Moses 1958, Tischer 1993).

Ethnische Gruppen können im Gebrauch von Intonation und Akzentuierung differieren, was unter Umständen zu Mißverständnissen in der Kommunikation führen kann. Nach Gumperz (1958, zit. in Argyle 1988, S.88) wurden beispielsweise Bewohner der westindischen Inseln in England, aufgrund ihres plötzlichen Anstiegs von Stimmhöhe und Stimmstärke – ein Ausdruck der Emphase – als unhöflich angesehen.

---

[6] Nach Tischer (1993) fördert eine besonders starke Schalldruckerhöhung in einzelnen Silben den Eindruck von Erregung. Innerhalb abgeschlossener intonatorischer Einheiten korrespondieren steigende Schalldruckverläufe mit relativ spätem Intensitätsmaximum und kurzer Dauer des finalen Schalldruckabfalls mit negativen, aggressiven Gefühlen, wohingegen fallende Intensitätsverläufe, die durch ein relativ frühes Schalldruckmaximum charakterisiert sind, mit dem Eindruck von Wohlbefinden, Entspanntheit und positiver Zuwendung einhergehen, weil sie der Bewegungsgestalt des entspannten Ausatems entsprechen (vergl. ebd.).

Insgesamt können Intonation und Akzentuierung sowohl gesprächsstrukturierende als auch emotionsausdrückende Funktionen zugeschrieben werden, deren Realisierung sich für Patienten mit hyperfunktioneller Dysphonie und daraus resultierender Beeinträchtigung der Stimmdynamik problematisch gestaltet.

2. 3. 3. Zur Bedeutung von Stille und Pause

Ausgehend vom Vernunftgedanken der Aufklärung, der den Menschen ursprünglich aus schicksalsergebener Abhängigkeit von Natur und sozialer Ungerechtigkeit befreien sollte, entwickelte sich, gefördert vom kapitalistischen Denken und Fortschrittsglauben des industriellen Zeitalters, ein immer mechanistischer geprägtes Gesellschaftsprinzip, das den Gedanken der Produktion als zentrale Ideologie etablierte. Charakteristisch für das Wesen der Produktion ist ihr kontinuierlicher Verlauf, versinnbildlicht durch die ständig lärmende Maschine, die stetige, gnadenlose Anpassung von den in den Arbeitsprozeß integrierten Menschen fordert. „The normal state of the machine is thought as a steady hum or buzz with hesitation or silence indicating trouble, difficulty, problems" (Scollon 1985, S.26). Eine mechanistisch geprägte Grundhaltung entlarvt Scollon sogar im Sprachgebrauch von Linguisten: „The industrial metaphor is further advanced by such technical terms as „productivity" (Siegman, 1979) for a reduction in intra turn pausing in interviews" (ebd.).

Tatsächlich sahen Studien zur Kommunikation, Stille und Pause lange Zeit nur als Abwesenheit von Sprache und damit auch von Kommunikation an (vergl. ebd., Saville-Troike 1985). Lehtonen (1984) spricht in diesem Zusammenhang von einer funktionellen Zeiteinteilung in spezialisierten, industrialisierten Kulturen, wo „es Zeit gibt zum Schlafen,...zur Arbeit, für sozialen Kontakt und zur sozialen Kommunikation. Die Zeit, die zum Sprechen reserviert ist, muß auch mit Gespräch gefüllt werden. Schweigen als Umgangsform ist nicht erlaubt, was sich auch auf längere Sprechpausen oder Latenzzeiten zwischen Frage und Antwort bezieht. Wer diesen Erwartungen nicht entspricht, wird als dumm, denkfaul oder ängstlich und zurückhaltend beurteilt, ja auch verurteilt." (ebd. S.186).

Dieser Beobachtung entsprechen Studien von Feldstein, Alberti, Ben Debba (1979, zit. in Scollon 1985), die zeigten, daß amerikanischen Collegestudentinnen bezüglich ihres Pausenverhaltens im Gespräch, sowohl von fremden Beurteilern, als auch von sich selbst, positive Persönlichkeitskriterien (offen, freundlich, selbstbewußt) bei geringer Pausenrate und negative Merkmale bei längeren und häufigeren Pausen zugesprochen wurden. Stille innerhalb der Konversation scheint demnach eine negative Qualität darzustellen (vergl. ebd.).

Kulturvergleichende Studien vermitteln ein anderes Bild zur Bedeutung von Stille und Pause in der Kommunikation bzw. Interaktion. So ist das Schweigen sowohl in indianischen Kulturen Nordamerikas (vergl. Basso 1990, Philips 1990) als auch in Afrika (vergl. Nwoye 1985) Zeichen von Weisheit, Respekt vor dem Kommunikationspartner und Kooperationsbereitschaft. Die Hochachtung vor dem Schweigen, die sich in Sitten und Verhaltensweisen manifestiert, ist nach Lehtonen (1984) auch in nordeuropäischen und fernöstlichen Kulturen zu finden, wo auch durch Schweigen kommuniziert wird, Sprechen also nicht Voraussetzung des sozialen Zusammenseins ist. Bezüglich des Kommunikationsverhaltens von Nordeuropäern berichtet er von längeren Beiträgen der Sprecher, längeren Latenzzeiten zwischen den einzelnen Beiträgen, weniger simultanem Sprechen von Sprecher und Hörer sowie selteneren vokalen Feedbacksignalen der Hörer (vergl. ebd.).

Das kommunikative Interaktionsgeschehen wird durch *Pausen* strukturiert. Sie können sowohl zwischen einem Sprecherwechsel (vergl. Saville-Troike 1985) als auch innerhalb eines Monologs auftreten. Im Monolog kann zwischen kurzen Unterbrechungen des Sprechflusses zwischen syntaktischen Einheiten, die wahrscheinlich kognitiven Planungsprozessen[7] dienen, und Zögerpausen, die nicht an syntaktisch vorhersagbaren Punkten erfolgen und eventuell Zeichen von Enkodierungsschwierigkeiten oder emotionaler Erregung sind, unterschieden werden (vergl. Scherer 1979 b). Pausen als Merkmal von Beunruhigung und Angst wurde auch von Siegman, Feldstein (1979) beschrieben. Pausen können ferner als rhetorisches Mittel eingesetzt werden, z. B. um dem folgenden Sachverhalt eine besondere Bedeutung zu geben.

Stille ist, genau wie Sprache, Träger einer Botschaft, da sie Teil des Interaktionsgeschehens ist. In der Kommunikationssituation kann sie ebenso als Distanzierung wirken oder untergeordneten Sprecherstatus im Rahmen komplementärer Kommunikation andeuten (vergl. Saville-Troike 1985).

---

[7] Nach Goldman-Eisler (1968, zit. in Siegman 1978) wird Pausenverhalten während des Sprechens als Ausdruck kognitiver Aktivität, die zur gleichen Zeit stattfindet bzw. als neue, kreative Sprachformulierung, angesehen (vergl. ebd. S. 188).

Im Bereich der Pathologie der Stimme wird inkorrekte Pausengestaltung von Gundermann (1977) im Zusammenhang mit Stimmstörungen gesehen. Pausen stellen Gelegenheiten eines entspannten „zu Atem Kommens" dar, was von Coblenzer (1992) als „Abspannen" bezeichnet wird. Fehlendes Pausenverhalten erzeugt den Eindruck einer hektischen, atemlosen Sprechweise, die auch beim Hörer Verwirrung und Unkonzentration hervorruft, wogegen gesprächsstrukturierende Pausen für Sprecher und Hörer eine gleichermaßen regenerierende und kontakterhaltende Wirkung haben (vergl. Thoma 1974, zit. in Sarasin 1983).

2. 3. 4. Stimmliches Rollenverhalten

Stimme und Stimmgebrauch unterliegen einem Sozialisierungsprozeß und jede Person verändert im Lauf ihres Lebens ihre Stimme im Kontakt zur Umwelt; so verlangen beispielsweise verschiedene Berufe unterschiedliche Stimmqualitäten. Es gehört zur sozialen Fähigkeit des Menschen, sich in Stimme und Sprache so darzustellen, daß er von seinen Kommunikationspartnern in seiner Persönlichkeit erkannt werden kann. Der individuelle Sprechstil ist Resultat der Selbstpräsentation in vielen verschiedenen Situationen, die sich mit der Zeit in spezifischen Sprechgewohnheiten verfestigt haben. Jeder Person entwickelt eine selbstbewertende Vorstellung, wie sie als Träger ihrer eigenen Erscheinung zu klingen hat (vocal image) und paßt sich dabei Normen, Sitten und gesellschaftlich bevorzugten stimmlichen Merkmalen an (vergl. Scherer 1979 b, Kitzing, 1983). Mithilfe der Stimme können wir unserem Kommunikationspartner ein spezifisches Bild unseres Selbst vermitteln. Eine ruhige, tiefe und freundliche Stimme kann zum Beispiel Hilfsbereitschaft signalisieren, wogegen eine hohe, leise Stimme eher Hilfsbedürftigkeit suggeriert. Jeder Mensch hat wahrscheinlich Vorbilder, die bewußt oder unbewußt stimmlich imitiert werden, oder auch Personen, denen gegenüber man sich aus Ablehnung auch stimmlich abgrenzen möchte (vergl. Abresch 1988). Ein Beispiel dafür stellt die Mutationsfistelstimme des jungen Mannes dar, bei der infolge fehlender Identifikation mit der männlichen Stimme der Stimmbruch nicht regelrecht vollzogen wird und die Stimme in einer höheren Tonlage verbleibt.

Nach Trojan (1974) pendelt jeder Stimmgesunde zwischen seiner sympaticotonen, ergotrop leistungsorientierten *Kraftstimme* im Brustregister, mit hohem Tonus, harten Stimmeinsätzen, staccato- und konsonantorientiert, und der parasympaticotonen, trophotrop ruheorientierten *Schonstimme*, die im Kopfregister, mit geringem Tonus und weichen Stimmeinsätzen eher piano, legato und vokalorientiert geführt wird. Die Kraftstimme steht für Dominanzanspruch, Aggressionsbereitschaft und Sexualität, wobei die Schonstimme Aggressionshemmung, Subdominanzverhalten, Tendenz zur Selbstverkleinerung sowie verhaltene und intellektuelle Steuerung zum Ausdruck bringt (Stelzig 1994). Dies läßt darauf schließen, daß innerhalb der von Watzlawick (1969) dargestellten komplementären Kommunikation, der Interaktionspartner in der superioren Position ein möglicherweise dominanteres Stimmverhalten zeigt, ausgedrückt durch höhere Lautstärke und niedrigere Grundfrequenzrate.[8] Unterordnung wird dagegen nach Argyle (1988) in höherer Stimmlage, geringerer Resonanz und gespanntem Klang deutlich (vergl. ebd.). Gefühle von Unterlegenheit oder Angst vor der Autorität eines Gesprächspartners sowie „erzwungen angepaßte Dialoge" (Abresch 1988, S. 50) können Muskelverspannungen bewirken, die zu verhaltener, verpresster Stimme und Stimmermüdung führen.

Die persönliche Rolle eines Sprechers kann in unterschiedlichen Sprachen anders festgelegt sein. Kitzing (1983) berichtet z. B. von einer Englischlehrerin, die in ihrer schwedischen Muttersprache ihre Kontaktfreudigkeit und Kommunikationsbereitschaft mit einer schnellen, lässigen und dialektal gefärbten Redeweise unbewußt unterstrich, was zur Stimmermüdung führte und nie auftrat, wenn sie ihr präzise artikuliertes Englisch sprach (vergl. ebd.). Ferner führt er das Beispiel eines libanesischen Patienten mit fistelnder, belegter Stimme an, dessen Stimmqualität in seiner Muttersprache deutlich verbessert war und der sich zu seiner Problematik folgendermaßen äußerte: "Wenn ich ihre Sprache sprechen muß fühle ich mich ganz klein, wie ein Kind. Aber wenn ich meine eigene Sprache sprechen kann, bin ich ein Löwe." (zit. in ebd. S.147).

Die Bevorzugung der hell gefärbten, leiseren *Kopfstimme* ist nach Trojan auch in Verbindung mit Geistigem und Metaphysischem feststellbar, so verwenden zum Beispiel Schamanen im Gespräch mit den Geistern die Kopfstimme (Trojan 1974). Auch ästhetische Gesichtspunkte sind hierbei von Belang: In China und Japan wird der Kunstgesang ausschließlich in den hohen Tönen des Kopfregisters

---

[8] Hierbei ist zu berücksichtigen, daß innerhalb komplementärer Kommunikation nach Watzlawick (1969), für die inferiore Sprecherposition nicht zwangsläufig auch inferiores Stimmverhalten definiert ist. Dies kann meines Erachtens jedoch eine mögliche Konsequenz sein.

realisiert (vergl. Scherer 1979 b), wie auch der klassisch europäische Kunstgesang eine Beteiligung der Kopfstimme verlangt. Geschlechtsspezifisches stimmliches Rollenverhalten ist meines Erachtens sowohl im öffentlichen Leben (Ausbildung, Beruf), als auch im privaten Familien- und Freundeskreis häufig anzutreffen. Obwohl zahlreiche Studien zu geschlechtsspezifischem verbalen und nonverbalen Kommunikationsverhalten vorliegen, wird die Stimme nur selten als aussagekräftiges Merkmal gesondert behandelt. Interessante Hinweise diesbezüglich finden sich bei Hall (1984), deren Untersuchungen Frauen, bezogen auf ihre mittlere Sprechstimmlage, im allgemeinen eine höhere Sprechstimme als Männern bestätigen. Schon bei kleinen Mädchen wurde festgestellt, daß sie zu einem jungen Kaninchen mit höherer Stimme sprachen als gleichaltrige Knaben mit gleicher Indifferenzlage, da sie sich stimmlich wahrscheinlich mit der weiblichen Geschlechts- bzw. Mutterrolle identifizierten (vergl. ebd.).

Einige Autoren (z. B. Edelsky 1977, zit. in Hall 1984) sprechen Frauen eine am Satzende steigende Intonationskontur zu, aufgrund derer ein Aussagesatz stets den Unterton einer Frage erhält. Diese von Hall als „naiver Stereotyp" (Hall 1984, S.134) bezeichnete These, konnte von ihr empirisch nicht belegt werden. Gleichzeitig warnt sie vor undifferenzierten Stereotypen, die Frauenstimmen rein vom subjektiven Höreindruck generell als positiver, freundlicher, ehrlicher, respektvoller, ängstlicher, sanfter, höflicher und enthusiastischer beschreiben. Die ebenfalls weit verbreitete These, daß Männer lauter sprechen als Frauen, konnte Hall hingegen bestätigen. Interessant ist dabei ihre Beobachtung, daß zu Männern generell lauter gesprochen wird als zu Frauen, da sie als stimmlich laut antizipiert werden, was dann, im Zuge einer „self-fulfilling-prophecy" auch eintritt (ebd. S. 134). Auch nach Scherer (1979 b) erlangen Individuen bestimmte sprecherische Charakteristika, weil andere diese von ihnen erwarten und dies ihr Selbstkonzept beeinflußt. Dies gilt für positiv oder negativ attribuierte, dominante oder subdominante Sprecherqualitäten.

Gemischtgeschlechtliche Gesprächssituationen stellten sich nach Hall als lauter, dominanter, geschäftsmäßiger und unfreundlicher heraus, wobei Männer Frauen öfter unterbrachen als umgekehrt, was ihnen aufgrund des von Frauen gepflegten Sprachstils (ruhiger, subdominanter) und der leiseren Stimme wahrscheinlich erleichtert wurde. Insgesamt konnte Hall in ihren Studien Frauenstimmen als weicher, höher und eventuell variabler in der Tonhöhe, freundlicher und weniger fordernd sowie weibliches Sprechen als flüssiger und langsamer ausweisen. Frauen zeichneten sich zudem im Test durch einen intensiveren und aussagekräftigeren Gesichts- und Körperausdruck aus, wogegen Männer erfolgreicher im Senden von vokalen Signalen waren, da ihr vokaler Stil mehr Überzeugungskraft und interpersonelle Kontrolle übermittelte.

Weitere Untersuchungen ordneten der visuellen Modalität bzw. dem Gesicht eher Aspekte von Positivität bzw. Negativität, der Stimme dagegen Aspekte von Dominanz bzw. Subdominanz zu. Darauf bezogen vermutet Hall, daß sich sowohl Frauen als auch Männer in den für sie relevanten Modalitäten spezialisieren, Frauen auf der Ebene der visuellen Kommunikation, da sie mehr dem Bereich der interpersonellen Harmonie zugewandt sind und Männer auf der Ebene der vokalen Kommunikation, die ihren sozialen Dominanzansprüchen auf günstigere Weise Ausdruck verleiht.

Studien von Cook-Gumperz (1991) ergaben, daß schon Kinder im Spiel[9] verschiedene Stimmen einsetzen, um verschiedene Charaktere und Kommunikationssituationen darzustellen und spezifische soziale Rollen stimmlich auszufüllen (vergl. Cook-Gumperz, 1991).

Stimme, Sprechweise, Dia- und Soziolekt können als eindeutige Hinweise für die Zugehörigkeit zu bestimmten sozialen oder ethnischen Gruppen oder Kategorien gelten (vergl. Trudgill 1974, Giles und Powesland 1975, zit. in Scherer 1979 b). Lomax (1974, zit. in ebd.) formulierte die These, daß rückverlagerte, nachlässig artikulierte Klänge in komplexen, stark reglementierten Gesellschaften durch eher vordersitzige, stark artikulierte Laute ersetzt werden. Es wird angenommen, daß dies mit einer höheren Muskelspannung der Individuen in Gesellschaften, wo Regelkonformität, Selbstkontrolle und -disziplin hohe Werte darstellen, einhergeht (vergl. ebd.).

Scherer (1979 b) weist darauf hin, daß eine laute Stimme als Zeichen von Freundlichkeit und Offenheit bei Personen niedriger sozialer Schichten, jedoch als Merkmal von Aggression und Unfreundlichkeit in oberen sozialen Schichten gilt.

Soziolekte bzw. *Akzente* sind Ausdruck sozialer Position und eine Form stimmlicher Identität mit speziellen vokalen Charakteristika. Die Sprache von mittleren

---

[9] Zwei Mädchen spielten „Mutter und Baby", wobei sie selbst die Mütter und ihre Puppen die Babys verkörperten. Stimmlich differenziert wurden die Rollen von Mutter und Baby. Kommunikationssituationen ergaben sich zwischen „Mutter und Baby", sowie zwischen beiden „Müttern".

und oberen sozialen Schichten ist meist artikulierter und intonationsreicher, mit schärferen Konsonanten, langsamerer Flüssigkeit und häufigeren Pausen (vergl. Siegman, 1978, zit. in Argyle 1988). Auch bezüglich der Einschätzung von Sprechern mit Akzent existieren stereotype Urteile, z. B. werden sie, nach Berichten von Scherer (1979 b), als freundlicher und offener angesehen, als Personen, die Hochsprache sprechen. Diese werden jedoch als kompetenter, dominanter und intelligenter beurteilt. Laut Arisfield e. al. (1962, zit. in Argyle 1988) wurden Sprecher mit jüdischem Akzent in den USA in Umfragen als kleiner, unattraktiver und sozial niedriger gestellt, sowohl von Juden, als auch von Nichtjuden eingeschätzt. (vergl. Scherer 1979 b, Argyle 1988). Der Einfluß von Soziolekten auf die Stimme ist auch in der Therapie von Stimmstörungen zu berücksichtigen, so kann z. B. die Therapie von Patienten aus unteren sozialen Schichten erfolglos bleiben, weil die Patienten einen physiologischen Sprachstil (z. B. mit präziser Artikulation als lächerlich empfinden und sie nicht bereit sind ihre Sprechweise zu ändern, da dies sie ihrem Umfeld entfremden und Spott oder negativer Kritik aussetzen könnte (vergl. Kitzing 1983).

Gesellschaftliche Gruppen sind durch spezifische vokale Stereotypen geprägt, die ein Außenseiter, der sich assimilieren möchte, schnell annehmen wird (vergl. Scherer 1979 b). Die Annäherung an den Partner, durch bewußtes oder unbewußtes Streben nach symmetrischer Interaktion bzw. Konvergenz, kann sich auf alle Parameter des vokalen Kommunikationsverhaltens, wie z. B. Sprechrate, Pausenanzahl und -länge, Aussprache und Stimmintensität beziehen, wobei sich auch im nonverbalen-nonvokalen Verhalten (Mimik, Gestik, Körperbewegung) Entsprechungen zeigen. Die Annäherung ist um so größer, je stärker der Wunsch nach Anerkennung beim Sprecher ausgeprägt ist.

Nach Abresch (1988) bestehen oft große Unterschiede zwischen der sozialen Rolle, die ein Sprecher aus äußeren (z. B. Anpassungsdruck) oder inneren Gründen (Selbstbild) beibehält und seiner tatsächlichen psychosomatischen Befindlichkeit. „Die Stimme hat dabei die wesentliche Funktion, das Selbst/die Rolle zu inszenieren und diese Inszenierung überzeugend durchzuhalten; sie bricht unter dem doppelten und gegensätzlichen Druck aus Blockierungs- und Kompensationsarbeit zusammen" (ebd. S. 57).

3. Medizinische Grundlagen

3. 1. Exkurs: Funktionelle Systeme

Zur wissenschaftstheoretischen Fundierung des funktionalen Therapieansatzes erfolgt an dieser Stelle die Darstellung des Schemas der Funktion nach Brodie, modifiziert von Castillo-Morales (1991) zum Körper als Funktionssystem, die systemtheoretisch orientierte Betrachtung lebender Körper als differenzierte Kommunikations- und Regulationssysteme im integrierten biomedizinischen Modell nach Weiner (1990/91) sowie die Theorie der funktionellen Hirnsysteme nach Luria (1992).

Die *Funktion* bezeichnet nach Castillo-Morales (1991) jede Aktivität bzw. Veränderung eines Körpers, dessen Teile funktionell in einem dynamischen System miteinander verbunden sind, welches koordinierte Aktivitäten auszuführen in der Lage ist. Grundlage der Funktion stellen die Elemente von *Bewegung, Materie, Zeit, Raum, Energie* und *Regulierung*[10] dar, die es ermöglichen, ein Gleichgewicht auf ganzkörperlicher Ebene herzustellen. Um eine Funktion erfolgreich beenden zu können, bedarf es der *Spontaneität, Persistenz, Variabilität* und *Abbrechfähigkeit.*[11] Die Funktion hat die höchste Effizienz, wenn durch das physiologische Zusammenspiel der Muskelkräfte, unter minimaler Spannung und minimalem Energieverbrauch die optimale Leistung erzielt wird (vergl. Rabine 1987).

Wird der Körper von einer Pathologie betroffen, wird zunächst sein Gleichgewicht gestört, so daß Funktionen nicht effizient ausgeführt werden können. Um

---

[10] *Bewegung,* dient der Verwirklichung von Funktionen, wobei sie auf ein Ziel gerichtet sein, oder davon wegführen kann, *Materie,* ist Substrat, bzw. Instrument der Aktivität, bestehend aus Knochen, Muskeln, Gelenken, Sehnen, Organzwischenräumen, Rezeptoren und Nerven, *Zeit,* stellt die Form eines zeitlichen Rahmens dar, den eine Funktion von Beginn bis zum Ende ihrer Ausführung benötigt, im *Raum,* kann die Bewegung von Materie erfolgen, *Energie,* bezeichnet die Kraft, die zur Durchführung der Funktionsaktivität erforderlich ist.

[11] Durch *Spontaneität* kann ein Impuls entstehen, *Persistenz* verhilft zum gewünschten Ziel, mit Hilfe von *Variabilität* kann zwischen verschiedenen Alternativen der Zielverwirklichung gewählt werden, variable Mechanismen führen bei invarianter Aufgabenstellung zu einem invarianten Ergebnis hin (vergl. Luria 1992), *Abbrechfähigkeit* erweist sich im Hinblick auf den Abbruch von Aktivitäten, die unter ungünstigen Bedingungen stattfinden, als wichtig, um eine Fixation von pathologischen Verhaltensmustern zu verhindern.

dies wieder zu erreichen, entwickeln sich kompensatorische Verhaltens- und Bewegungsmuster, die schließlich in Gewohnheiten fixiert werden, wobei sich die anatomischen Gegebenheiten ebenfalls diesbezüglich verändern (z. B. in Form von Muskelverkrampfungen, Fehlhaltungen, Bißanomalien oder Gaumendeformationen). Form und Funktion stehen also in enger Beziehung zueinander, wobei eine Form „für eine Funktion und durch eine Funktion" (Castillo-Morales 1991, S. 22) gegeben ist.

Im *Schema der Funktion* nach Brodie 1962 (modifiziert nach Castillo-Morales 1991, siehe Abb. 1) werden die Zugmechanismen verdeutlicht, durch die die Be-

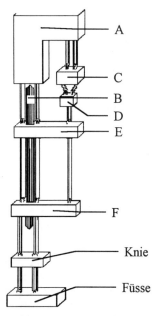

Schädel (A), Wirbelsäule (B), Mandibula (C), Zungenbein (D),

Schultergürtel (E), Beckengürtel (F).

Die Mandibula ist durch die Kaumuskulatur mit dem Schädel verbunden. Das Zungenbein ist über die oberen Zungenbeinmuskeln mit der Mandibula und dem Schädel in Verbindung und über die unteren Zungenbeinmuskeln mit dem Schultergürtel. Die Bauch- und Thoraxmuskulatur verbindet ventral den Schultergürtel mit dem Beckengürtel. Auf der Dorsalseite ist der Schädel über die Nacken- und Wirbelsäulenmuskulatur mit dem Schulter- und Beckengürtel verbunden.

Abb. 1: Schema der Funktion nach Brodie, modifiziert nach Castillo-Morales 1991, S. 21, Struck 1993 (Skript), S. 2.

wegungen des gesamten Organsystems miteinander verbunden sind. Angemessene Aktivitäten erfolgen demnach in einem Zusammenwirken aller Elemente infolge von Kettenreaktionen (vergl. ebd.), was die gegenseitige Abhängigkeit zwischen den einzelnen Komponenten des Funktionssystems verdeutlicht.

Der Gedanke der *Interdependenz* von Strukturen innerhalb eines Systems ist in den letzten Jahren vor allem in der Systemtheorie [12] entwickelt worden, die die Annahme einer gradlinigen Kausalität zwischen Ursache und Wirkung im Falle von lebenden Systemen als unzureichend erklärt. Diese werden vielmehr durch das Prinzip der Selbstorganisation und -referenz charakterisiert, wobei die Verhaltensweisen eines lebenden Systems immer auf es selbst zurückwirken, in Form von zirkulärer Kausalität, in der die Wirkung ihre eigene Ursache nach sich zieht und umgekehrt (vergl. Rotthaus 1989).

Innerhalb der medizinischen Wissenschaftstheorie kommen systemische Vorstellungen vor allem im psychosomatisch ausgerichteten biopsychosozialen Modell von Engel und Schwarz (1976) zum Ausdruck, (vergl. Egger, Freidl, Friedrich 1992) an dem sich auch das aktuelle *integriert biomedizinische Modell nach Weiner* (1990, 1991) orientiert. Nach Weiner und Mayer (1990) hat sich in den medizinisch-biologischen Wissenschaften in der letzten Zeit ein Positionswechsel vollzogen bzw. die Abkehr von der Vorstellung des Organismus als mechanischem System, funktionierend nach Gesetzen der klassischen Physik, dessen Eigenschaften durch immer präzisere Analysen seiner physischen und strukturellen Elemente erkenn- und auswertbar sind. Im Gegensatz dazu steht eine aktuelle Sichtweise, die nicht die physische Zusammensetzung für das Verhalten komplexer Systeme als entscheidend erachtet, sondern die Interaktion zwischen den Systemen. Der Organismus wird als kompliziertes, dynamisches Kommunikationssystem betrachtet, das auf allen Organisationsebenen Informationen austauscht, wodurch sein Verhalten und dessen Bestandteile reguliert werden. „Der lebende

---

[12] Die Systemtheorie entwickelte sich aus biokybernetischen Vorstellungen, die vom Prinzip der Selbstorganisation ausgingen, das H. v. Foerster in den sechziger Jahren formulierte. Weitere systemtheoretische Quellen sind die von G. Bateson (1984) vertretene Bedeutung von „verbindenden Mustern" (Rotthaus 1989, S. 10), die Erkenntnisse J. Prigogines über „dissipative Strukturen"(ebd. 1989, S.10), sowie das Konzept der Autopoiese der Biologen H. Maturana und F. Varela (1987). Maturana/Varela gehen von der biologischen Wahrnehmungsforschung aus und bezeichnen lebende Wesen als autopoietische, d.h. sich selbst referentiell erhaltende Systeme, die energetisch offen, aber operational geschlossen sein können. Sie befinden sich in ständigem Austausch mit ihrer Umgebung, wodurch ihre plastische Struktur verändert werden kann. Die Aktionen der Systeme werden jedoch durch deren eigene Struktur autonom festgelegt (vergl. Maturana, Varela 1987). Die Systemtheorie bezieht sich ferner auf die Erkenntnisse der modernen Physik der zwanziger Jahre (A. Einstein, K. Heisenberg, N. Bohr), auf die entwicklungspsychologischen Forschungen J. Piagets, die sozialphilosophischen Gedanken N. Luhmanns und den kommunikationstheoretischen Ansatz P. Watzlawicks (vergl. Rotthaus 1989). Meines Erachtens sind hier ferner die neuropsychologischen Forschungen A. R. Lurias anzuführen.

Organismus ist ein einheitliches, komplexes System, dem es möglich ist, durch kodierte Signale verschiedenster Art (von einfachen Molekülen bis hin zu Worten) zu kommunizieren und seine eigene Aktivität zu regulieren" (Egger, Freidl, Friedrich, 1992, S. 56) sowie auf andere Organismen Einfluß zu nehmen.

Dieses System existiert in einer sich ständig wandelnden Umgebung und besteht aus einer Reihe miteinander verknüpfter Subsysteme, die in rhythmischer Weise in einem spezifischen Zeittakt funktionieren, der durch eine Vielfalt von Kommunikationssignalen, die in regulärer oder irregulärer Weise ausgesendet werden können, kodiert wird (vergl. Weiner 1991).

Von Bedeutung ist dabei die Zeitabhängigkeit bzw. Periodizität, der jede natürliche, dynamische und nichtlineare Funktion unterliegt. Die Erzeugung rhythmischer Aktivität (Exzitation) erfolgt innerhalb einer Zelle, wogegen Inhibition in Form hemmender Interaktion zwischen Zellen innerhalb eines Zellverbandes vermutet wird. Rhythmische Funktionen sind das Ergebnis von Schrittmachern oder multiplen Rückkopplungsschleifen (zusammengesetzt aus Messenger-Signalen, die die Aussendung des einzelnen Signals kontrollieren) und werden als Oszillationen bezeichnet. Diese gelten als der Mechanismus, durch den der Organismus seine Kommunikationssysteme lenkt, und stehen für „Stabilität, Regulation und Informationstransfer" (Egger, Freidl, Friedrich 1992, S. 161). Rhythmische Funktionen sind stabil, obwohl aufgrund ihrer Dynamik zu vielfältigen Veränderungen fähig, um die Aktivitäten des Organismus, die auf unterschiedlichen Rhythmen beruhen (z. B. Schlaf, Bewegung, Nahrungsaufnahme) zu regulieren.

Nach Weiner (1990) lassen sich überall in der Natur rhythmische Prinzipien von Regulation und Kommunikation für Gen- und Enzymregulation, auf Zell- und Organebene sowie zwischen peripheren Organen und zentralnervösen Strukturen nachweisen. Informationsaustausch besteht auch zwischen dem Organismus und seiner Umwelt, um sein Überleben und seine Fortpflanzung sicherzustellen.

Das Gehirn stellt den Integrator des Organismus dar, der rhythmische Aktivitätsmuster (z. B. hormonale oder motorische Aktivität) erzeugt und seinen eigenen intrinsischen Rhythmus im Zusammenhang mit dem jeweiligen Körperzustand (z. B. Schlaf- oder Wachzustand) variiert. Alle dynamischen Funktionen des Organismus werden koordiniert, indem Signale aus der Umwelt überwacht, koordiniert und parallel verarbeitet werden (vergl. Weiner 1990, Weiner und Mayer 1991).

Die Theorie der *funktionellen Hirnsysteme* A. R. Lurias (1992) stellt das menschliche Gehirn ebenfalls als hochkomplexes, ganzheitlich aufgebautes funktionelles System dar. Psychische Funktionen können demnach als funktionelle Systeme nicht in engen Zonen des Kortex oder in isolierten Zellgruppen lokalisiert sein, sondern sie sind in Systemen gemeinsam arbeitender Bereiche organisiert, von denen jedes im Gesamtzusammenhang von Bedeutung ist und eine Reihe afferenter (für Anpassung zuständige) und efferenter (für Ausübung zuständige) Impulse umfaßt.

Luria unterscheidet zwischen drei fundamentalen Einheiten des Gehirns, von denen die erste für die Steuerung von *Tonus und Wachheit*, die zweite für die *Aufnahme, Verarbeitung und Speicherung* der von der Außenwelt eintreffenden Informationen und die dritte für die *Programmierung, Steuerung und Kontrolle* psychischer Tätigkeit verantwortlich ist. Jede Form bewußter Tätigkeit stellt ein komplexes, funktionelles Ganzes dar, das durch Zusammenwirken der drei Einheiten des Gehirns realisiert wird (vergl. Luria 1992).

Die *Plastizität* bzw. Formbarkeit des Gehirns als Integrator und Koordinator der gesamten psychophysischen Tätigkeit von Lebewesen ist als Basis jeglicher Rehabilitationsarbeit zu betrachten. Diese Plastizität beruht neurophysiologisch weitgehend auf der lebenslangen Möglichkeit der Sprossung von Axonen und Dendriten, durch die eine Vernetzung der Nervenzellen untereinander und damit eine effektive Impulsleitung im gesamten ZNS gewährleistet ist.[13] Diese Vernetzung wird generell durch afferente Impulse aus den Rezeptoren der peripheren Organe angeregt.

Die zentralnervöse Vernetzung kann entweder durch zentrale Traumen oder Krankheiten direkt geschädigt werden. Jedoch kann es auch bei Defiziten in der afferenten Impulsgebung durch die Rezeptoren der Peripherie (z. B. durch geringe Impulse von Muskel- und Gelenkrezeptoren bei chronischen Bewegungseinschränkungen von Muskeln und Gelenken) zur schlechten Verbindung der Nervenzellen untereinander kommen und damit zu einer qualitativ geringeren

---

[13] Ein anderer Aspekt der Plastizität des Nervensystems, der vor allem in der neurologischen Rehabilitation zum Tragen kommt, ist die Substitution funktionsuntüchtiger durch funktionstüchtige Anteile des ZNS (vergl. Luria 1992). Dies ist generell möglich, da Organismen mit Redundanz (Überfluß) arbeiten, so daß redundante Systeme in Extremsituationen oder bei Ausfall eines Systems unterstützen oder kompensieren können, um das Leben des Organismus zu sichern (vergl. Weiner 1991).

Ausbildung der zentralen sensorischen Repräsentationen (vergl. Padovan 1994, Skript).

Gilt der Aspekt der direkten Schädigung eher für den Bereich der Pathogenese und Therapie von neurologischen Sprach-, Sprech- und Stimmstörungen, so sind Defizite in der afferenten Impulsgebung meines Erachtens auch für Pathogenese und Therapie von hyperfunktionellen Stimmstörungen von Relevanz, da Beeinträchtigungen der auditiven und propriozeptiven Wahrnehmung zu ihrer Genese beitragen können und insofern therapeutische Förderung erhalten sollten.

3. 2. Sensomotorik und Propriozeption

Nach Ungerer (1977) ist ein sensomotorisches System eine dynamische, selbstregulierende und veränderungsfähige Struktur, die durch Sinnes- und Vollzugsorgane charakterisiert ist, wobei die ausführenden Organe auf die Sinesorgane zurückwirken (vergl. ebd.).

Die *Motorik* des Menschen wird im Laufe der Kindheit erlernt: "Wir lernen durch Bewegung, und wir bewegen uns so gut, wie wir es gelernt haben" (Illert 1993, S. 113).

Jegliche Bewegung basiert auf einem Handlungsantrieb, der eine Folge ineinandergreifender, sequentiell und parallel ablaufender Prozesse aktiviert (siehe Abb. 1 im Anhang) Folgende Phasen können differenziert werden:

• Entschlußphase: Das ZNS realisiert den Handlungsantrieb und entwickelt eine Strategie seiner Realisierung.

• Programmierphase: Umsetzung der Strategie in ein Bewegungsprogramm.

• Bewegungsdurchführung: Aktivierung zentralnervöser Systeme, die die erforderliche Muskelaktivität anregen und koordinieren.

Motorik ist zielgerichtet und Antwort des Körpers auf eine Vielzahl von Signalen, die entweder aus der Umwelt oder aus dem Körper selbst kommen können. Sensorische Information wird von den im Körper verteilten Rezeptoren verschiedenster Art[14] aufgenommen und über sensorisch afferente Nervenfasern zum ZNS

---

[14] Einteilung in Exterozeptoren (in Haut und Schleimhaut), die mechanische Reize (Schmerz, Temperatur, Tastsinn, Druck) erfassen und die entweder epikritisch (fein) oder protopathisch (grob) verteilt sind (vergl. Padovan 1994, Skript).

geleitet. Dort erfolgt die Auswertung, die zu willkürlichen und unwillkürlichen motorischen Aktionen führen kann. Das Verhältnis von willkürlicher zu unwillkürlicher Motorik beträgt beim Menschen etwa 30% zu 70% (vergl. Padovan 1994, Skript).

Unwillkürliche Motorik liegt den Reflexen zugrunde, die in der Regel von Rükkenmark und Hirnstamm gesteuert werden. Planung, Vorbereitung, Umsetzung und Kontrolle willkürlicher motorischer Aktionen ergeben sich durch das Zusammenwirken verschiedener kortikaler und subkortikaler Ebenen, die in einem hierarchischen Verhältnis zueinander stehen. Intention und Konzeption des Bewegungsablaufes gehen vom prämotorischen, supplementärmotorischen und hinteren parietalen Kortex aus. Der eigentliche Aktivierungsprozeß nimmt seinen Ursprung im primären motorischen Kortex, von wo aus Signale über efferente Bahnen durch Hirnstamm und Rückenmark zur Muskulatur geleitet werden. Basalganglien und Zerebellum haben modulierende und kontrollierende Funktionen im motorischen System (siehe Abb. 2 und 3 im Anhang, vergl. Zilles/Rehkämper 1993).

Motorik erreicht ihr Ziel nur dann, wenn das Gehirn kontinuierliche Information über den Aktivitätsgrad der verschiedenen neuronalen Systeme erhält. Dies erfolgt über interneurale Verschaltungen, die die Aktivität untergeordneter motorischer Systeme messen und zu den kortikalen Zentren weiterleiten. Dieser Rückmeldemechanismus wird als *Rückkopplung* oder *Reafferenz* bezeichnet, dem ebenfalls die Sinnesorgane des Körpers mit ihren afferenten Bahnen angehören. Beide Rückmeldesysteme leiten ständig Informationen über die Programmierung der neuronalen Signalsequenzen sowie über die Entwicklung der Bewegung zum Kortex. Auf diese Weise kann das ZNS sowohl schon vor Bewegungsbeginn korrigierend in den Aufbau der Steuersignale eingreifen als auch während des Bewegungsablaufes verlaufsoptimierende Korrekturen durchführen (vergl. Illert 1993).

Motorische Abläufe bzw. spezifische Bewegungsfolgen werden im ZNS in Form von *Engrammen* gespeichert, die die Erinnerung bestimmter Bewegungsabläufe ermöglichen. Einer bestimmten, koordinierten Bewegung entsprechen wahrscheinlich mehrere Engramme, die in einer bestimmten Reihenfolge, mit spezifischem Tempo und Rhythmus nacheinander ekphoriert (erinnert) werden. Die gesamten Engramme eines Bewegungsablaufes existieren im ZNS, solange die motorische Fähigkeit im Bewegungsrepertoire einer Person vorhanden ist (vergl. Bernstein 1988).

Als *Propriozeption* wird diejenige sensorische Information bezeichnet, die durch Kontraktion und Streckung von Muskeln oder durch Hängen, Dehnen, Ziehen und Drücken von Gelenken verursacht wird. Propriozeptoren stellen die Sinnesorgane dar, die auf die beschriebenen Reize ansprechen und die in Muskel- und Sehnenspindeln, Gelenkkapseln, Knochenhäuten sowie in knochenumhüllendem Gewebe lokalisiert sind. Von Bedeutung ist ferner das Vestibularorgan im Innenohr. Die propriozeptive Sinnesmodalität dient der Wahrnehmung von Stellung (Positionssinn), Bewegungen (Kinästhesie) und dem Kraftsinn (Abschätzung der Schwere gehobener Gewichte). Sie erfolgt vorwiegend in der Bewegung, aber auch im Stillstand. Als Diadochokinese wird der Sinn für die Artikulationsbewegungen im orofazialen Bereich bezeichnet. Die Propriozeptoren leiten Informationen über afferente Bahnen zum Großhirn, wobei die Signale zunächst durch Rückenmark und Hirnstamm dem Kleinhirn zugeleitet werden. Die Mehrzahl der Impulse dringen nicht zum Kortex vor, sondern werden in subkortikalen Hirnregionen (vestibuläre Kerne im Hirnstamm, Zerebellum) verarbeitet, die nicht mit dem Bewußtsein verbunden sind, so daß Empfindungen aus Muskeln und Gelenken sowie die Körperstellung meist nur wahrgenommen werden, wenn die Aufmerksamkeit bewußt darauf gerichtet wird. Selbst dann ist nur ein Bruchteil der propriozeptiven Vorgänge, die während einer Bewegung ablaufen, nachvollziehbar. Mithilfe propriozeptiver Regelung können Körperbewegungen in physiologischer und schneller Weise unter kleinstmöglicher Anstrengung ablaufen. Ohne adäquate Eigenwahrnehmung ist das Individuum stärker auf andere Sinnesmodalitäten (z. B. die optische) angewiesen (vergl. Ayres 1984, Illert 1993).

3. 3. Übersicht über den Stimmapparat

Die Stimmerzeugung des Menschen vereint sowohl expressive (Stimmproduktion und Sprechtätigkeit) als auch impressive (Phonationskontrolle und Sprachverständnis) Aspekte zu einem symmetrischen, funktionsfähigen *„Hör- Sprach-Kreis"* (Egger, Freidl, Friedrich 1992, S.18, siehe Abb. 2).

Der gesamte Stimm- und Sprechapparat ist als Einheit aus peripheren Stimm- und Artikulationsorganen und zentralnervöser Steuerung bzw. Kontrolle zu verstehen. Im peripheren Teil vereinen sich verschiedene, primär unabhängige Organsysteme[15] (Atmungsorgane, Kehlkopf, Ansatzrohr) zur phylogenetisch jüngeren Sekundärfunktion der Stimme und des artikulierten Sprechens.

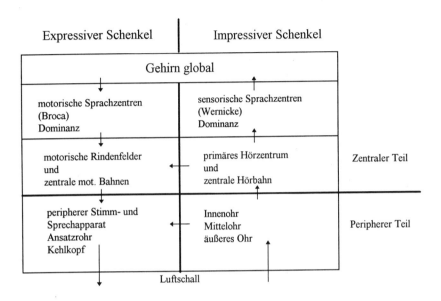

Abb. 2: Übersicht über den Hör-Sprach-Kreis nach Egger, Freidl, Friedrich 1992, In: ebd. S. 19.

Der menschliche Stimmapparat wird aufgrund des Zusammenspiels verschiedener Funktionssysteme gern mit Bau und Funktion einer Orgel (siehe Abb. 3) verglichen.

Die folgenden Kapitel stellen die zur Stimmfunktion verbundenen Organsysteme von Atmung, Kehlkopf und Ansatzrohr und die zentrale Steuerung der Phonation dar.

---

[15] Nach Leischner (1987) sind primäre Hirnfunktionen im Gehirn präformiert und besitzen eine eigene, umschriebene zerebrale Lokalisation, die neurohistologisch in der Felderstruktur erkennbar ist. Sie unterliegen nicht der Dominanz, besitzen ein eigenes Organsystem für ihre Ausführung und können vom Menschen ohne fremde Hilfe in der frühkindlichen Entwicklung erlernt werden. Für sekundäre Funktionen gilt jeweils genau das Gegenteil; zu betonen ist die Bedeutung von Hilfe bzw. Erziehung, die zu ihrem Erlernen erforderlich ist.

3. 3. 1. Atmung

Die primäre, lebenserhaltende Funktion der *Atmung* ist der Gasaustausch in den Lungen. Erst zu einem späteren Zeitpunkt der Phylogenese wurde der Ausatemstrom zur Stimmerzeugung benutzt.

Das Atmungssystem besteht aus den oberen Eingängen von Mund und Nase, den oberen und unteren Luftwegen mit dem Kehlkopf als trennendes Ventil, den Bronchien, Lungen und den Atemmuskeln (siehe Abb. 4 im Anhang).

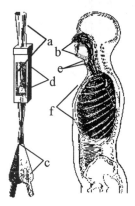

a) Orgelpfeife
b) Zungenwerk
c) Blasebalg
d) Ansatzrohr
e) Kehlkopf
f) Atemapparat

Abb. 3: Der menschliche Stimmapparat im Vergleich mit einer Orgel nach Habermann, (1978), modifiziert von Egger, Freidl, Friedrich (1992). In: ebd. S. 20.

Die *Lungen* sind vom feuchten, dehnbaren Lungenfell umschlossen, das, nur durch einen kapillaren Spalt (Pleuraspalt) getrennt, am Brustfell anliegt, welches mit dem Zwerchfell und der Innenseite der Brustwand verwachsen ist. Durch Unterdruck im Pleuraspalt wird die Lunge an der Innenwandung der Brusthöhle festgehalten und muß deren Volumenänderung mitvollziehen (siehe Abb. 5 im Anhang). Im Lungengewebe befinden sich feine Bläschen (Alveolen), in denen der Gasaustausch vor sich geht. Von ihnen gehen kleine Kanäle aus, die sich zu immer größeren Luftwegen (Bronchiolen, Bronchien, rechter und linker Hauptbronchus, Luftröhre) vereinigen.(vergl. Wirth 1991, Rabine, Jacoby 1987, Mang 1982, Bartels 1987)

Wirth (1991) unterscheidet zwischen *Einatmungs-* und *Ausatmungsmuskeln* und den *Atemhilfsmuskeln*, zu denen oberflächliche und tiefe Brustmuskeln, Bauch- und Flankenmuskulatur sowie Halsmuskeln und Muskulatur des Schultergürtels zählen (siehe Abb. 6 und 7 im Anhang). Die Einatmungsmuskeln und Atemhilfsmuskeln dienen dem Vergrößern des Brustkorbes durch Heben der Rippen, die Ausatemmuskeln der Brustkorbverkleinerung durch Rippensenkung. Der wichtigste Einatmungmuskel ist das *Zwerchfell (Diaphragma)*, ein aus einer rechten und linken Kuppel bestehender, starker Muskel, der querliegend den Bauch- vom Brustraum trennt und dessen Muskelfasern vorne/oben mit dem Brustbein, seitlich mit den unteren Rippenknorpeln und hinten/unten mit der Lendenwirbelsäule (Kreuzbein) verwachsen sind. Für einen gleichmäßigen und langsamen Expirationsstrom beim Singen ist auch die Rückenmuskulatur von großer Bedeutung (siehe Abb. 8 a - c im Anhang). (vergl. ebd. Rabine, Jacoby 1987, Husler, Rodd-Marling 1965)

Die Gesamtdauer des *Atemzyklus* beträgt ca. 5 Sekunden. Dabei aktivieren zunächst zentralnervöse Impulse die Einatmungsmuskeln. Das Zwerchfell bewegt sich abwärts, während die anderen Einatmungsmuskeln den Brustkorb vergrößern bzw. heben. Dies vergrößert gleichfalls die die Brustkorbbewegung mitvollziehende Lunge, was zu Unterdruckverhältnissen im Innern des Organs, im Vergleich zum umgebenden atmosphärischen Luftdruck führt. Infolge dieses Druckunterschiedes wird bei offenen Atemwegen O^2 haltige Luft in die Lunge eingesaugt, bis sich der Lungendruck dem Umgebungsdruck angeglichen hat und der Inspirationsreiz beendet ist. Nach dem Gasaustausch wird bei der Expiration das Zwerchfell nicht innerviert, sondern entspannt sich, wobei es in seine Ausgangsposition Richtung Brustkorb zurückgleitet, während sich der Brustkorb durch Senken der Rippen wieder verkleinert. Hierbei kommt es zum Überdruck in den Lungenräumen und CO^2 haltige Luft strömt aus den Lungen über den Atmungstrakt ab (vergl. Rabine, Jacoby 1987, Wirth 1989, Huber 1989).

Bezüglich der Atemarten kann zwischen *stummer Atmung (respiratio muta)* im Falle von Ruhe- oder Leistungsatmung (z. B. bei starker körperlicher Aktivität) und *Stimmatmung (respiratio phonatoria)* bei Sprech- und Singatmung differenziert werden. Bei der Ruheatmung erfolgt die Atmung durch die Nase, bei Sprech- und Singatmung vorwiegend durch den Mund. Die Ausatemphase ist durch Beschleunigung der Einatmung bei der Sprechatmung im Verhältnis zur Ruheatmung um ein Drittel verlängert (beim Singen noch um vieles mehr).

Verschiedene Atemtypen stellen die abdominale Atmung (Bauchatmung), die Thorakal- oder Kostalatmung (Brustatmung), die Kostoabdominalatmung (kombinierte Bauch-, Zwerchfell-, Flankenatmung) und die Klavikularatmung (Schulter- oder Schlüsselbeinatmung) dar (vergl. Wirth 1991, Huber 1989). Als physiologisch für Sprechen und Singen sind die abdominale und die kostoabdominale Atmung zu bezeichnen. Letztere schließt sowohl Zwerchfellaktivität als auch Heben der Rippen ein, gesteuert durch den Einsatz der Muskulatur von Bauch, Flanken und Brustkorb, wobei dem Stimmapparat größtmögliche Entspanntheit gewährleistet ist. Auf Dauer unphysiologische Atmungstypen stellen dagegen die Kostal- und Klavikularatmung dar, bei denen die Einatmung nicht durch Zwerchfellsenkung, sondern ausschließlich durch Heben des Brustkorbes zustandekommt. Die Atembewegung ist hierbei paradox. Da das Zwerchfell beim Einatmen mit nach oben gezogen wird, wölbt sich die Bauchdecke nicht vor, sondern fällt ein. Beim Ausatmen bewegt sie sich gleichzeitig mit dem Senken des Brustkorbes nach vorn. Das Zwerchfell als kräftiger Einatmungsmuskel bleibt praktisch ungenutzt, was durch wesentlich mehr Muskelaktivität der Brustmuskeln kompensiert werden muß. Bei der Klavikularatmung wird zusätzlich noch der gesamte Schultergürtel mit angehoben bzw. kompensatorisch als Atemhilfsmuskulatur benutzt. Dies geht zwangsläufig mit starker Verspannung der Muskeln des oberen Rückens, Schultergürtels und Stimmapparates einher.

3. 3. 2. Kehlkopf

Die Primärfunktion des *Kehlkopfes* dient der Sicherung der unteren Luftwege vor Fremdkörpern und der Öffnung der Luftröhre für die Atmung. Beim Schlucken erfolgt die reflektorische Verschließung des Kehlkopfes durch die Epiglottis (Kehldeckel), so daß der Speisebrei seitlich an der verschlossenen Luftröhre vorbei in die Speiseröhre gleiten kann. Fremdkörper, die in den Kehlkopf eindringen konnten, werden reflektorisch, nach Preßverschluß der Glottis und nachfolgender Sprengung durch einen Hustenstoß bei der Ausatmung herausgeschleudert. Erst sekundär wird der Kehlkopf, vor allem die in seinem Innern gelegenen Stimmlippen, zur Stimmerzeugung verwendet (vergl. Egger, Freidl, Friedrich 1992).

Der Kehlkopf ist an einem ihn umgebenden Muskel- und Bändersystem unter Einschluß des Zungenbeines elastisch aufgehängt (siehe Abb. 9 im Anhang). Dieser *Einhängemechanismus* dient dem Heben und Senken sowie der Fixation des Larynx. Die Hebefunktion des m. digastricus, geniohyoideus, mylohyoideus und stylohyoideus wirkt dabei über das Zungenbein auf den Kehlkopf.

Das *Knorpelgerüst* des Larynx besteht aus dem Schildknorpel (cartilago thyreoidea), dem Ringknorpel (cartilago cricoidea), den paarigen Stellknorpeln (cartilago arytaenoidei) und dem Kehldeckel (Epilglottis), (siehe Abb. 10 im Anhang).

Topographisch-anatomisch werden drei Kehlkopfetagen unterschieden: Der *supraglottische Raum* umfaßt den Kehlkopfeingang mit Epiglottis, die Taschenfalten und Morgagni-Ventrikel zwischen Taschenfalten und Stimmlippen. Im *glottischen Raum* befinden sich die Stimmlippen und die Glottis. Der *subglottischen Raum* liegt unterhalb der Stimmlippen (siehe Abb. 11 im Anhang).

Die direkt an der Stimmfunktion beteiligten Muskeln, die die verschiedenen Anteile des Kehlkopfskeletts gegeneinander bewegen, werden in *äußere und innere Kehlkopfmuskeln* eingeteilt. Der äußere Kehlkopfmuskel, m. cricothyreoideus, verkippt dabei Schild- und Stellknorpel gegeneinander zur Stimmlippenspannung und -verlängerung. Das komplizierte Spiel von Öffnen und Schließen der Stimmritze wird durch die inneren Kehlkopfmuskeln gesteuert. Der m. cricoarytaenoideus posterior („Postikus") stellt den einzigen Öffner der Glottis dar. Der cricoarytaenoideus lateralis („Lateralis") schließt bei der Phonation die vorderen 2/3 der Stimmritze und der m. arytaenoideus transversus und obliquus das hintere (knorpelige) Drittel. Der m. thyreoarytaenoideus pars vocalis („Vocalis") regelt Spannung und Feineinstellung der Stimmlippen (siehe Abb. 12 a und b und 13 im Anhang). (vergl. Stennert, Eckel 1994, S. 15, Ganz 1990, S. 120).

Die *Stimmlippen* sind die für die Stimmbildung entscheidenden, hochdifferenziert schwingungsfähigen Schleimhautfalten weißer Farbe, die vom hinten im Hals gelegenen Stellknorpel nach vorne zur Innenfläche des Schildknorpels ziehen. Sie werden in einen schwingungsfähigen vorderen, membranösen Anteil und in einen knorpeligen, hinteren Teil (processus vocalis der Arylknorpel) unterteilt. Der membranöse Anteil ist beim Menschen maximal verlängert, so daß die Stimmritze nicht in dem Ausmaß, wie beim Tier, geöffnet werden kann, somit die besseren Phonationsbedingungen des Menschen letztlich auf Kosten der Sicherung der freien Atemwege gehen.

Der histologische Aufbau differiert in den beiden Stimmlippenanteilen ihrer unterschiedlichen Funktion gemäß. An dieser Stelle möchte ich mich auf die Darstellung des für die Phonation entscheidenden vorderen, schwingungsfähigen Anteils beschränken, der folgenden Schichtaufbau zeigt: Die Stimmlippe wird zur Glottis hin von einer flexiblen und widerstandsfähigen Schleimhaut aus mehrschichtigem, unverhorntem Plattenepithel bedeckt, im Gegensatz zur Schleimhaut aus Flimmerepithel, die den Kehlkopfinnenraum auskleidet. Unter der Schleimhaut der Stimmlippe liegt die lamina propria bzw. das Stimmband (ligamentum vocale), das in drei Gewebsschichten unterteilt ist. Die oberflächliche, subepitheliale Schicht besteht aus lockerem Bindegewebe (im Mittelteil der Stimmlippe, dem sogenannten Reinkeschen Raum gleichstellbar), die mittlere Zone aus elastischen Fasern und die tiefe Zone aus Kollagenfasern. Unter der tiefsten Schicht liegt der m. vocalis, als unterster Teil der Stimmlippe (siehe, Abb. 14 im Anhang). Die Muskelfasern des m. vocalis sind beim Menschen zopfartig ineinander verflochten, was sehr feine Abstufungen im Spannungszustand des Vocalissystems ermöglicht (siehe Abb. 15 im Anhang). Die tieferen Schichten des ligamentum vocale sind gemeinsam mit dem m. vocalis als funktionelle Einheit bzw. „Muskel-Ligament-Körper" (Friedrich, Kainz, 1993, S.220) zu betrachten. Dieser ist mit den darüberliegenden Schichten (subepitheale Schicht und deckende Schleimhaut) nur locker verbunden, so daß diese vom Stimmlippenkörper unabhängige Bewegungen, die sogenannten Randkantenverschiebungen, durchführen können („Body-Cover" Theorie von Hirano 1972, 1974, 1975 zit. in Rabine, Jacoby 1987). Bei Phonationsbeginn wirkt die lockere Schleimhaut als Initialvibrator, der den frequenzbestimmenden Muskel-Ligament-Körper anregt. Dadurch kommt es bei Beeinträchtigungen der Schleimhautverschieblichkeit (z. B. durch Narben) zu Schwingungsanomalien (besonders in der sensiblen Phase des Stimmeinsatzes). (vergl. Friedrich, Kainz 1993, Egger, Freidl, Friedrich 1992, Wirth 1991, Böhme 1983, Rabine, Jacoby 1987).

Bei der *Phonation* werden zu Beginn der Ausatmung die Stimmlippen in der Mitte zusammengeführt und dadurch die Glottis verschlossen. Der Ausatemstrom trifft auf dieses Hindernis der verschlossenen Glottis, worunter sich der subglottische Druck aufbaut. Dieser steigt immer mehr, bis er den Glottiswiderstand überwindet, wobei die Stimmlippen auseinandergedrängt werden und der Druck entweichen kann. Bei geeigneter Abstimmung von subglottischem Druck und dem durch die Stimmlippenspannung bewirkten Glottiswiderstand, stellen sich infolge muskelelastisch-aerodynamischer Kräfte regelmäßige, d. h. periodisch wiederkehrende Stimmlippenschwingungen ein (myoelastisch-aerodynamische Theorie der Stimmerzeugung[16] nach Ewald 1898, Tonndorf 1925, van den Berg 1958, zit. in

---

[16] Die myoelastisch aerodynamische Theorie besagt, „daß bei bestehender Muskelelastizität der über die Trachea einwirkende Luftstrom die Stimmlippen in Schwingung hält, wobei diese beim Phonieren über das Zentralnervensystem eingestellt werden. Die wesentlichen aerodynamischen Größen sind der subglottische Druck, die Strömungsgeschwindigkeit und der Glottiswiderstand " (v. Wedel 1994, S. 50).

Egger, Freidl, Friedrich 1992). Gleichzeitig mit dem explosionsartigen Austritt der Luft aus der Glottis sinkt der Druck und Luft strömt von unten nach. Das anschließende Rückschwingen der Stimmlippen wird sowohl durch den Saugeffekt des Luftstromes (Bernoulli Effekt)[17] als auch durch Eigenelastizität der Stimmlippen verursacht. Das periodische Öffnen und Schließen der Glottis bewirkt die Unterteilung des von der Lunge kontinuierlich anströmenden Ausatemstroms, wodurch periodische Druckschwankungen bzw. regelmäßige Abläufe von Über- und Unterdruck entstehen (abhängig von der Verdichtung und Verdünnung der Luftpartikel), die Schallwellen entsprechen (siehe Abb.16 im Anhang). Auf diese Weise entsteht der im Kehlkopf produzierte *primäre Kehlkopfklang*, der abhängig von periodischen Schwingungen ist, die nur unter ungestörten Verhältnissen entstehen können. Bei aperiodischen Schwingungen kommt es zur Geräuschproduktion, ebenso bei unvollständigem Stimmlippenschluss. (vergl. Wirth 1991, Böhme 1983, Egger, Freidl, Friedrich 1992, Friedrich, Kainz 1993).

Verschiedene Stimmlippenschwingungsarten werden als *Register* bezeichnet. Es können über fünf verschiedene Register der menschlichen Stimme unterschieden werden, von denen nur Brust- und Kopfregister für die physiologische Sprechstimme relevant sind. In den beiden Registern werden die funktionellen Anteile der Stimmlippe (Muskel-Ligament-Körper und Schleimhaut) von den Stimmlippenspannern (vor allem m. vocalis und m. cricothyroideus) unterschiedlich beeinflußt. Im *Brustregister* überwiegt die Aktivität des m. vocalis, was zu Spannungserhöhung im Muskel-Ligament-Körper, bei gleichzeitiger Erschlaffung der Schleimhaut führt. Dies erzeugt die für das Brustregister typische Schwingungsform mit weiten Amplituden und deutlicher Schleimhautwelle (Randkantenverschiebung). Im *Kopfregister* ist weitgehend der m. cricothyroideus aktiv, was zu hoher Spannung der gesamten Stimmlippe führt und daraus resultierenden, hochfrequenten Schwingungen mit geringerer Amplitude und kleineren, aber intensiven Schwingungen des Stimmlippenrandes[18] (vergl. Friedrich Kainz ,1993, Rabine, Jacoby, 1987).

---

[17] Ansteigen der Luftgeschwindigkeit an der durch die Stimmlippen gebildeten Enge, dadurch Entstehung eines Unterdrucks an den Seiten, der die mediale Fläche der Stimmlippen ansaugt (vergl. Wirth 1991).

[18] Die stärkere Schwingungsamplitude bei der Bruststimme bewirkt höhere Lautstärke, der größere Schwingungskörper (ganze Stimmlippe schwingt) den tieferen Stimmklang. Geringere Schwingungsamplitude und kleinerer Schwingungskörper (Stimmlippe straff gespannt, deswegen weniger Schwingung im Muskel-Ligament-Körper) führen im Kopfregister zu leiserer und höherer Stimme.

Rabine, Jacoby (1987) bezeichnen die für die Primärfunktionen des Kehlkopfes (Atmen, Schlucken) verantwortlichen Muskeln als Schließmuskel- bzw. Sphinktersystem (bestehend aus Muskeln von Kehlkopf und Ansatzrohr), das sich in drei Sphinktere unterteilen läßt: Der *innere Sphinkter*, geformt von den inneren Kehlkopfmuskeln (m. cricoarytaenoideus fungiert als Öffner), der *äußere Sphinkter*, gebildet von m. cricothyreoideus und dem unteren Rachenringmuskel (m. constrictor pharyngeis inferior) und der *oberen Sphinkter*, bestehend aus Kehldeckel, aryepiglottischen Falten und den Taschenfalten (siehe Abb. 17 im Anhang). Die drei Sphinktere weisen eine hohe anatomisch-physiologische Abhängigkeit voneinander auf und stellen ein sich gegenseitig verstärkendes Kräftefeld dar. Die Taschenfalten liegen über der Glottis und sind als Teil des laryngealen Verschlußmechanismus an der physiologischen Phonation nicht beteiligt. Sie sind massereicher und wesentlich undifferenzierter aufgebaut als die Stimmlippen. Zwischen Taschenfalten und Stimmlippen befinden sich seitliche Ausstülpungen, die sogenannten morgagnischen Ventrikel, die Residuen von Brüllsäcken darstellen, die manche Affenarten zur Schallverstärkung entwickelt haben (vergl. ebd., Egger, Freidl, Friedrich 1992).

Nach Pressman (1954, zit. bei Rabine, Jacoby 1987) stellen Stimmlippen und Taschenfalten bezüglich der primären laryngealen Atemfunktion ein *Doppelventilsystem* für die Luftröhre dar, bestehend aus einem Unterdruck- bzw. Einlaßventil (Stimmlippen) und einem Überdruck- bzw. Auslaßventil (Taschenfalten), (siehe, Abb. 18 im Anhang). Da die Taschenfalten nur eine geringe Muskelkraft aufweisen, treten alle Schließmuskeln des oberen Sphinkters kompensierend in Aktion, je nach Stärke des durch die Ausatmungsmuskeln ausgeübten subglottischen Luftdrucks. Die Stimmfunktion wird als eine Modifikation der primären Ventilfunktion aufgefaßt, die sowohl Unter- als auch Überdruckfunktion[19] vereint. Ein diesbezüglich unausgewogenes Funktionsgleichgewicht stellt einen wichtigen Aspekt der Genese von Stimmstörungen dar (vergl. Kruse 1991, Rabine, Jacoby 1987).

---

[19] Die Unterdruckfunktion wirkt im Glottisbereich durch Aktivität der inneren Kehlkopfmuskeln, die Überdruckfunktion unter der Glottis (subglottischer Druck), der vor dem Sprechen durch den Ausatemstrom aufgebaut wird (vergl. Rabine, Jacoby 1987).

3.3.3. Ansatzrohr

Mit dem funktionellen Begriff *Ansatzrohr* werden alle lufthaltigen Räume oberhalb der Glottis bezeichnet, wozu die *Mund- und Nasenhöhle* sowie der *Pharynx (Rachen)*, eingeteilt in *Epipharynx (Nasenrachen)*, *Meso- oder Oropharynx (Mundrachen)* und *Hypo- oder Laryngopharynx (Kehlrachen)*, zählen (siehe Abb. 19 im Anhang).

In seiner Primärfunktion ist das Ansatzrohr, analog dem Kehlkopf, ein Organ zur Atmung und Nahrungsaufnahme. Beim Durchtritt durch Nasenhöhle und Epipharynx wird die Atemluft gereinigt und erwärmt. Der Atemtrakt überkreuzt sich im Rachen mit dem in der Mundhöhle beginnenden Nahrungsweg, der im unteren Rachen in die Speiseröhre übergeht[20] (vergl. Böhme 1983, Egger, Freidl, Friedrich 1993, Rabine, Jacoby 1987).

In seiner sekundären Funktion stellt das Ansatzrohr einen Resonator bzw. ein Artikulationsinstrument dar, dessen *Resonanzfunktion* den im Kehlkopf entstandenen Primärklang verändert.[21] Die Resonanz beginnt direkt oberhalb der Stimmlippen im Hypopharynx, der anatomisch weitgehend dem supraglottischen Raum des Kehlkopfes entspricht, wo sowohl die morgagnischen Ventrikel, als auch eventuelle Taschenfaltenaktivität (normalerweise nicht bei der physiologischen Phonation) Einfluß auf den Stimmklang haben kann. Der untere Rachen wird

---

[20] Diese Überkreuzung von Luft- und Speiseweg ist charakteristisch für den Menschen. Bei allen anderen Säugetieren und auch noch beim menschlichen Säugling steht der Kehlkopf so hoch, daß sein Eingang bis in den Nasenrachen reicht, so daß Luft- und Speiseweg anatomisch weitgehend getrennt sind. Beim Menschen erfolgt jedoch bis zur Pubertät ein Absinken (Decensus) des Larynx, so daß sein Eingang beim Erwachsenen deutlich unter dem Niveau der Mundhöhle liegt. Nur der so gesenkte Larynx hat Anschluß an die als Hauptartikulationsorgan fungierende Mundhöhle, als Voraussetzung der menschlichen Sprechfähigkeit. Das Abstrahlen des Kehlkopfklangs in den Nasenraum (im Falle des hochstehenden Kehlkopfes des Tieres) ermöglicht keine ausreichende differenzierte Lautbildung (vergl. Egger, Freidl, Friedrich 1992).

[21] „ Der für die Entwicklung gesprochener Sprache bedeutsamste Schritt hat sich jedoch nicht im Kehlkopf selbst, sondern in dem daran anschließenden Resonanzrohr „Glottis-Mund".....vollzogen. Die Bedeutung nämlich, die dem Kehlkopf zum einen und dem supralaryngealen Trakt zum anderen für die Stimmbildung zukommt, steht bei nichtverbalen und verbalen Äußerungen in genau umgekehrtem Verhältnis: Während das nichtverbale Lautrepertoire der Tiere in seiner Vielfalt praktisch ausschließlich auf unterschiedliche Stimmlippenaktivität zurückgeht und Veränderungen des Supralaryngealtraktes.... kaum einen formbildenden Einfluß haben, ist die menschliche Sprache durch eine relativ gleichförmige Stimmlippenaktivität gekennzeichnet, in der gestaltbildende Bedeutung fast ausschließlich der Artikulation....zukommt " (Ploog 1976, S. 119).

durch eine Tieferstellung des Kehlkopfes verlängert. Sowohl Hypo- als auch Mesopharynx werden in ihrer Form durch Kontraktion oder Entspannung der Rachenringmuskeln verändert (siehe Abb. 20 im Anhang). Der Epipharynx stellt einen in seiner Gestalt unveränderlichen Resonanzraum dar, der durch das Gaumensegel zum Mesopharynx geöffnet oder abgeschlossen werden kann (bei Nasallauten ist die Öffnung frei und der Nasenraum dient als Resonator). Die Nasennebenhöhlen fungieren nicht als Resonator, da sie keine Verbindung zum Rachenraum haben (vergl. Rabine, Jacoby 1987, Böhme 1983). In der Mundhöhle und dem angrenzenden Mundrachen erfolgt die eigentliche Artikulation durch Bewegungen von Wangen, Lippen, Zunge, Unterkiefer, Zungenbein und Mesopharynxmuskeln. Der Öffnungs- und Schließmechanismus des Kiefergelenks bewirkt die Mundöffnung.

Die Zunge ist ein von Schleimhaut umhülltes, hoch bewegliches Muskelorgan (siehe Abb. 21 im Anhang), dem wichtige Funktionen beim Kau- und Schluckvorgang sowie bei der Artikulation zukommen. Sie ist muskulär mit dem Unterkiefer, dem weichen Gaumen, den oberen Rachenringmuskeln und der Schädelbasis verbunden. Ferner wirkt der Zungenkörper über das Zungenbein auf den Kehlkopf ein. Außer der Beweglichkeit von Zunge und Pharynx ist der hohe Differenzierungsgrad der Gesichtsmuskulatur (siehe Abb. 22 und 23 im Anhang) von Bedeutung für die Sprachlautbildung.

Durch das Zusammenwirken der verschiedenen Strukturen des Ansatzrohres ist es möglich, die dort erzeugten Resonanzfrequenzen sehr fein abzustufen. Der primäre Kehlkopfklang wird dadurch, je nach Lippen- und Zungenposition, in unterschiedlichen Frequenzbereichen verstärkt, wodurch sich die verschiedenen Vokale ergeben, die physikalisch durch sogenannte *Formanten*[22] charakterisiert sind. Anhand der beiden ersten Formanten lassen sich die unterschiedlichen Vokale erkennen, der dritte und vierte Formant prägen die Klangfarbe. Vokale stellen Klänge dar, im Gegensatz zu den im Ansatzrohr produzierten geräuschhaften Konsonanten. Stimmlose Konsonanten entstehen allein durch Verschluß, Engebildung oder Vibration der Artikulatoren, stimmhafte Konsonanten entsprechen einer Mischung aus Geräuschbildung im Ansatzrohr und durch Stimmlippen-

---

[22] Formanten (F^1 - F^4) stellen die verschiedenen Intensitätsmaxima innerhalb des Frequenzspektrum eines Vokals dar. Das unterste Intensitätsmaximum wird als erster Formant gekennzeichnet, das nächsthöhere als zweiter Formant etc. (vergl. Ploog 1976, S. 120).

schwingung erzeugtem Klang.(vergl. Ploog 1976, Wirth 1991, Böhme 1983, Rabine, Jacoby 1987, Egger, Freidl, Friedrich 1992)

3. 3. 4. Zentrale Steuerung

Die *Innervation des Kehlkopfes* erfolgt durch den vom n. vagus abzweigenden n. laryngealis recurrens, der sich in den n. laryngeus superior und inferior aufteilt. Der n. laryngeus superior versorgt mit seinem ramus externus motorisch den m. cricothyreoideus und mit dem ramus internus sensibel die Kehlkopfschleimhaut. Der n. laryngeus inferior innerviert die gesamte innere Kehlkopfmuskulatur (siehe Abb. 13 im Anhang). Die Kontrolle der an Resonanz, Artikulation und Aufhängefunktion des Kehlkopfes beteiligten Muskeln obliegt Fasern und Ästen des n. trigeminus (V), n. facialis (VII), n. glossopharyngeus (IX), n. vagus (X), n. accessorius (XI), n. hypoglossos (XII), n. laryngeus recurrens und den Zervikalnerven.[23] Die automatische Steuerung der Atemmuskeln erfolgt aus dem Zentrum der formatio reticularis im Hirnstamm, wobei die Atemmuskulatur selbst peripher durch Rückenmarksnerven (n. phrenicis und intercostalis) versorgt wird. (vergl. Böhme 1983, Huber 1989, Stennert, Eckel 1994, Sheperd 1993)

Aufbauend auf Arbeiten von Früh und Hartlieb (1961), Hartlieb (1967), Kupfmüller (1959) und Keidel (1977) entwickelte Schultz-Coulon (1980) ein kybernetisches Modell zur Darstellung der zentralen Organisation und Kontrolle der Stimmgebung. Dieses *phonatorische Kontrollsystem* stellt einen sekundären, phylogenetisch erst spät erworbenen Regelmechanismus dar. Schultz-Coulon differenziert zwischen audiophonatorischer und neuromuskulärer Phonationskontrolle, wobei die auditive Rückkopplung das führende Kontrollsystem für jede stimmliche und sprachliche Lautäußerung darstellt. Obwohl das neuromuskuläre Kontrollsystem so autonom funktioniert, daß es ein willkürlich gesetztes Phonationsziel auch ohne auditive Rückkopplung mit einer für die Kommunikation ausreichenden Exaktheit realisieren kann, bedeutet Beeinträchtigung oder Ausschaltung der audiophonatorischen Kontrolle eine erhebliche Störung des phonatorischen Regelmechanismus, durch die sämtliche akustische und zeitliche Para-

---

[23] Der n. glossopharyngeus innerviert als gemischter Nerv Pharynx und Gaumensegel motorisch (sowohl bei der Phonation als auch beim Schluckakt) und gemeinsam mit dem n. vagus das hintere Zungendrittel und den weichen Gaumen sensorisch. Der n. hypoglossus innerviert die Zungenmuskulatur, der n. facialis die mimische Muskulatur und der n. trigeminus das Kiefergelenk.

meter des Sprechens verändert werden, was auch für die Genese funktioneller Dysphonien von Bedeutung ist.

Die Realisierung einer willkürlich geplanten Stimmäußerung setzt sowohl eine dem Phonationsbeginn vorausgehende, von subkortikalen Zentren gesteuerte Einstellung und Abstimmung aller beteiligten Muskelgruppen voraus als auch ein Rückmelde- und Kontrollsystem, das den muskulären Spannungszustand der peripheren, ausführenden Organe im Sinne eines Regelkreises überwacht, mit den zentral vorgegebenen Sollwerten vergleicht und bei Bedarf korrigiert. Die Ansprüche an dieses Kontrollsystem sind bei der Stimmgebung und Sprachlautbildung außerordentlich hoch, da Sprechen nicht durch Einzelbewegungen realisiert wird, sondern auf zeitlich koordiniertem Zusammenwirken muskulärer Kräfte beruht (Synergismen), wobei ca. 100 Muskeln insgesamt beteiligt sind.

Anhand eines Funktionsdiagrammes gibt Schultz-Coulon einen Überblick über die Steuerung und phonatorische Kontrolle der Vokalisation (siehe Abb. 4):

Ein kortikaler Phonationsauftrag aus dem Repertoire erlernter Lautfolgen erreicht zusammen mit Informationen aus dem limbischen System über Sprechantrieb und Emotion das im Übergangsbereich von Mesencephalon zu Pons gelegene Koordinationszentrum. Dieser subkortikale „Prozeßrechner" (Schultz-Coulon 1980) errechnet die erforderlichen Sollerregungsmuster für die subordinierten Einzelregler der Stimmgebung (wobei für den emotionalen, unwillkürlichen Ausdruck angeborene Lautmuster verwendet werden,[24] die ihrerseits für die Steuerung und Koordination von Stimmlippen-, Atem- und Pharyngealbewegungen sorgen (vergl. Ploog 1976). Die Mechanorezeptoren in den ausführenden Organen messen die Istwerte der Regelgrößen, die über afferente Bahnen zum zugehörigen Regler geleitet werden, welcher, je nach Höhe der Regelabweichung gegenüber dem Sollwert, entsprechende Korrekturwerte bildet. Gleichzeitig werden sämtliche afferenten Informationen (kinästhetische Empfindungen vergl. Kap. 3.2.) dem subkortikalen Koordinationszentrum gemeldet, das sie an die entsprechenden kortikalen Zentren weiterleitet.

Das *Phonationsergebnis* wird definiert durch Tonhöhe (Grundtonfrequenz), Zahl und Amplitude der Obertöne (Klangspektrum) und Lautstärke. Die Tonhöhe er-

---

[24] Unwillkürliche Vokalisation (z. B. Stöhnen, Seufzen), deren motorischer Ablauf reflektorisch erfolgt, unterliegt nicht den phonatorischen Kontrollmechanismen und läuft vom ponto-mesenzephalen Auslösegebiet aus über das Rückenmark direkt zu den peripheren, ausführenden Organen.

gibt sich überwiegend aus der Glottiseinstellung, die Schallintensität wird vor allem von der Kraft des Ausatemstroms bestimmt. Die Spektralformierung (For-

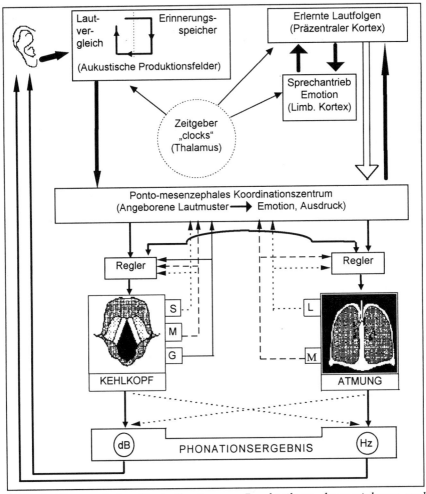

Abb. 4: Phonatorisches Kontrollsystem zur Beschreibung der peripheren und zentralen Organisation der Stimmbildung (S = muskuläre, G = artikuläre, L = pulmonale Mechanorezeptoren) nach Schultz- Coulon 1980. In: Grohnfeldt (Hrsg.) 1994, S.58.

mantbildung) des primären Kehlkopfklangs geschieht im Ansatzrohr. Tonhöhe, Lautstärke und Klang werden von den Mechanorezeptoren des Hörorgans aufgenommen und zum ZNS weitergeleitet, wo der Vergleich mit den Klangvorstellungen des kortikalen Erinnerungsspeichers erfolgt. Ermittelte Regelabweichungen werden sowohl dem subkortikalen Rechner als auch der kortikalen Willkürsteuerung zugeführt. Der gesamte Steuer- und Regelprozeß wird wahrscheinlich durch einen zentralen Zeitgeber in Höhe des Thalamus, sogenannte „clocks" (Keidel 1977, zit. in Egger, Freidl, Friedrich 1993, S. 31) rhythmisiert (nach Schultz-Coulon 1980, vergl. v. Wedel 1994, Egger, Freidl, Friedrich 1992).

Nach Sheperd (1993) ist die *willkürliche Vokalisationsmotorik* hierarchisch organisiert, wobei der Auslösefunktion des Kortex die höchste Bedeutung zukommt. Die willkürliche Steuerung der Motoneurone erfolgt durch absteigende Fasern des corticospinalen Traktes, die aus den motorischen Rindenfeldern von Gesicht, Hals und Rumpf stammen (siehe Abb. 24 im Anhang) und die zu den bulbären Kernen der Hirnnerven in der medulla oblongata laufen (siehe Abb. 26). An der zentralnervösen Vokalisationskontrolle sind, außer dem bei Schultz-Coulon (1980) genannten ponto-mesenzephalen Gebiet, wahrscheinlich auch Verschaltungen über die Basalganglien und das Kleinhirn beteiligt. Die höchste Ebene der Sprechkontrolle beim Menschen schließt die Brocasche Sprachregion, funktionell dominant in der linken Hemisphäre, ein. Von dort aus erfolgt, über den motorischen Kortex, die Kontrolle der am Sprechakt beteiligten Muskulatur. (vergl. ebd., Zilles, Rehkämper 1993, Huber 1989)

Wyke (1974, 1983) beschreibt ebenfalls zentralnervöse Kontrollmechanismen des Larynx, die weitgehend unbewußt ablaufen und auf der Reflexaktivität der laryngealen Mechanorezeptoren beruhen. Dabei differenziert er zwischen drei präzise hintereinander ablaufenden Bewegungsfolgen in Kehlkopf:

Einstellung der Stimmlippen vor Phonationsbeginn *(pre phonatory tuning).*[25]

Reflexartige, unbewußte Kontrolle von Stimmlippenschwingung und Stellung der Kehlkopfknorpel zueinander *(phonatory reflex stabilisation)* durch dehnungsempfindliche Rezeptoren in jedem Kehlkopfmuskel und artikulatorische Mechanorezeptoren in den Kehlkopfgelenken sowie Kontrolle des subglottischen Luftdrucks durch Mechanorezeptoren, verteilt in der Schleimhaut des subglotti-

---

[25] Im allgemeinen auch als Phonationsstellung (Einstellung der Kehlkopfmuskulatur auf die intendierte Tonhöhe) bezeichnet.

schen Raumes. Mechanorezeptoren im orofazialen Gewebe und im Kiefergelenk kontrollieren die optimale resonatorische Einstellung des Ansatzrohres.

Auditive Kontrolle der Stimmlippen nach der Phonation *(post phonatory acoustic auto- monitoring)*, die zu feiner Nachkorrektur der Muskeleinstellung in Kehlkopf und Ansatzrohr führt und ebenfalls unbewußt abläuft.

Von der Reflextätigkeit ausgenommen ist nur die erste Stufe der Stimmlippeneinstellung vor Phonationsbeginn, die Wyke als dem Willen unterworfen darstellt[26] (vergl. ebd. 1974, 1983, v. Wedel 1994).

3. 4. Physiologisches Sprechen

Eine gesunde Stimme ist variabel in der Tonhöhe sowie flexibel und steigerungsfähig in der Stimmdynamik (Lautstärkeumfang). Sie ist frei von Nebengeräuschen, Druck, Dauer-, Fehl- und Überspannungen.

Die Voraussetzung des physiologischen Stimmgebrauchs ist die Anwendung der kostoabdominalen Atmung (vergl. Kap. 3.3.1.). Um ein optimales Verhältnis zwischen subglottischem Anblasedruck und Stimmlippenspannung zu erreichen, ist die Dosierung des Ausatemstroms von großer Bedeutung. Am besten kann dies aus der sogenannten *„Atemmittellage"* (Coblenzer 1992) erreicht werden, d.h. durch entspanntes Einpendeln des Atems auf genau die Atemmenge, die für den Stimmgebrauch notwendig ist (vergl. Kap. 5.2.5.).

Zugunsten der stimmlichen Resonanzfähigkeit sind schlechte Bedingungen der Schallabstrahlung (z. B. Artikulationsverlagerungen, Verengungen im Rachenbereich, geringe Kieferöffnungsweite und schlechte Zungenposition) zu vermeiden, so daß ein vorderer Stimmsitz möglich ist.

---

[26] "...it seems that a subject, having decided upon the sequence of sounds that he wishes to make, voluntarily presets the tension patterns of his laryngeal musculature into a state that his past experience (aquired during the period of infantile speech maturation and refined by subsequent training in elocution or singing) leads him to believe will produce the desired sounds, just prior to each phonemic utterance". (Wyke 1974, S. 298). Abresch (1988) äußert in diesem Sinne: „„... emotionsbeteiligtes Denken aktiviert den Kehlkopf und alle am „Tönen" beteiligten Funktionen. So kann es im Ernstfall dazu kommen, daß jemand an einer hyperfunktionellen Dysphonie....erkrankt, ohne ein einziges Wort gesprochen zu haben" (Abresch 1988, S. 47).

Ein weiterer Aspekt physiologischen Sprechens ist die Orientierung an der individuellen *Indifferenzlage*, in welcher mit geringstem Kraftaufwand anhaltend und mühelos gesprochen werden kann. Sie befindet sich im unteren Drittel des individuellen Stimmumfangs, ca. eine Quart oder Quinte oberhalb der unteren Grenze, und ist demnach unterschiedlich für die verschiedenen Stimmgattungen (Baß ca. G-A, Bariton ca. A-c, Tenor ca. B-c, Alt/Mezzosopran ca. g-a, Sopran ca. a-c^1).

Das Einsetzen der Stimme zu Beginn der Phonation kann in verhauchter, weicher, harter und fester Form geschehen. Beim *verhauchten Einsatz* fließt der für die Stimmgebung notwendige Ausatemstrom schon bevor die Glottis geschlossen ist, so daß vor dem Laut ein h- artiges Hauch- bzw. Reibegeräusch erfolgt. Beim *weichen Einsatz* sind die Stimmlippen vor der Phonation bis auf einen schmalen, elliptischen Spalt geschlossen. Durch langsame Verstärkung des Atemdrucks kommt es zu gleichmäßig zunehmender Stimmlippenschwingung. Beim *harten Einsatz* sind die Stimmlippen vor der Phonation aneinandergepreßt und werden durch den starken subglottischen Druck auseinandergesprengt, was zu einem knallartigen Geräusch, dem sogenannten Glottisschlag, führt, dem die Stimmlippenschwingungen plötzlich folgen. Der *feste Stimmeinsatz* stellt gleichfalls einen Sprengeinsatz dar, jedoch ist die Stimmlippenspannung geringer und durch weniger subglottischen Druck zu lösen, wodurch es zu einem weniger harten Glottisschlag kommt. Physiologische Stimmeinsätze sind der feste und vor allem der weiche Stimmeinsatz, bei dem es weder zur Luftverschwendung, wie beim verhauchten Einsatz, noch zum Kraftverschleiß der Stimmbandränder wie beim harten Einsatz kommt (vergl. Wirth 1991).

Eine gesunde Stimme hält vielen Belastungen stand,[27] sollte jedoch nie überfordert werden. Rauchen und andere Schadstoffe können sich negativ auf die Stimme auswirken. Generell ist festzustellen, daß auch die Stimme vom Gesundheitszustand des Sprechers und von seinen diesbezüglichen Lebensgewohnheiten (z. B. Schlaf, Ernährung, Bewegung) abhängt. Ferner sollte ein hastiges Sprechtempo vermieden werden und die Anpassung der Stimme an die räumlichen Verhält-

---

[27] Eine physiologische Stimmermüdung Erwachsener tritt nach Wirth (1991) erst nach ca. 4-6 Stunden Sprechbelastung ein (vergl. Wirth 1991). Jedoch sind Angaben zur normalen Leistungsfähigkeit der Stimme problematisch, da die Abhängigkeit von diversen exogenen und endogenen Bedingungen, wie z. B. Stimmintensität, Raumakustik, Lärmpegel der Umgebung zu hoch ist (vergl. Egger, Freidl, Friedrich 1992).

nisse erfolgen (vergl. Gundermann 1983). Häufiges hartes Räuspern oder Husten im Fall von Infekten des Kehlkopfs oder der Bronchien oder bei chronischer Verschleimung der Stimmlippenränder schaden der Stimme (vergl. Kap. 4.2.1.). Statt dessen sollte versucht werden, den Schleim durch Abklopfen des oberen Brustbereichs oder durch vorsichtiges Räuspern zu lösen.

4. Pathogenese und Pathologie hyperfunktioneller Stimmstörungen

4. 1. Pathogenese

4. 1. 1. Exkurs: Zum Begriff der Krankheit

„Die Gesundheit eines Menschen ist eben nicht ein Kapital, das man aufzehren kann, sondern sie ist überhaupt nur dort vorhanden, wo sie in jedem Augenblick erzeugt wird, wird sie nicht erzeugt, dann ist der Mensch bereits krank."

Viktor von Weizsäcker (*Gesammelte Schriften, Band 8, Frankfurt a. Main 1986, S.94*)

Den Kapiteln zur Pathogenese hyperfunktioneller Stimmstörungen möchte ich einige grundsätzliche Überlegungen zum Krankheitsbegriff in Form eines Exkurses voranstellen.

Das traditionelle medizinische Krankheitsmodell wurde weitgehend auf die Vorstellung des Körpers als Materie gegründet, wobei die organspezifischen Funktionen innerhalb der medizinischen Physiologie mit Hilfe der Begriffe Kraft und Masse aus der klassischen Mechanik beschrieben und gemessen wurden: „Das Herz ist eine Pumpe, die Lungen sind Blasebälge" (Weiner und Mayer 1990, S. 82). Störungen der Körperfunktion wurden vorrangig durch Veränderungen der Organstruktur erklärt, waren diese nicht sichtbar, schien die Funktionsstörung für den Arzt uninteressant. Beeinflußt durch Forschungen der Bakteriologie und Virologie (z. B. von Pasteur oder Koch) wurde Krankheit als nicht dem Organismus zugehörig angesehen, sondern als dem Körper von außen aufgezwungene Veränderung. „Eine Krankheit befiel und wohnte in Organen, Geweben, Zellen und Genen (z. B. in Form von Viren). Die Krankheit mußte bekämpft werden („aggressive Therapie"), und zwar entweder mit „Wunderwaffen", mit Antibiotika (die den Eindringling vernichten) oder mit dem extirpierenden Skalpell des Chirurgen[28] (ebd.).

---

[28] Wie stark sich eine solche Einstellung sprachlich äußert kommt im Zitat S. Sontags treffend zum Ausdruck: „Die abgedroschenen Redensarten des Krebs-Establishment, das unermüdlich den unmittelbar bevorstehenden Sieg über den Krebs bejubelt, und der professionelle Pessimismus einer großen Zahl von Krebsspezialisten, die wie kriegsmüde Offiziere sprechen, die in einem nicht enden wollenden Kolonialkrieg versackt sind, sie bilden das Zwillingspaar der Verzerrungen innerhalb dieser militärischen Rhetorik in bezug auf Krebs" (Sontag 1978, S.72).

Diese pathogenetische Sicht von Krankheit berücksichtigte weder die Möglichkeit intrinsischer Veränderungen des Körpers, noch die Optionen von Wachstum, Selbstorganisation und Regulation lebendiger Organismen.[29]

Im Gegensatz dazu bemüht sich das in Kapitel 3.1. dargestellte integrierte biomedizinische Krankheitsmodell H. Weiners (1990/91) um eine breitere Perspektive gegenüber Gesundheit, Krankheitsgefühl und Krankheit aus psychosomatischer Sicht.

Nach Weiner entwickelt sich innerhalb der psychosomatischen Medizin eine veränderte Betrachtung von Krankheit und Leiden. Diese Phänomene entstehen, wenn in den Subsystemen des dynamischen und individuellen Gesamtsystems (vergl. Kap. 3.1.) neue periodische Rhythmen auftauchen, bereits vorhandene verschwinden oder sich ändern. Dabei ist an irgendeinem Punkt im System von wo der Rhythmus ausgeht, die rhythmische Funktion gestört, was zur Veränderung von physiologischen Prozessen führt und unter Umständen Schmerz erzeugt, der wiederum andere Funktionen in ihrem regelrechten Ablauf beeinträchtigt. Bei Krankheit oder unter Streß gehen Oszillationen von ihrer normalen, regulären Arbeitsweise zur Irregularität über, was als Bifurkation bezeichnet wird.

Der Organismus stellt ein geschlossenes dynamisches System dar, das sich jedoch durch Störung seiner hochdifferenzierten Kommunikationsstruktur zu einem offenen System hin verändern kann. Weiner und Mayer (1990) geben folgende mögliche Ursachen dieser Alteration oder Zerrüttung des Systems an:

Störungen der Feedbackregulation, z. B. durch Hemmung eines Rezeptors, der exzitatorische oder inhibitorische Signale empfangen soll und durch dessen Versagen es zum Funktionsausfall kommt.

– Das Fehlen von Messenger-Signalen, was zum Erliegen des Rhythmus eines Subsystems führen kann.
– Zirkadiane Rhythmen können bei Krankheit Phasenverschiebung erleiden.
– Positive Feedbacksignale können sich in negative umwandeln und umgekehrt.

---

[29] Neben dieser mechanistischen Sicht des Organismus existierten auch schon zu Beginn des 19. Jahrhunderts systemorientierte Vorstellungen bezüglich Organisation und Veränderung lebender Systeme, die vor allem dem Bereich der psychosomatischen Medizin, aber auch ätiologischen Forschungen, z. B. von Darwin entstammten. Er wie in Tierversuchen nach, daß physiologische Veränderungen unauflösbar mit dem Verhalten verbunden sind (vergl. Weiner und Mayer 1990).

- Störungen von Rückkopplungsschleifen können durch Veränderung von Frequenz, Amplitude oder Wellenform die Qualität des rhythmischen Informationssignals beeinflussen, wodurch Funktionsveränderung erfolgt.

Insgesamt kann sich die qualitative Dynamik der physiologischen Kontrollsysteme verschieben, wobei die Systeme selbst aber erhalten bleiben.

Nach Weiner und Mayer (1990) sind sowohl physiologische als auch psychologische Faktoren gleichermaßen in der Lage, den Organismus zu verändern.

Als Resultat dieser Überlegungen kann der Begriff „Krankheit" neu definiert werden, als Ergebnis von Regulationsstörungen auf einer oder mehreren Organisationsebenen des Kommunikationssystems von Organismen.

Jores (1981) vermutet eine latente Krankheitsbereitschaft in jedem Organismus, wobei Krankheit entsteht, wenn die Selbstverwirklichung des Menschen durch falsche Verhaltensmuster entscheidend behindert wird.

Gesundheit hingegen kann als die Fähigkeit betrachtet werden, Handlungen und Körperfunktionen angesichts einer sich unaufhörlich verändernden, den einzelnen aber nicht überwältigenden Umwelt zu regulieren (Weiner und Mayer 1990, S. 97).

Insgesamt plädiert Weiner (1991) dafür, die traditionelle Einteilung in organische und funktionelle Krankheiten zu überwinden, da der Übergang von Gesundheit zu Krankheit ursächlich nicht in der Struktur des Organismus begründet liegt, sondern in Änderungen seiner dynamischen Funktion. Dieser Gedanke scheint um so plausibler, wenn man die Definitions- und Klassifikationsproblematik funktioneller Krankheiten betrachtet, wie sie in den beiden folgenden Kapiteln am Bild der hyperfunktionellen Dysphonie erläutert wird. Letztlich ist dem Phänomen der funktionellen Störung nur gerecht zu werden, indem man mit zirkulären Prozeßmodellen der systemischen Sichtweise, z. B. dem sogenannten Circulus Vitiosus (vergl. Kap. 4.1.3.), operiert.

4. 1. 2. Definition und Klassifikation funktioneller Stimmstörungen

Eine eindeutige Definition und Klassifikation von Stimmstörungen ist schwierig festzulegen, da der übliche medizinische Krankheitsbegriff im Bereich der Dysphonien nur eingeschränkt anwendbar ist. Eine „Normstimme" ist nicht objektivierbar, da die individuellen Bedürfnisse und das subjektive Erleben einer Störung bei den Betroffenen sehr unterschiedlich sein kann.[30]

Die Pathogenese hyperfunktioneller Dysphonien wird von einer Vielzahl morphologischer, funktioneller, vegetativer, biochemischer, hormoneller, psychosomatischer und psychopathologischer Aspekte geprägt (vergl. Wendler und Seidner 1987, Pascher und Bauer 1984), so daß ein multifaktorieller Ansatz ihrer Erklärung erforderlich ist. Hierbei ist zu betonen, das die genannten Einzelaspekte nicht ausschließlich zu einer Stimmstörung führen müssen, sondern meist ein kompliziertes Wechselspiel mehrerer Faktoren gegeben ist, das individuell sehr stark differieren kann.

In der phoniatrischen Literatur herrscht keine Einigkeit bezüglich des vielschichtigen Phänomens der funktionellen Dysphonie, was in einer Vielzahl komplexer und zum Teil widersprüchlicher Definitionen zum Ausdruck kommt.

Winkler (1990), gestützt auf Habermann (1980), differenziert zwischen zwei Positionen bezüglich der phoniatrischen Definitionsansätze funktioneller Stimmstörungen:

Die Diagnose funktioneller Störung dient als negative Ausschlußdiagnose, die als etwas Vorübergehendes, Vorläufiges aufgefaßt wird, da die zu Grunde liegenden organischen Mikrobefunde auf Grund der Unvollkommenheit der medizinischen Untersuchungsmethoden noch nicht feststellbar sind (Weiss 1934, Kittel 1989).[31]

Die ätiopathogenetische Erklärung funktioneller Stimmstörungen beruft sich weitgehend auf psychodynamische, psychosomatische und biokybernetische Denkmodelle, die der negativen Ausschlußdiagnose eine positive Definition funktioneller Dysphonien entgegenzusetzen versuchen.

Zu der ersten Richtung zählen die ersten Definitionen von Flatau 1906 und Nadoleczny 1922, die den Aspekt von Einbußen der Stimmleistung sowie Funktionshemmung oder -verlust ohne nachweisbare organische Schädigung betonen.

---

[30] Der Krankheitswert differiert je nach Einzelfall und hängt sowohl vom Ausmaß der Symptomatik als auch von der Prognose des Betroffenseins im Berufsleben und der kulturellen Bewertung der Stimme (vergl. Kap. 2. 2. und 2. 3.2. - 2.3.4.) ab (vergl. Pascher, Bauer 1984).

[31] Winkler (1990) kritisiert diese Sichtweise im Bezug auf ihren monokausal, naturwissenschaftlich orientierten Erklärungsansatz, der die auslösenden Bedingungen organischer Schädigungen (biologische, psychische, soziale), die auch für die Entstehung von Mikrobefunden relevant sind, zu wenig berücksichtigt.

Eine negative Ausschlußdiagnose dieser Art ist auch in den derzeitigen, pragmatisch orientierten Definitionsansätzen von Wendler und Seidner 1977 und Kitzing 1983 aufzufinden, die die symptomatologischen Aspekte funktioneller Stimmstörungen betonen. Diese sind durch eine Störung des Stimmklangs und einer Einschränkung der stimmlichen Leistungsfähigkeit gekennzeichnet, ohne das sich krankhafte, primäre organische Veränderungen der an der Stimmbildung beteiligten (zentralen und peripheren) Strukturen erkennen lassen. Hyperfunktionelle Dysphonien sind dabei durch Über-, hypofunktionelle Dysphonien durch Unterspannung charakterisiert, die das Atmungssystem (verantwortlich für den phonatorischen Anblasedruck), die Massenverteilung der Stimmlippenspannung (die den glottischen Widerstand bewirkt) sowie die muskuläre Einstellung des Ansatzrohres und des gesamten Körpers betreffen. Pathogenetisch entscheidend für die hyperfunktionelle Dysphonie ist ein Leistungsdefizit der Stimmfunktion, bei dem die an Atmung, Stimmgebung und Artikulation mitwirkenden muskulären Funktionskreise aus ihrem physiologisch-ökonomischen Gleichgewicht im Sinne eines Zuviels herausgleiten - eine Dysfunktion, die sich rasch einschleift und in Sprechgewohnheiten verfestigt wird.

Im Bemühen um eine positive Definition dagegen betont Gundermann (1970) die psychodynamischen Aspekte der funktionellen Dysphonie und definiert sie als „symptomatischen Ausdruck eines Versagens, das seinen pathologischen Niederschlag am Stimmapparat und im Psychischen findet, wobei sich beide Funktionskreise berühren und wechselseitig bedingen können. Sie weist eine psychovegetative Symptomatik auf der Grundlage ätiologisch multifaktorieller psycho- und neurodynamischer Zirkulationsstörungen auf, die unter Umständen im Bereich der Glottis zu sekundären Veränderungen führen können" (Gundermann 1970, in Böhme 1983, S. 171).

Nach Bauer (1991) stellen funktionelle Dysphonien oft eine unspezifische Reaktion auf emotionale Belastungen (Streß, seelische Konflikte) dar, wofür der Begriff der psychogenen Dysphonie geprägt ist. Seines Erachtens sollte die Diagnose der funktionellen Dysphonie nicht nur einen negativen Ausschluß bedeuten, sondern eine positive Beurteilung bezüglich emotionaler Konflikte darstellen, die die psychisch pathoplastischen Zusammenhänge in Diagnose und Therapie berücksichtigt (vergl. ebd. 1987). Habermann (1980, zit. in Egger, Freidl, Friedrich 1992) befürwortet eine meiner Meinung nach sinnvolle Trennung zwischen psychopathologischen (psychoanalytische Sicht) und psychosomatischen Anteilen (verhaltenstheoretische Sicht) der funktionell-psychogenen Dysphonie (vergl. Kap. 4.1.6.).

Pahn ging schon 1968 von habituellen, erlernten Funktionsfehlern des Sprechens und Singens der meisten Menschen unseres Zivilisationsbereiches aus, die sich als treibende Kraft jeder ungünstigen stimmlichen Entwicklung erweisen. Funktionsfehler stellen Muskelbewegungen und Spannungen dar, die den Ablauf des Sprechens und Singens behindern, wobei sich zunächst Funktionsfehler (wenig auffällig), dann Stimmstörungen (hörbar) und schließlich Stimmerkrankung (mit Kehlkopfbefund und Mißempfinden verbunden)[32] als Stufen der negativen stimmlichen Entwicklung abzeichnen (vergl. Pahn, 1968).

Pahn und Friemert (1988) verwerfen den traditionellen Funktionalitätsbegriff, da jede Stimmstörung, ihrer Ansicht nach, funktionell sein kann (entweder ätiologisch primär oder pathologisch sekundär) (vergl. ebd.) und bieten neben den Begriffen „organogen" und „psychogen" den terminologisch unbelasteten Begriff „usogen" an. (vergl. Pahn 1994, S.215)

Weitere Versuche positiver Definitionen sind in den auf biokybernetischen Modellvorstellungen beruhenden Ansätzen Bauers (1984, 87, 91) und Schultz-Coulons (1980, in v. Wedel 1994) zu finden, die funktionelle Störungen als Pathologie eines biologischen Regelsystems bzw. als Ausdruck einer fehlerhaften Steuer- und Regelleistung des zentralnervösen Kontrollsystems, mit dem Resultat dyskoordinativer Bewegungsabläufe innerhalb des Phonationsapparats, auffassen (vergl. Egger, Freidl, Friedrich 1992).[33]

---

[32] Bei simultanen Auftreten mehrere Funktionsfehler kann mit der Zeit eine Stimmstörung entstehen und bedingt durch den ständigen Reiz der Fehl- und Überbelastung kommt es unter Umständen zu sekundären organischen Veränderungen. Die eigentliche Erkrankung wird dabei oft auf auslösende Momente zurück geführt, z. B. erhöhte quantitative Belastung, Streß, entzündliche Infekte, nach deren Abklingen die Störung weiterhin bestehen bleibt.

[33] Nach Egger, Freidl, Friedrich (1992) hat der biokybernetische Funktionsbegriff, der von einem komplizierten Gesamtsystem eng verflochtener Rückkopplungsmechanismen ausgeht, in welchem funktionelle und organische Störungen einander untrennbar bedingen, primär Modellcharakter und ist in der täglichen Praxis wenig hilfreich (vergl. ebd.). Ich möchte dem insofern widersprechen, als daß den biokybernetischen Ansätzen die Betonung der Rolle des ZNS als Steuerungsorgan und der Hinweis auf seine Pathologie (aufbauend auf Gedanken der Neuropsychologie) auch in der Stimmtherapie zu verdanken ist. Das Gehirn ist, wie aus der neurologischen Therapie bekannt, plastisch und durch spezielle Therapiemethoden stimulierbar, die man sich auch in der Stimmtherapie zunutze machen kann (vergl. Kap. 5.2.3. und 5.2.5.).

Insgesamt stellt der komplexe Begriff des „Funktionellen" eine ständige Herausforderung an Therapeuten und Phoniater dar, eine der medizinisch-therapeutischen Praxis entsprechende Erklärung und Abgrenzung der funktionellen Stimmstörung zu präzisieren.

Ebenso uneinheitlich wie die Definition, erweist sich auch die Klassifikation bzw. Einteilung funktioneller Dysphonien. Es besteht jedoch Übereinstimmung in der Literatur, daß als Ursache ein multifaktorielles Geschehen vermutet werden muß, dessen einzelne Faktoren, auf Grund der komplexen Verknüpfung der Stimme mit Persönlichkeit, Psyche, Konstitution und somatischen Einflüssen kaum von einander zu trennen sind (vergl. ebd.).

Als klassisch gilt die dualistische Einteilung Perellos (1962) in Phononeurosen (psychisch bedingt) und Phonoponosen (mechanisch bedingt), die sich auf Grund ihrer zu stark vereinfachenden Darstellung nicht durchgesetzt hat (vergl. Bauer 1991).

Wendler und Seidner (1987) stellen vier Hauptkomponenten der Pathogenese funktioneller Dysphonien heraus:

Konstitutionelle Faktoren: Anlagebedingte Minderwertigkeit der stimmgebenden Organe, vor allen Anomalien im Bereich des Kehlkopfs sowie in der gesamtkörperlichen, neurovegetativen und psychischen Konstitution, können zu einer funktionellen Dysphonie prädisponieren.

Habituelle Faktoren: Stimmschädigende, unphysiologische Sprechgewohnheiten (z. B. Räuspern, harter Stimmeinsatz, gepreßte Stimmgebung, nachlässige Artikulation), die durch bewußtes oder unbewußtes Lernen erworben sind.

Ponogene Faktoren: (gr. ponos = Arbeit): Durch zu starke stimmliche Anstrengung (zu langes oder lautes Sprechen, dauerndes Abweichen von der Indifferenzlage z. B. im Lärmmilieu) verursacht. Die ponogenen Faktoren sind vor allem für den Bereich der Berufsdysphonien (vergl. Kap. 4.1.7.) relevant.

Psychogene Faktoren: Psychogene Faktoren (Konflikte, Streß, emotionale Belastung) sind auf Grund der Wechselbeziehung zwischen Stimme und Persönlichkeit von großer Bedeutung, sind aber nur bei einem Teil der funktionellen Dysphonien als klinisch relevante verursachende und auslösende Aspekte anzusehen.

Wendler und Seidner beschreiben zusätzlich noch symptomatische Faktoren, bei

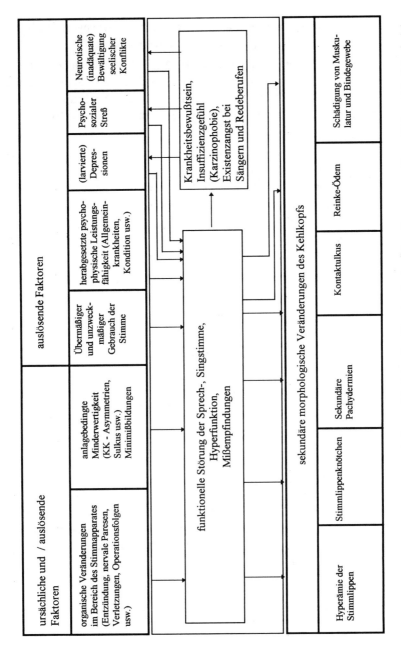

Abb.: 5 Wechselbeziehungen von organischen und funktionellen Ursachen in der Ätiopathogenese und im zeitlichen Ablauf der funktionellen Dysphonien nach Bauer (1975). In: Egger, Freidl, Friedrich 1992, S. 46.

denen eine Stimmstörung durch eine andere Grundkrankheit bedingt ist (z. B. als Symptom einer schweren konsumierenden Allgemeinerkrankung).

Das von Bauer (1975) entwickelte Schema der Ätiopathogenese stellt die komplexen Wechselbeziehungen zwischen primären und sekundären, organischen und funktionellen Ursachen von Stimmstörungen dar (siehe. Abb. 5.). Darin wird zwischen sieben verschiedene Aspekte differenziert (nach Bauer 1980, 1987, 1994):[34]

Primär organische Veränderungen im Bereich des Stimmapparates können je nach Einzelfall eine Stimmstörung ursächlich bedingen, genauso aber auch eine funktionelle Dysphonie erst auslösen. Hierunter können z. B. entzündliche Infekte oder auch Stimmlippenschäden nach Intubation zählen.

Die Bereiche der *anlagebedingten Minderwertigkeit* und des *übermäßigen oder unzweckmäßigen Gebrauchs* der Stimme sind analog der Ausführungen Wendlers und Seidners zu konstitutionellen und ponogenen Faktoren (s.o.) definiert.

Erkrankungen bzw. *Zustände körperlicher Erschöpfung* (z. B. Kreislaufschwäche, Hypotonie, Menstruation und Klimakterium der Frau, Involutionsalter des Mannes, Gewichtsverlust durch Krankheit, Mißbrauch von Genußgiften, Altersschwäche) stellen ebenfalls einen wichtigen Genesefaktor dar.

Von Relevanz sind ferner die als *psychosozialer Streß* bezeichneten, emotionalen Faktoren.

Neurosepathogenetische Gesichtspunkte bzw. Stimmstörungen als Ausdruck inadäquater Verarbeitung seelischer Konflikte und larvierte Depressionen stellen weitere Faktoren dar.

Die Einteilungen von Wendler und Seidner sowie Bauer gelten als anerkannte Grundlagen der Klassifikation im klinischen Bereich. Das Wendlersche Schema erfüllt Egger, Freidl, Friedrich (1992) zufolge am ehesten die Forderung nach einer klinisch praktikablen Klassifikation, während das Schema von Bauer auf anschauliche Weise „die wesentlichen theoretischen Modellvorstellungen von Entstehung, Entwicklung und Aufrechterhaltung funktioneller Störungen und den daraus resultierenden sekundärorganischen Veränderungen am Stimmapparat betont" (ebenda, S. 44).

---

[34] Diese stellen Bereiche dar, die sich meist nicht streng voneinander abgrenzen lassen, bzw. im Einzelfall können mehrere Faktoren gemeinsam auftreten.

Meines Erachtens liegt die Bedeutung des Bauerschen Schemas auch in der differenzierten Unterteilung der psychogenen Faktoren funktioneller Dysphonien in Depression, Neurose und psychosozialen Streß, so daß eine präzise Differenzierung unterschiedlicher Grade funktioneller Störungen mit psychogener Komponente möglich wird.

Für Pahn (1994) sind als pathogenetisch wirksame Faktoren ferner Fehlanpassung durch Imbalance zwischen zentralem Programm und verändertem Erfolgsorgan in Struktur oder Innervation sowie schwache perzeptiv-analytische oder expressivmotorische Fähigkeit von Bedeutung.

4. 1. 3. Circulus vitiosus organischer, funktioneller und psychogener sowie hyper- und hypofunktioneller Stimmstörungen

Bei Diagnose und Therapie von Stimmstörungen ist eine Differenzierung nach organisch und funktionell bedingt nur sinnvoll, um die primäre Erscheinung des Krankheitsprozesses zu bestimmen. Funktionelle Abweichungen können zu sekundären organischen Manifestationen (z. B. Stimmlippenknötchen, Kontaktulkus, Reinke-Ödem sowie Schädigungen der muskulären und bindegewebigen Strukturen, vergl. Kap. 4.2.1.) führen und organische Veränderungen prinzipiell mit Beeinträchtigung der Funktion verbunden sein. Funktionelle und organische Störungen weisen demnach keine exklusiven, sondern komplementären Beziehungen auf (vergl. Egger, Freidl, Friedrich 1992). Organische und funktionelle Symptome können auch gleichzeitig bestehen, wobei bezüglich der Symptomatologie kein rechtes Verhältnis zwischen Art und Ausdehnung der somatischen Veränderung und Art und Ausmaß der aktuellen Stimmstörung besteht (vergl. Bauer und Pascher 1984).

Auch funktionelle und psychogene Komponenten können sich in Form eines Circulus vitiosus vielfach durchdringen und ungünstig beeinflussen, so daß eine ätiologische Differenzierung zwischen funktioneller und psychogener Dysphonie schwer ist. So kann z. B. eine psychische Alteration funktionelle Symptome entstehen lassen und weiter unterhalten (vergl. Kap. 4.1.6.) oder aber eine rein funktionelle Störung psychisch fixiert und nicht mehr abgelegt werden.[35]

---

[35] Dies geschieht oft im Fall von Berufsdysphonien (vergl. Kap. 4.1.7.).

Bauer (zit. in Egger, Freidl, Friedrich 1992) betont beispielsweise die Bedeutung einer sekundär psychischen Überlagerung: „Gerade die Karzinophobie und das durch lokale Mißempfindungen verursachte „Organgefühl" stellen...häufig die eigentliche Ursache für den Arztbesuch dar und belasten den Betroffenen weitaus stärker, als die gestörte Stimme an sich" (ebd. S. 48).

Die Frage nach einer primär psychischen, funktionellen oder organischen Ursache hat insgesamt nur Bedeutung, wenn von einem pragmatischen Standpunkt aus eine adäquate Therapieform eingeleitet werden muß. Im Sinne einer Wechselwirkung sind kombinierte Therapieformen vorzuziehen, die dem Individuum in seiner psycho-physischen Ganzheit entsprechen (vergl. ebd.).

Obwohl eine sowohl theoretische als auch symptomatologisch klare Differenzierung hypo- und hyperfunktioneller Dysphonieformen vorliegt, stellt Wendler (1991, in ebd.) die Frage, inwieweit diese Unterscheidung ein Konstrukt ohne echte pathophysiologische Entsprechungen darstellt. Grundsätzlich ist auch im Falle hyper- und hypofunktioneller Dysphonie zwischen primären Störungen und daraus entstehenden sekundären (eventuell pathologischen) Kompensationsmechanismen zu unterscheiden, die die primäre Störung völlig überdecken können. Hyperfunktionelle Formen können oft das Ergebnis einer inadäquaten Kompensation primär hypofunktioneller Störungen sein, genauso wie hypofunktionelle Dysphonien durch sekundäre Dekompensation hyperfunktioneller Störungen entstehen können.[36] Häufig finden sich Mischformen (*Disphonia mixta*), bei denen hyper- und hypofunktionelle Symptome nebeneinander oder zeitlich nacheinander wechselnd auftreten (vergl. ebd.).

Im Hinblick auf die therapeutische Arbeit ist die ätiologische Differenzierung hypo- und hyperfunktioneller Dysphonien nach wie vor sinnvoll, da die der jeweilig primären Störung entsprechenden Therapiemethoden zum Teil unterschiedlich sind.

---

[36] Der Circulus vitiosus zwischen hyper- und hypofunktioneller Dysphonie ist nach Pascher und Bauer (1984) verständlich, „ wenn man die Persönlichkeit des Kranken in eine synoptische Betrachtung einbezieht. In Abhängigkeit vom nervalen, vegetativen und psychischen Gleichgewichtszustand können Veränderungen im Tonus der Muskulatur des stimmgebenden Apparates auftreten. Schon bei kurzfristigen Kontrolluntersuchungen zeigt sich der für funktionelle Stimmstörungen pathognostische Wandel und Wechsel von hyper- und hypofunktionellen Symptomen, auch als Ausdruck willkürlicher und unwillkürlicher Kompensations- und Anpassungsvorgänge" (ebenda, S. 16).

4. 1. 4. Stimme und Körper

Der Körper dient der Stimme als Klangverstärker, folglich sollte dieses „Instrument" in optimaler Weise schwingungsfähig sein. Die Resonanzfunktion ist bei Patienten mit funktionellen Dysphonien häufig aufgrund unausgeglichener körperlicher Tonusverhältnisse eingeschränkt, zu deren Entstehung unphysiologische Haltungs- und Bewegungsmuster sowie hereditäre oder erworbene orofaziale Dysfunktionen beitragen können, wie in den folgenden drei Kapiteln beschrieben wird.

4. 1. 4. 1. Tonus und Bewegung

Tonus bedeutet Spannung, wobei zwischen Muskeltonus, vegetativem Tonus[37] und Psychotonus zu differenzieren ist, die in ständiger Wechselbeziehung zueinander stehen. Tonus ist niemals statisch, sondern individuell und soziokulturell wandelbar (vergl. Gundermann 1987).

Die enge Verbindung zwischen Muskel- und Psychotonus wird insofern deutlich, als daß sich der Körpertonus bei Erregung oder Angst erhöht und bei Erschöpfung oder Entspannung vermindert. Auch Schmerz kann über Krampf- und Schonhaltungen tonusverändernd wirken. Einen weiteren Aspekt stellt die tonusbeeinflussende Intention (gedankliche Einstellung auf eine Handlung und Bewegung hin) dar, die auch therapeutisch genutzt werden kann, und die z. B. für das Singen von großer Bedeutung ist (vergl. Kap. 5.2.8.) Das Verhalten anderer wirkt ebenfalls auf den eigenen Tonus: Ruhige und entspannte Persönlichkeiten wirken wohltuend, wogegen Nervosität, Anspannung, aber auch Lethargie irritieren können, was auf dem Phänomen der unbewußten Tonusimitation zwischen Interaktionspartnern beruht (vergl. Gundermann 1987).

Alle Gefühle können durch flexiblen Tonus ausgedrückt werden, der nach dem Abklingen extremer Spannungslagen wieder zur Mittellinie zurückschwingt, die je nach Konstitution oder Temperament zu höherem oder niedrigerem Tonus tendieren kann. Erst bei der Fixierung von abnormen Tonuslagen bestehen pathologische Hyper- oder Hypotonien. Diese stellen analog der hypo- und hyperfunktionellen Dysphonien Tendenzen dar, die als Mischformen auftreten (vergl. Kap.

---

[37] Hiermit ist das Spannungsgleichgewicht zwischen den stimulierenden Sympathicus- und Parasympathicusfunktionen gemeint, das auf Atmung, Zirkulation und Stoffwechsel wirkt (vergl. Alexander, G. 1981).

4.1.2.). Ist an einer Stelle des Körpers Überspannung vorherrschend, so wird dies durch Unterspannung an anderer Stelle kompensiert (und umgekehrt).

Im Gegensatz zu diesen pathologischen Spannungszuständen steht der Eutonus (Wohlspannung), der nach Glaser (1993) einen integralen Spannungsausgleich zwischen Haltung und Bewegung herstellt und einen Zustand der ausgeglichenen Muskelspannung bezeichnet, der sich über den gesamten Körper ausbreitet.[38] Während ein kontrahierter Muskel hart und ein hypertoner Muskel schlaff ist, ist der eutone Muskel weich und geschmeidig aufgrund seiner Elastizität. Zur Elastizität des Eigenmuskels kommt die Koordination seiner muskulären Synergisten und Antagonisten hinzu, wodurch muskuläre Variationsmöglichkeiten enstehen. In der Eutonie besteht ein Gleichgewicht zwischen all diesen Variationsmöglichkeiten, so daß alle Bewegungen in eine flexible Grund- bzw. Ausgangshaltung münden. Eine an einem Körperteil ansetzende Bewegung fließt durch den ganzen Körper und läßt andere Teile mitschwingen. Diese körperliche Durchlässigkeit ist Grundvoraussetzung dafür, daß der Körper als Resonator der Stimmfunktion schwingen kann, was bei Patienten mit hyperfunktioneller Dysphonie meist sehr eingeschränkt ist.

Auch die viszeralen Funktionen (z. B. Verdauung, Zirkulation, Atmung, Ausscheidung) sind in ihrem ungehemmten Ablauf vom Eutonus des Individuums abhängig, da die willkürliche Muskulatur dann in ausgeglichener Weise arbeitet und die unwillkürliche, vegetative Muskulatur nicht belastet wird (vergl. Dart 1946).

Wie die Sprache, stellen *Körperbewegungen* und Positionen ein strukturelles System dar, das je nach Gesellschaft variieren kann und von jedem Gesellschaftsmitglied erkannt werden muß, um erfolgreich kommunizieren zu können. Jede Person ist in der Lage, die Regelhaftigkeit in den sichtbaren Bewegungen anderer und propriozeptiv auch bei sich selbst wahrzunehmen (vergl. Birdwhistell 1979). Körperhaltungskonfigurationen und Stellungen geben Hinweise auf den Inhalt von Interaktionen und sind, ähnlich der Stimme, Spiegel von Emotionen (vergl. Scheflen 1979, Walbott 1982).

---

[38] Der eutone Zustand wird nicht bewußt nachvollzogen, Aussagen darüber können erst bei seinem Verlust (z. B. bei Schmerz) gemacht werden.

Körperhaltung und Bewegung sind das Resultat von Muskelaktivität bestimmter Muskelgruppen von Brustkorb und Bauchraum, Wirbelsäule, Kopf, Schultergürtel und Armen sowie Becken und Beinen (vergl. Rabine 1987).[39] Der ganze Körper sollte fähig sein, sich ohne Schmerzen in alle Richtungen zu beugen und zu dehnen sowie Seitrotationen durchführen zu können, was durch reduzierte Körperbeweglichkeit infolge von Muskelverkürzung und Gelenkversteifung, verursacht durch falsche Belastung und fehlende Beweglichkeit,[40] oft nicht möglich ist.

Bewegung kann sich entweder in Form eines plötzlichen, schwunghaften Impulses, bei dem sich das Spannungsniveau der Muskulatur plötzlich und kurzfristig ändert, oder durch eine rhythmische Folge ereignen. Die Atmung stellt eine natürliche rhythmische Bewegungsaktivität des Körpers dar. Eine gute Rumpfspannung ist hierbei Voraussetzung für eine freie Zwerchfellbewegung während des Atmungsvorganges. Bei der Bewegung von Rumpf und Extremitäten sollte der Atemrhythmus normalerweise nicht unterbrochen werden, sondern eine Synchronizität von Atem und Bewegung entstehen, die diese frei und gelöst gestaltet (vergl. Saatweber 1990).

Große Kraftaufwendung beeinflußt die Atmung meist negativ. So kann z. B. beim Heben eines schweren Gewichts, oder nur durch die Imitation oder Vorstellung

---

[39] Zur wichtigsten physiologischen Aufgabe der Rumpfmuskulatur gehört die Sicherung von Kopfhaltung und Gleichgewicht. Die Rumpfspannung muß so eingestellt sein, das die Muskeln ihre Sekundärfunktion der Atmung ebenfalls auf physiologischer Weise erfüllen können.
Die Bewegungsmuskeln der Wirbelsäule sind an Haltung und Bewegung von Rumpf und Kopf sowie an den Armbewegungen beteiligt. Sie ermöglichen ebenfalls eine gute Rumpfspannung, die wichtig ist für die Verbindung von Bewegungen der Extremitäten mit der Körpermitte. Bei schlechter Ausprägung kommt es zu unausgewogener Kräfteverteilung und überflüssigen Muskelreaktionen (die Arme müssen z. B. Stütz- und Haltefunktionen übernehmen).
Die Bewegungsmuskeln des Kopfes können in Kopfbewegungsmuskeln, die die Bewegung und Balance des Kopfes auf der Halswirbelsäule bestimmen, und Vokaltrakt- Einstellungsmuskeln (siehe Kap. 3.3.3.) unterteilt werden.
Die Bewegungsmuskeln des Schultergürtels umfassen alle Muskeln des Rumpfes, der Arme und des Nackens, die Schulterblatt oder -gelenk direkt beeinflussen.
Durch die Bewegungsmuskeln des Beckens wird der Rumpf mit den unteren Extremitäten über den Beckengürtel verbunden und die Belastung der Wirbelsäule auf die Beine übertragen. Die Wirbelsäule ist mit dem Kreuzbein durch starke Bänder verbunden. Der Beckengürtel stellt die Drehachse des Rumpfes gegenüber den Beinen dar, die von jeder Stellungsänderung des Rumpfes oder Beckens beeinflußt wird.
[40] Auch die einseitige Kräftigung eines Muskels bewirkt dessen Verkürzung (z. B. werden in der täglichen Bewegung hauptsächlich die Beuger gekräftigt).

desselben, ein kräftiger Druck auf Bauch- und Beckenhöhle ausgeübt werden, wodurch es zu starker Kontraktion von Bauch- und Beckenbodenmuskulatur, der sogenannten Bauchpresse, kommt. Das Zwerchfell wird dabei nach oben in die Brusthöhle gepreßt und die Wirbelsäule versteift, was zu starrer Haltung und unflexiblem Gleichgewicht durch die Verspannung von Brustkorb- und Wirbelsäulenmuskulatur führt. Die Wirbelsäulenversteifung führt gleichfalls zu verkrampftem Nacken und Rückenschmerzen, und die festgehaltene Halswirbelsäule übt einen negativen Einfluß auf den Einhängemechanismus des Kehlkopfes, die mimischen und artikulatorischen Muskeln aus.

In Kap. 3.3.2. wurde die Doppelventilfunktion des Kehlkopfes beschrieben, die physiologisch genutzt wird, einerseits bei allen Bewegungen, die mit Kraftaufwendung nach außen, weg vom Körper erfolgen, andererseits bei allen Aktivitäten, die Flexibilität, Geschwindigkeit der Extremitäten und Körperbalance erfordern. Bei kräftigen Bewegungen weg vom Körper wird „die Ausatmungsmuskulatur aktiv und bewirkt in Kombination mit dem Verschluß vor allem von Taschenfalten und supraglottischen Bereich einen thorakalen Überdruck, weshalb dieses System auch als *Überdrucksystem* bezeichnet wird" (Kruse, 1991, S. 128). Durch den starken Überdruck in den Lungen, der gegen das geschlossene Ausatmungsventil des Kehlkopfes drängt, kann eine große Kraftentfaltung über das Schultersystem auf die Arme ermöglicht werden (siehe Abb. 26 a im Anhang). Bei Bewegungen, die eher mit Balance und Flexibilität verbunden sind, wird die Einatmungsmuskulatur aktiviert, wobei der Stimmlippenverschluß über den der Taschenfalten dominiert, zusammen mit thorakalem Unterdruck im Sinne eines *Unterdrucksystems* (vergl. Kruse, 1991, S. 128) (siehe Abb. 26 b im Anhang). Dem ersten Bewegungssystem wird nach Rabine (1987) Ausatmungs-, dem zweiten Einatmungstendenz, je nach Aktivierung der jeweiligen Muskulatur, zugeschrieben. Beide Mechanismen können taktil-kinästhetisch unterschieden werden (vergl. Rabine 1987).

Die laryngealen Muskelaktivitäten bei Bewegungen im Sinne der Einatmungstendenz erzeugen eine Tiefstellung des Kehlkopfes, einen weiten Vokaltrakt, entspannte Halsmuskulatur und keine phonatorische Taschenfaltenaktivität, weswegen sie von Kruse (1991) mit der physiologischen Phonationsfunktion verglichen und als deren korrespondierende Sekundärfunktion interpretiert werden. Der bei pathologischer Stimmfunktion sich spontan entwickelnde Kompensationsmechanismus weist hingegen Parallelen zum ausatmungsgesteuerten Überdrucksystem des Kehlkopfsphinkters auf, mit pathognomischer Beteiligung der Taschenfalten an der Phonation und supraglottischer Einengung (vergl. ebd.). Aufgrund dieser Beobachtungen ergeben sich nach Kruse Konsequenzen für den Einsatz spezifischer Atem-, Stimm- und Bewegungsübungen innerhalb der Stimmtherapie (vergl. Kap. 5.2.5.).

Oberländer (1987) verweist auf eine möglicherweise ungünstige Beeinflussung der Stimmfunktion durch Freizeitsport bei Patienten mit hyperfunktioneller Dysphonie, der deren unphysiologische Muskelverspannungen (z. B. im Bereich von Halsmuskeln und Schultern) verstärkt. Sie rät dabei von Sportarten ab, deren Bewegungsmodus stark dem der ausatmungsgesteuerten Überdruckfunktionen entspricht (z. B. Krafttraining oder Tennis). Generell ist Bewegung jedoch gut geeignet, Spannungsstaus auf körperlicher sowie psychischer Ebene abzubauen (vergl. Gundermann 1987). Dies ist zu hinterfragen, wenn Bewegungsmuster und -stile im Freizeitsport einfach kopiert werden, anstatt aus eigenem Bewegungsgefühl heraus eine für den individuellen Körper physiologische Bewegungsform entstehen zu lassen. Auch sportlicher Konkurrenz- und Leistungsdruck führen zu psychischer Anspannung, die sich auf körperlicher Ebene manifestiert (vergl. Oberländer 1987).

4. 1. 4. 2. Körperhaltung

Eine flexible und balancierte *Körperhaltung* stellt die Voraussetzung eines ausgeglichenen Körpertonus dar. Bezüglich der Stimmfunktion verhilft sie zum spannungsfreien und effizienten Zusammenspiel der Muskeln von Atmungssytem, Kehlkopf und Ansatzrohr während der Phonation und zur guten Resonanzfunktion eines lockeren, schwingungsfähigen Körpers. Nach Bunch (1982) bestimmt die Körperhaltung die Körperausrichtung (Funktionsbeziehung der Körperteile zueinander), deren gute Qualität grundlegende Bedingung aller physischen Atmungs- und Bewegungsvorgänge ist.

Körperhaltung oder besser -aufrichtung bezeichnen dynamische Prozesse zwischen Muskeln und Skelett, anstelle eines körperlichen Steifhaltens, wie der traditionelle Begriff der „geraden Haltung" irreführend vermitteln kann.

Das Skelett bildet das Körpergerüst, dessen Haltung vor allem von der *Wirbelsäule* geprägt wird, die als Rumpfstütze dient, den Brustkorb trägt und Befestigungspunkt der Atem- und Atemhilfsmuskulatur darstellt. Die elastische Beweglichkeit und Abfederung der Wirbelsäule beruht auf ihrer s-förmigen Krümmung und den 24 Wirbeln, die mit elastischen Zwischenwirbelscheiben ausgestattet sind. Dadurch kann der Körperschwerpunkt infolge von Beugung, Streckung, seitlicher Neigung und Drehung hin- und herbewegt werden.

Die Wirbelsäule ist anatomisch in die Bereiche von Hals-, Brust- und Lendenwirbelsäule sowie Kreuz- und Steißbein einzuteilen (siehe Abb. 27 im Anhang). Einer physiologischen Wirbelsäulenkrümmung entspricht eine leichte Lordose (Krümmung nach vorne) im Bereich von Lenden- und Halswirbelsäule, die durch eine ebenfalls geringe Brustkyphose (Krümmung nach hinten) kompensiert wird (vergl. Rabine 1987 a).

Die physiologische, geringförmige s-Formung der Wirbelsäule bietet die besten Voraussetzungen für ihre Halte-, Belastungs-, Bewegungs- und Federungsfunktion.

Abweichungen von der normalen Wirbelsäulenform können sowohl auf der sagittalen als auch auf der frontalen Ebene auftreten. Sagittale Abweichungen weisen eine Überbetonung oder Abschwächung der physiologischen Krümmungen im Lenden,- Brust- und Halswirbelsäulenbereich auf und werden als flacher, hohler oder runder Rücken bezeichnet (siehe Abb. 28 im Anhang). Die s-förmigen Verbiegungen auf frontaler Ebene (Skoliosen) können durch Fehlstellung des Hüftgelenkes ausgelöst werden (siehe Abb. 28 im Anhang).

Fehlhaltungen können hereditär oder erworben sein, was vielfach durch nachlässige Körperhaltung bzw. Zusammensinken beim Stehen und Sitzen erfolgt. Eine schlechte Sitzhaltung wird nach Treuenfels schon mit dem Schulbeginn durch schlechte Sitzmöbel und Fehlhaltungen beim Schreiben eingeleitet.[41]

Jeder Mensch entwickelt eine durch Rechts- oder Linkshändigkeit ausgelöste, mehr oder weniger ausgeprägte Asymmetrie der Körperhälften, die im Laufe des Lebens immer weiter verfestigt wird, was z. B. durch Sport oder auch durch die Bedienung vieler zivilisatorischer Gebrauchsgegenstände gefördert wird. Dies kann zu unbewußten Körperverdrehungen zu einer Seite hin führen, die sich wiederum negativ auf die Wirbelsäulenform auswirken und im Extremfall eine erworbene Skoliose bewirken können, die auf Dauer wahrscheinlich eine Fixation des hochgestellten Hüftgelenkes nach sich zieht (vergl. Dart 1946).

---

[41] Dart (1946) stellt ferner die Bedeutung ungünstiger Lichtverhältnisse beim Arbeiten, schlechte Betten (zu klein, zu weich) und einengende Kleidung für die Genese von Fehlhaltungen heraus.

Abweichungen von der Normalform der Wirbelsäule vermindern generell das Körpergleichgewicht sowie die Bewegungsmöglichkeit und -geschwindigkeit und haben negative Auswirkungen auf die Atmungsfunktion.[42]

Bei einer zu starken Beckenlordose (Hohlkreuz) erfolgt z. B. häufig eine korrigierende Kompensation der Bauchmuskulatur, durch deren Anspannung eine Beckenaufrichtung erreicht werden soll, obwohl die eigentlichen Beckenhalter die hinteren Oberschenkelmuskeln darstellen. Die Bauchmuskeln werden nun fälschlicherweise zu Haltemuskeln des Beckens und können ihre eigentliche Funktion als Bewegungs- und Atmungsmuskeln nicht mehr erfüllen. Eine hyperlordisierte Lendenwirbelsäule erzwingt nach Bahnemann (1979) eine verstärkte Muskelleistung der rückenstreckenden Muskeln oder eine Kyphosierung der Brustwirbelsäule in Form eines Rundrückens, um die mit der Lendenwirbellordose verbundene Schwerpunktverlagerung des Körpers auszugleichen. Beim Rundrücken ist die Brustkyphose so weit ausgeprägt, daß der gesamte Brustbereich zusammensinkt, was zur Stauchung des Bauchraumes und Einengung des Zwerchfells führt. Da im Bauchraum neben diesem wichtigsten Atemmuskel kaum zusätzliche Atemmuskeln zu Verfügung stehen, wird die Atemtätigkeit von unten nach oben verlagert. Der gestauchte Thorax kann sich nur noch im hinteren, oberen Brustbereich anheben, was durch die Atemhilfsmuskulatur in Form von unphysiologischen Thorakal- oder Klavikularatmung geschieht (vergl. Treuenfels 1985).

Auch zwischen Atmungs- und Haltungsstörung kann ein Circulus vitiosus unterhalten werden. Durch Fehlhaltung kommt es zur gestörten Atmungsfunktion, durch die wiederum unphysiologische Muskelbewegungen bei jedem Atemzug erfolgen, die einerseits zur Überlastung und Verkrampfung bestimmter Muskelgruppen führen, während andererseits Muskeln, die nicht ihrer Funktion gemäß belastet werden, unterfordert sind und sich infolge von Bewegungsmangel verkürzen bzw. atrophieren.[43]

---

[42] Nach Saatweber (1990) beeinträchtigt eine schlechte Haltung auch den Bodenkontakt eines Individuums, durch den sein Bezug zu dem ihn umgebenden Raum entsteht. Der Bodenkontakt ist entscheidend für die Körperaufrichtung und den physiologischen Ablauf der Atmung.

[43] So entsteht nach Saatweber durch falsche Atmungsfunktion eine schlechte Körperhaltung, z. B. „.....durch zu starke Brustatmung eine gewölbte Brustwirbelsäule. Durch Hochatmung verkürzen sich Schulterblattheber und Kapuzenmuskel. Dadurch werden die Schulterblätter hochgezogen und die Stellung und Beweglichkeit der Arme ist beeinträchtigt. Durch fehlende hintere Zwerchfellatmung entsteht ein Hohlkreuz und Verspannungen in der Bauchmuskulatur" (Saatweber 1990, S. 48).

Eine zu starke Krümmung der Halswirbelsäule erfolgt meist als kompensatorische Gegenkrümmung im Falle eines Rundrückens, verbunden mit Fehlhaltungen des Schultergürtels, so daß Kopf und Hals nach vorne sinken.

Die Halswirbelsäule stellt den schmalsten, fragilsten und beweglichsten Teil der Wirbelsäule dar. Vor allem der obere Halswirbelsäulenbereich mit dem Atlas als ersten Halswirbel und wichtigstem Bindeglied zwischen Kopf und Wirbelsäule, erweist sich als anfällig für Fehlpositionen, die sich negativ auf die benachbarte medulla oblongata mit ihren lebenswichtigen Nervenzentren und Hirnnervenkernen und auf die in Atlasnähe verlaufenden großen Schädelarterien auswirken können. Ferner liegt der Atlas auf dem Niveau der Kauebene und des Kiefergelenkes, so daß Veränderungen der Halswirbelsäule sich auch auf das orofaziale System (vergl. Kap. 4. 1. 3. 3.) auswirken (vergl. Treuenfels 1986, Bahnemann 1979).

Die Bedeutung der dynamischen Beziehung von Kopf, Nacken und Rücken wurde von F. M. Alexander (1988) herausgestellt und als primäre Kontrolle bezeichnet. Dabei wird der Kopf durch die suboccipitale Muskulatur mit geringem Kraftaufwand balanciert (vergl. Abb. 29 im Anhang), wodurch im Hals und Nacken lokalisierte Stellreflexe[44] optimal arbeiten können und es zu einer physiologischen Wirbelsäulenstreckung und gleichzeitig zu effizienter Bewegungskoordination kommt.

Bei Hyperlordose der Halswirbelsäule wird die Haltefunktion des Kopfes von den eigentlich zur Kopfbewegung bestimmten m. trapezius und sternocleidomasteideus übernommen (siehe Abb. 30), wodurch der Kopf nach hinten, unten auf den Hals gezogen und der Nacken gestaucht wird, was zu Verkürzung der Wirbelsäule führt. Alexander (1988) definiert diesen Zustand als Ausdruck eines fehlerhaften Gebrauchs des eigenen Körpers, der Beweglichkeit und Koordinationsfähigkeit beeinträchtigt (vergl. Pause, Mc Kenna 1994).

Derartige Veränderungen der Kopfbalance wirken in negativer Weise auf den in 3. 3. 2. dargestellten empfindlichen Aufhängemechanismus des Kehlkopfs, so daß ein physiologisches Wechselspiel der an Phonation und Atmung beteiligten Muskulatur nicht mehr gewährleistet ist.

---

[44] Afferente Signale von Propriozeptoren im Nackenbereich werden zentral verarbeitet und durch efferente Impulse werden Stellreflexe in der Nackenmuskulatur ausgelöst, die die gesamte Bewegungskoordination des Körpers steuern. Beim Tier ist dies stärker ausgeprägt als beim Menschen und z. B. gut bei einer Katze, die einer Beute auflauert, zu beobachten.

Auch die psychische Disposition eines Individuums spiegelt sich in seiner Körperhaltung: Garlick (1990) beschreibt angezogene Schultern bei Angst, verspannter und gestauchter Brust- und Bauchbereich bei Ärger und gebeugte, hängende Kopf-, Schulter- und Rückenpartie infolge von niedrigem Haltetonus bei Depression.

4. 1. 4. 3. Der orofaziale Bereich

Der *orofaziale Komplex* umfaßt nach Castillo-Morales (1991) anatomisch den Bereich der mimischen Muskulatur, der Kaumuskulatur, des Buccinatormechanismus,[45] der Muskulatur von Zunge und Zungenbein, Gaumensegel und Pharynx sowie die Muskeln für die Bewegungen des Kehlkopfes. Alle Muskeln des orofazialen Bereiches wirken über den Aufhängemechanismus des Kehlkopfes auf die Phonationsmuskulatur, obwohl sie vorrangig den reflex-vegetatorischen Primärfunktionen von Saugen, Kauen und Schlucken verpflichtet sind (vergl. ebd. 1991, Padovan 1975).

Schumacher (1985, in Freiesleben 1990, S. 25) faßt die Funktionen des orofazialen Systems folgendermaßen zusammen:

Mastikatorische Funktionen, sie dienen der Aufnahme, Zerkleinerung, Verarbeitung und dem Transport der Nahrung,

sensitive und sensorische Funktionen, sie dienen der Rezeption von Tastempfindung (Berührung, Druck, Stellung, Bewegung), der Schmerz- und Temperaturwahrnehmung sowie der Aufnahme von Geschmacksreizen.

phonetische Funktionen, sie dienen der Sprache

ästhetisch-physiognomische Funktionen, sie nehmen Einfluß auf den Gesichtsausdruck

respiratorische Funktionen, wie z. B. Atmen, Husten oder Niesen.

Die Gesamtheit der Funktionen bilden einen biologischen Regelkreis, der psychisch-emotionalen Einflüssen unterliegt und innerhalb dessen Form und Funktion eine dialektische Einheit bilden.

---

[45] Der Buccinatormechanismus wird vorne begrenzt vom m. orbicularis oris, seitlich vom m. buccinator und hinten vom m. constrictor pharyngeus superior, die in Form einer Muskelkette bei den lebenswichtigen Funktionen von Saugen, Kauen und Schlucken zusammenarbeiten.

Ein physiologisch arbeitendes orofaziales Muskelsystem schließt, neben der ausgeglichenen Bewegungsarbeit der mimischen, artikulatorischen und Kaumuskulatur, eine normale Ruhelage der Zunge,[46] einen korrekten Schluckvorgang,[47] ein neutralverzahntes Gebiß[48] und die physiologische Nasenatmung bei geschlossenem Mund ein.

Das orofaziale Muskelgleichgewicht kann durch Fehlfunktionen des Mundraumes beeinträchtigt werden, die ferner pathologische Veränderungen der Zahnstellung und des Kiefergelenks nach sich ziehen und ungünstig auf die Atmung und Artikulation einwirken können. Diese Dyskinesien können aus unphysiologischen, in der Kindheit fixierten Bewegungsmustern der orofazialen Muskulatur bei Atmungs-, Saug-, Kau- und Schluckvorgängen resultieren, die sich im Laufe der Sprachentwicklung auch auf die Artikulation übertragen und oft, ohne therapeutische Hilfe, bis ins Erwachsenenalter hinein bestehen bleiben. Dysfunktionen des orofazialen Systems können auch Folge hereditärer skelettaler Fehlbildungen des Kiefers oder der Wirbelsäule sein. Eine bestehende Fehlfunktion kann wiederum eine andere nach sich ziehen, so daß auch hier von einer teufelskreisartigen Wirkung der vielfältigen physischen und psychischen Auslösefaktoren gesprochen werden kann, die es meist unmöglich macht, eine erste Ursache festzustellen.

Ich möchte an dieser Stelle auf einige Formen orofazialer Dysfunktionen eingehen, die des öfteren einzeln, oder miteinander vergesellschaftet, bei Patienten mit hyperfunktioneller Dysphonie zu beobachten sind, und ohne deren Berücksichti-

---

[46] In der Ruhelage befindet sich die Zungenspitze an den Gaumenfalten (Rugae) des Oberkiefers bzw. an der papilla incisiva und hat ab diesem Punkt leichten Kontakt mit dem harten Gaumen. Die Zahnreihen befinden sich in Ruheschwebe und der Kinnmuskel (m. mentalis) ist entspannt (vergl. Kittel, 1990).

[47] Der korrekte Schluckvorgang teilt sich in eine orale (bewußte und willkürliche), pharyngeale (bewußte und unwillkürliche) und ösophageale Phase (unbewußt und unwillkürlich). Beim Schlucken übt die Zunge zunächst mit ihrem vorderen Drittel einen sie stabilisierenden Druck gegen die Papilla incisiva aus. Danach erfolgt die Anspannung der Kaumuskeln, was zur Okklusion führt. Der mittlere Teil der Zunge saugt sich im höchsten Bereich des Gaumens fest, wobei der hintere Zungenteil das Gaumensegel hebt, durch das der Nasen- Rachenraum verschlossen wird. Danach erfolgt der nicht willentliche Weitertransport des in der Zungenmitte angesammelten Speisebreis oder Speichels (vergl. Schalch 1992, Kittel 1990).

[48] Im 1893 von E. H. Angle eingeführten Klassifikationssystem der Bißstellungen bezeichnet der Neutralbiß die Klasse I von drei möglichen Kategorien und ist durch eine regelmäßige Verzahnung von Ober- und Unterkiefer charakterisiert, wobei die Frontzähne des Oberkiefers ein wenig vor denen des Unterkiefers stehen (siehe Abb. 31) (vergl. Mayrhofer-Krammel 1989).

gung der Therapieerfolg einer stimmtherapeutischen Behandlung meiner Ansicht nach erschwert wird.

1. Orale Habits
Wester (1991) definiert das sogenannte „Habit" als eine konstante, meist unterbewußte Neigung, eine bestimmte Handlung durchzuführen, was durch häufige Wiederholung zur Gewohnheit wird.

Fleischer-Peters unterscheidet zwischen lustbetonten Gewohnheiten, wie Lutschen, Lecken und Saugen (z. B. an Fingern oder Gegenständen) und autoaggressiven Habits, wie Beißen (von Lippen, Zunge, Nägeln, Nagelhaut oder Gegenständen) und Knirschen oder Pressen der Zahnreihen. Sie sieht in den Habits sowohl eine unbewußte Störung im Umgang mit dem eigenen Körper, als auch den Ausdruck einer Beziehungsstörung.

Psychosomatische Ansätze betonen die zentrale Bedeutung der psychischen Spannungsabfuhr über den Mund, sowohl bei Kindern, als auch bei Erwachsenen. Ein typisches Beispiel dafür stellt das nächtliche Zähneknirschen oder -pressen dar, dessen Genese mit psychischem Streß, Angst und verdrängter Aggression zu sehen ist. Diese im Mundbereich auftretende muskuläre Hyperaktivität kann in Form autodestruktiver Prozesse bis zur Zerstörung der Zahnreihen durch Abschleifen der Zahnkanten führen (vergl. Fleischer-Peters 1985). Die Pressbewegung der Zahnreihen aufeinander führt zudem zu einer Überanspannung der Kaumuskeln (Masseteren). Die lustbetonten Saug- bzw. Lutschgewohnheiten können hingegen zu Gebißanomalien und Kieferverformungen führen.

2. Zungendysfunktion
Einen bedeutenden Faktor für die Störung des orofazialen Gleichgewichts stellt die Zungendysfunktion dar, bei der es zu inkorrekter Zungenruhelage[49] und unphysiologischem Schluckmuster[50] kommt.

---

[49] Die Zunge liegt dabei in Ruhe mit der Spitze an den unteren oder oberen Schneidezähnen, anstatt an der Papilla incisiva.

[50] Hierbei handelt es sich um die Fixation des kindlichen Schluckmusters, das normalerweise ungefähr mit dem Durchbruch des Milchgebisses abgelegt wird. Die Zunge preßt sich dabei gegen oder zwischen die unteren oder oberen Schneidezähne oder ein- oder beidseitig gegen oder zwischen die Seitenzähne. Der Mittelteil der Zunge kollabiert beim Schluckvorgang und die Speise kann nur unter hyperaktiver Mitbewegung der mimischen Muskulatur in den Speiseweg gezwungen werden (vergl. Freiesleben 1990, Kittel 1990).

Zungenbewegungen treten nach Vermutungen von Middeldorf (1990) nicht nur beim Schlucken, sondern in vielen Alltagssituationen auf, z. B. beim kindlichen Spiel, bei körperlicher Arbeit, beim Denken und Sprechen sowie, nach Haberfellner (1981) häufig bei schwierigen posturalen Haltungsaufgaben oder feinmotorisch differenzierten Tätigkeiten (Schreiben) und oft unter emotionalem Streß. Durch die Vorwärtstendenz der Zungenbewegung kommt es zu starkem Druck auf die Zahnreihen, der zu einer charakteristischen Okklusionsstörung des Gebisses, dem offenen Biß,[51] führen kann.

3. Mundatmung

Als Auslöser der Mundatmung kommen eine Vielzahl von Aspekten in Frage, wie z. B. Verstopfung oder verminderte Durchlässigkeit der Nasenwege (hervorgerufen durch Schnupfen, Polypen, Allergie oder Septumdeviation, interdentale Zungenruhelage, übermäßige Lordose der Halswirbelsäule, Hypotonie der orofazialen Muskulatur oder Dysgnathien, die den Mundschluß verhindern, Tonsilitis oder orale Habits.

Folgen der Mundatmung sind nach Bahnemann (1979), Linder-Aronson (1981), Saatweber (1990) und Struck, Tillmanns-Karus (1993):

Verminderte Abwehrkräfte und Neigung zu Allergien durch verstärkte Infektanfälligkeit der Atemwege, da bei Mundatmung die Filtration, Vorwärmung und Anfeuchtung der Atemluft entfällt. In den Nasengängen kommt es mangels Belüftung zur Schleimhauthyperplasie und zur Verlegung der Nasengänge, was ebenfalls eine Infektanfälligkeit begünstigt.

Hoch- und Flachatmung, bedingt durch den fehlenden Widerstand der engeren Luftkanäle der Nase. „Die Nasenatmung mit ihrem Widerstand verlangt die allmähliche, elastische Ein- und Ausatmungsbewegung, die allein von einem spannkräftigen Zwerchfell ausgeführt werden kann" (Struck, Tillmanns-Karus 1993, Skript, S.17). Bei Mundatmung erfolgt der Einatemstrom, wegen der zu großen Öffnung zu schnell, es kommt zu krankhaftem Zusammenziehen und anschließendem Abschlaffen des Zwerchfells, das eine rasche und flache Atemtätigkeit

---

[51] Die Stabilität der Frontzahnstellung ist von der korrekten Position der unteren und oberen Schneidezähne abhängig (siehe Abb. 29), die einen leichten Kontakt am Zahnhöcker haben sollten. Ist dieser nicht vorhanden spricht man von einem offenen Biß, bei dem das Zueinanderwachsen der Zähne beeinträchtigt worden ist (vergl. Mayrhofer-Krammel 1990).

bewirkt (Kurzatmigkeit). Insofern läßt sich Zwerchfellschwäche unter anderem auf Mundatmung zurückführen.

Adenoidenfacies, mit verengten Naseneingängen, unausgeformtem Nasenprofil, gestauten Wangenpolstern und fehlendem Mundschluß, bedingt durch fehlende Nasenatmung. Diese bewirkt normalerweise die Aktivität und Durchblutung der mimischen Muskulatur im Nasen- und Wangenbereich, der Mundschluß die Spannkraft der Lippenmuskeln. Bei Mundatmung erschlafft die mimische Muskulatur, wodurch sich das sogenannte Adenoidenfacies (siehe Abb. 32 im Anhang) ergibt.

Haltungsfehler, wie z. B. der Rundrücken, können durch verminderte Beweglichkeit und Spannkraft einer zu selten eingesetzten Atemmuskulatur (Brustmuskeln und Zwerchfell) entstehen.

Parästhesien (Mißempfindungen) im Mund-, Hals- und Rachenbereich in Form von Halsschmerzen, Räusperzwang durch Schleimabsonderung und Trockenheitsgefühlen als Folge der Austrocknung von Mund- und Rachenschleimhäuten.

4. Dysgnathien

Neben dem schon genannten offenen Biß stellen der Distal-,[52] Mesial- und Kreuzbiß[53] weitere Dysgnathieformen dar, die oftmals hereditär angelegt sind.

Einige Autoren (Dart 1946, v. Treuenfels 1984,1986, Bahnemann 1979) sehen neben der Mundatmung auch Fehlhaltungen als auslösenden Faktor an. So weist v. Treuenfels (1984, 1986) bei Patienten mit ausgeprägter Prognathie, meist vergesellschaftet mit einem offenen Biß, auf eine reflektierte Kopfhaltung und übermäßige Halswirbelsäulenlordose hin. Dart (1946) stellt das häufige Zusammentreffen von seitlichen Körperverdrehungen, Skoliosen der Wirbelsäule und

---

[52] Der Distalbiß auch als Vorbiß oder Prognathie bezeichnet und der Mesialbiß, auch Rückbiß oder Progenie, sind Zahnfehlstellungen auf sagittaler Ebene (siehe Abb. 33 a, b, c im Anhang). Nach dem bereits dargestellten Klassifikationsschema von Angle (1893) bezeichnet der Distalbiß Klasse II Anomalien, bei der die untere Verzahnung zu weit distal (hinten) liegt. Je nach Stellung der Frontzähne unterscheidet man zwischen Klasse II, 1 Anomalien, mit vorgeneigter oberer Front und Klasse II, 2 Anomalien, mit steilstehender oberer Front (siehe Abb. 33 a und b im Anhang). Beim Mesialbiß, der Klasse III zugehörig, liegt die Verzahnung zu weit vorne (mesial), so daß die unteren Schneidezähne über die oberen ragen (siehe Abb. 33 c im Anhang) (vergl. Mayrhofer-Krammel 1990).

[53] Der Kreuzbiß bezeichnet eine Dysgnathie auf Transversalebene (vergl. Abb. 34 a und b im Anhang), wobei die Zähne von Ober- und Unterkiefer nicht in physiologischer Weise beim Zubiß aufeinandertreffen. Statt der palatinalen Höcker beißen die buccalen Höcker der Oberkieferzähne in die Zahngruben der Zähne des Unterkiefers (vergl. Mayrhofer-Krammel 1990).

Kreuzbiß fest, was logisch erscheint, wenn man bedenkt, das sich bei einer aus Fehlhaltung resultierenden Schiefhaltung des Kopfes eine seitliche Verschiebung des Bisses ergeben kann. Mayrhofer-Krammel verweist bezüglich des Kreuzbisses auch auf ungünstige Schlafhaltungen hin sowie bei Prognathien auf Flaschenernährung des Säuglings. Durch die Melkbewegungen an der Brust wird der Unterkiefer nach vorne geführt und die Kaumuskulatur effektiver trainiert als bei der Flaschenernährung, so daß ein Regelbiß problemloser erreicht werden kann. Ein wichtiger Aspekt der Genese erworbener Dysgnathien stellen ferner die oralen Habits dar.

5. Kiefergelenksanomalien

Das Kiefergelenk ist ein Scharniergelenk, bestehend aus einer oberen und unteren Gelenkfläche, deren genaues Aufeinanderpassen durch eine Scheibe aus Faserknorpel (Diskus artikularis) ermöglicht wird (siehe Abb. 35 a, b im Anhang) (vergl. Faller 1988).[54]

Nach Jend-Rossmann (1985) kommt es bei Kiefergelenksanomalien zu Dislokationen (Verschiebungen) des Diskus artikularis, so daß Gleitprobleme des Kiefergelenkkopfes beim Öffnen des Mundes entstehen.

Die Entstehung von Kiefergelenksanomalien wird durch exzessives Zähneknirschen, Dysgnathien und Okklusionsfehler, Fehlhaltungen, Streß, Traumen (z. B. ruckartiges Mundöffnen) oder eine aggressive kieferorthopädische Therapie bei Erwachsenen bedingt, wobei Frauen häufiger betroffen sind als Männer.

Nach Schöttl (1988) können Kiefergelenksanomalien Auslöser von Kopfschmerzen, Schwindelgefühlen, Schmerzen im Nacken-, Schulter- und Rückenbereich, Ohrenschmerzen und Hörstörungen, Schmerzen und Knacken im Kiefergelenk sowie eingeschränkter Unterkieferbeweglichkeit und geringer Kieferöffnung sein.

Abschließend möchte ich fünf für die Stimmfunktion relevante Aspekte darstellen, die durch die genannten orofazialen Dysfunktionen (orale Habits, Zungen-

---

[54] Das Kiefergelenk ist nach Castillo-Morales (1991) in drei Richtungen beweglich: Auf- und Abbewegungen der Mandibula (Unterkiefer) durch den m. masseter, m. temporalis, m. pterygoideus medialis, m. digastricus, m. mylo- und geniohyoideus, m. platisma; Vor- und Zurückziehen des Unterkiefers durch m. pterygoideus lateralis, m. temporalis und m. digastricus und seitliches Verschieben der Mandibula durch den m. pterygoideus lateralis. Bei Aufwärts- bzw. Abwärtsbewegungen der Mundhöhle (z. B. zum Öffnen des Mundes) kommt es zur Kombination zweier Bewegungen: Translation des unteren Gelenkfortsatzes nach vorn und unten und Rotation des unteren Gelenkfortsatzes um seine fronto-transversale Achse.

dysfunktion, Mundatmung, Dysgnathien, Kiefergelenksanomalien) und ihr unter Umständen teufelskreisartiges Zusammenwirken beeinträchtigt werden:

1. Phonation
Die Phonation basiert auf einem hochdifferenzierten Zusammenspiel der inneren Kehlkopfmuskeln (vergl. Kap. 3.3.2.), dessen Voraussetzung die elastische Aufhängung des Kehlkopfgerüstes durch den muskulären Aufhängemechanismus (vergl. Kap. 3.3.2.) darstellt, in den auch Muskeln des orofazialen Bereichs integriert sind oder indirekt auf ihn einwirken. Kommt es infolge orofazialer Dysfunktionen zu unphysiologischen Tonusverhältnissen im orofazialen Bereich, wirken sich diese automatisch auf die Muskulatur des Kehlkopfes aus. Im Falle der hyperfunktionellen Dysphonie kann dies, durch Hyperaktivität des m. vocalis zu gepreßter und zu lauter Stimme führen. Ferner führt die muskuläre Hyperfunktion primär zu einem sehr starken Glottisschluß, so daß es zu chronisch harten, unphysiologischen Sprengeinsätzen beim Stimmmeinsatz (vergl. Kap. 3.4.) kommt.

2. Resonanz
Bei orofazialen Dysfunktionen ist die Resonanzfunktion des Ansatzrohres oft direkt durch Verspannungen aufgrund unphysiologischer Tonusverhältnisse betroffen, so daß die Formantbildung verfälscht wird und die Stimme einen unschönen kehligen oder scharfen Klang erhalten kann. Bei Gaumensegelschwäche kann sich ein hypernasaler Stimmklang herausbilden, da der Verschluß zwischen Nasen- und Mundraum nicht ausreichend gebildet werden kann. Vor allem für das Singen ist die Kieferöffnung von großer Bedeutung. Ist diese aufgrund von Kiefergelenksanomalien oder zu starker Spannung der Masseteren limitiert, ergibt sich eine geringere dynamische Variabilität der Stimme und ein reduzierter Stimmumfang, da hohe Töne nur bei ausreichender Kieferweite erreicht werden können. Ist ein Weiten des Mund- und Rachenraumes schlecht möglich, können ferner die Kopfresonanzen nicht adäquat realisiert werden.

3. Artikulation
Verspannungen der zum orofazialen Bereich zählenden artikulatorischen Muskulatur (mimische Muskulatur und Kaumuskeln) bewirken eine unpräzise, verwaschene Artikulation, die eine Rückverlagerung des Stimmsitzes nach sich zieht.

Die fehlende Verständlichkeit wird oft durch vermehrte Lautstärke und dadurch stärkere Belastung der Phonationsmuskulatur kompensiert, was auf Dauer, vor allem bei Sprechberufen, zur Überlastung der Stimmfunktion führen kann.

4. Hals- und Rachenbereich

Durch Verspannungen der orofazialen Muskulatur verursachte Parästhesien, wie Halsschmerzen oder Globusgefühl,[55] können schmerzhaft und lästig sein, außerdem rufen sie unter Umständen Phobien, wie z. B. Krebsangst hervor, so daß eine stimmliche Schonhaltung eingenommen wird, die zu ständig verhaltener Stimmgebung und verhauchten Stimmeinsätzen führen kann.

5. allgemeines gesundheitliches Befinden

Die durch Mundatmung ausgelöste Austrocknung der Schleimhäute des Mund-, Rachen- und Kehlkopfbereichs, bis hinunter zu den Bronchien, prädisponiert für Infekte oder allergische Reaktionen der Atemwege, die meist mit verstärkter Schleimbildung einhergehen, wobei der Schleim abgeräuspert wird, so daß sich ein für die Stimme unphysiologischer Räusperzwang entwickelt (vergl. Kap. 4.2.1.). Durch chronische Infekte vorgeschädigte Stimmlippen können mit der Zeit Schwingungseinbußen erfahren. Außerdem ist das Risiko für das Entstehen organisch benigner oder auch maligner Erkrankungen der Stimmfunktion höher. Zudem leidet die Stimme unter der herabgesetzten Vitalkapazität, die Konsequenzen für des Atemvolumen haben kann und dem insgesamt verminderten psychophysischen Wohlbefinden infolge häufiger oder chronischer Infektionserkrankungen oder Allergien.

Entzündungen des Kehlkopfes ergeben immer eine Veränderung der Phonation, entweder in Richtung Hypofunktion, durch Schmerzen und folgende Schonhaltung, oder in Richtung Hyperfunktion, infolge einer Kompensation der fehlenden stimmlichen Leistungsfähigkeit durch Erhöhung von Lautstärke und Stimmlage. Diese unphysiologischen Formen des Stimmgebrauchs können leicht zur Gewohnheit werden, die auch nach Abklingen einer Infektion bestehen bleibt und zu dauerhaften Stimmstörungen führen kann.

---

[55] Als Globusgefühl wird ein Druck- oder Spannungsgefühl im Bereich des Kehlkopfs bezeichnet.

4.1.5. Neurophysiologische Aspekte

Die Willkürmotorik des Menschen ist in Form von Engrammen innerhalb des Zentralnervensystems kodiert (vergl. Kap.3.2.). Im Verlauf der motorischen Entwicklung kann es durch eine Vielzahl von Ursachen bedingt,[56] zur Kodierung unbrauchbarer bzw. unphysiologischer Engramme kommen. Sind diese einmal festgelegt, werden sie zur Ausführung einer motorischen Handlung automatisch aktiviert (vergl. Garlick, 1990), so daß das unphysiologische Bewegungsmuster ständig wiederholt wird. Dabei entstehen infolge der chronischen Über- oder Unterbelastung von Muskeln unausgeglichene Tonusverhältnisse im Körper, die auf Dauer organische Schädigungen der muskulären und skelettalen Strukturen begünstigen können.

Im Fall der hyperfunktionellen Dysphonie liegt ein unphysiologisches Engramm für die Muskelbewegungen innerhalb der Phonation und Artikulation vor, was den verstärkten Krafteinsatz der beteiligten Strukturen bewirkt. Pahn (1994) betont in diesem Zusammenhang, daß sich stimmtherapeutische Übungen und Stimmbildung mehr auf den Umbau und Neuaufbau eines zentralnervösen Engramms, als auf das periphere Erfolgsorgan richten müssen. Die Abgewöhnung von unphysiologischen Bewegungsmustern und die Notwendigkeit der Aufnahme von neuen Engrammen gilt sowohl für die Stimmgebung und Artikulation, als auch für das gesamtkörperliche, durch die Hyperfunktion charakterisierte Bewegungsverhalten der meisten Patienten mit hyperfunktioneller Dysphonie.

Einen weiteren Aspekt der Genese hyperfunktioneller Stimmstörungen stellt die Beeinträchtigung oder der Ausfall des zentralen phonatorischen Kontrollsystems dar (vergl. 3.3.4.).

Die Beeinträchtigung der audiophonatorischen Kontrolle kann infolge peripherer oder zentraler Hörstörungen ausgelöst werden, was innerhalb der phoniatrischen Diagnostik grundsätzlich abgeklärt werden sollte.

In vielen Fällen liegt jedoch keine Hörstörung, sondern eine eingeschränkte Wahrnehmung der eigenen Stimme vor, aufgrund dessen deren Leistungen

---

[56] Zu den Ursachen zählen die Imitation unphysiologischer Haltungen und Bewegungsmuster von Bezugspersonen durch Kinder, hereditäre Wirbelsäulenfehler oder sonstige skelletale Anomalien, Bewegungsmangel und im Dysfunktionen im orofazialen Bereich (vergl. 4.1.3.3.).

schlecht bewertet werden können. Daraus resultieren des öfteren Fehlanpassungen an äußere Bedingungen, wie z. B. Raumverhältnisse.[57]

Die der Phonation vorausgehende Voreinstellung der Glottis, die nach Wyke (1974, 1983) zu den Kontrollmechanismen der Phonation zählt (vergl. Kap. 3.3.4.) und die im wesentlichen von der Tonvorstellung abhängt, weist bei Patienten mit hyperfunktioneller Dysphonie meist eine zu hohe Spannung auf. Dies ergibt sich selbstverständlich schon aus dem gesteigerten Körpertonus, jedoch werden die inneren Kehlkopfmuskeln auch deshalb zu stark zentral innerviert, weil eine falsche Klangvorstellung des zu produzierenden Klanges vorliegt. Denn wer die eigene Stimme auf Dauer nur durch von Hyperfunktion charakterisierte, gepreßte, zu laute und obertonarme Klänge erfahren hat, wird von dieser Klangvorstellung so stark geprägt sein, daß er weiterhin nur diese Töne produzieren kann. Auch hier kommt es zum Teufelskreis zwischen inkorrekter Klangvorstellung und unphysiologischer Lautproduktion, der nur durch die Erweiterung der eigenen stimmlichen Wahrnehmung und der Entwicklung alternativer Klangvorstellung durchbrochen werden kann (vergl. Kap. 5.2.4.). Dies ist möglich, da die audiophonatorische Kontrolle durch sensorische Förderung verbessert werden kann (vergl. Schultz-Coulon 1976).

Dysfunktionen im orofazialen Bereich werden von Dahan (1981) ebenfalls als Resultat einer neuromuskulären Kompensation gestörter Sensibilität und verminderter *Stereognose*[58] im Mundraum angesehen, weswegen deren Förderung bei der Arbeit am orofazialen Bereich berücksichtigt werden sollte.

Als Grundlage der Veränderung von Engrammen und der Förderung von Wahrnehmungsleistungen kann die in Kapitel 3.1. dargestellte Plastizität des Nervensystems gelten. Sowohl aus der neurologischen Rehabilitation, als auch aus der Arbeit mit schwer zerebralgestörten Kindern ist bekannt, daß die Stimulation zentralnervöser Strukturen durch Stimulation der Peripherie möglich ist, so daß es zu einer verstärkten afferenten Impulsgebung kommt, durch die die stärkere Ver-

---

[57] Hyperfunktionelle Dysphoniker sprechen beispielsweise auch in kleinen Räumen meist sehr laut.

[58] Die Stereognose bezeichnet die Fähigkeit, Objekte zu erkennen bzw. zu unterscheiden, wobei neben der peripheren dreidimensionalen Tastaufnahme und zentralen Wahrnehmung, ein Vergleich zu vorher gesammelten sensorischen Erfahrungen erfolgt, um die Identifizierung zu gewährleisten. Je nach dem verantwortlichen Sinnesorgan wird zwischen manueller, visueller und oraler Stereognose unterschieden. Für die stereognostische Fähigkeit bedarf es intakter Wahrnehmungsorgane und afferenter Nervenleistungen, sowie der Anlage zentral liegender sensorischer Felder (vergl. Dahan 1981).

netzung des ZNS infolge Axonsprossung gefördert wird (vergl. Padovan, Skript 1994). Beispiele solcher Arbeit stellen viele Methoden der funktionalen Körperarbeit (vergl. Kap. 5.1.2.) sowie Methoden der orofazialen und myofunktionellen Therapie dar, deren Einsatz in der Arbeit mit funktionellen Dysphonikern mir deswegen sinnvoll erscheint.

4. 1. 6. Psychosomatische Aspekte

Nach Bauer (1991) liefert die psychosomatische Medizin eine psycho-physische Betrachtungs- und Heilweise, welche neben Organschädigung und Funktionsstörung, auch emotionale und soziale Ursachen sowie die gesamte Persönlichkeit und Biographie des erkrankten Patienten bzw. seine psychophysische Ganzheit (vergl. Jores 1981) berücksichtigt.

Psychoanalytische Vorstellungen der Symptomentstehung stützen sich meist auf das Konversionsmodell Freuds. Die Konversion stellt eine Somatisierung psychischer Konflikte[59] dar. „Sinn der Konversion ist eine Ich-Entlastung durch die Bindung der Angst bei gleichzeitiger Selbstbehauptung" (Kinzl, Biebl, Rauchegger, Weißbauer und Hinterhuber 1988, in Egger, Freidl, Friedrich 1992, S.91). Die Stimme hat von Anfang an entscheidende Bedeutung als Interaktionsträger (vergl. Kap. 2.1.) bei entwicklungs- als auch krankheitsfördernden Beziehungen und wird deshalb leicht betroffen (vergl. ebd.). Abresch (1988) bezeichnet die Stimme als „Abbild unserer Ängste und unserer Beziehungen. Von den Energien in diesem Beziehungsfeld kann die Stimme natürlich auch überlastet und beeinträchtigt werden. Stimmstörungen sind daher auch immer dialogische Störungen" (ebd. S.46).

Verdrängte Konflikte manifestieren sich vor allem in Form von Körperspannungen auf somatischer Ebene. Diese können als Schutz vor anstehenden inneren Gefahren, wie Trieb- oder Angstdurchbrüchen, gelten. Bestehen diese Gefahren ständig, werden die Spannungen fixiert. Derartige Fixationen im Kehlkopfbereich

---

[59] Psychische Konflikte können aus Beziehungsstörungen resultieren, die wiederum ihre Ursache in der Störung der frühen Objektbeziehungen, vor allem in der Beziehung zur ersten Bezugsperson (meist die Mutter) haben. Die Tragweite einer sich entwickelnden Persönlichkeitsstörung ist vor allem vom Zeitpunkt der frühen Traumata oder Frustrationen und den zur Verfügung stehenden Abwehrmechanismen abhängig. Einem ganz frühen Trennungstrauma, wenn bei primärer Abhängigkeit die Trennung von Subjekt und Objekt nicht vollzogen werden kann, wird mit Spaltung, Idealisierung, Projektion und später mit Verdrängung oder depressiven Fixierungen begegnet (vergl. Gutwinski-Jeggle 1983, in Egger, Freidl, Friedrich 1992).

schalten auch die Gefahr des aggressiven Schreiens und Weinens aus, um sich der Umwelt anzupassen (vergl. ebd.). Nach Petzold (1985, in Abresch 1988) „stirbt mit dem unterdrückten Schrei die Lebendigkeit. An ihre Stelle tritt Verfestigung, Panzerung, Starre" (ebd. S. 556). Durch die Muskelverspannungen sind selbstregulatorische Entspannungsvorgänge des Körpers, wie Gähnen, Dehnen, Lösen oder Aufatmen, meist blockiert. Der Körper und seine Spannungszustände werden aus der Körperwahrnehmung ausgegliedert, da eine elastische Variabilität, von der eine Spannungswahrnehmung ausgehen könnte, nicht mehr vorhanden ist. Diese Ausgliederung aus der Selbstwahrnehmung gilt ebenfalls für die Stimme, deren inadäquate Erscheinungen oft nicht mehr bemerkt werden (vergl. Abresch 1988).

In den tiefenpsychologisch ausgerichteten Studien W. Reichs (1971) werden segmentäre Anordnungen von *Körperpanzerungen*[60] mit kontrahierender Funktion beschrieben, die den Menschen in seiner emotionalen und körperlichen Ausdrucksmöglichkeit einschränken (vergl. Kia 1992). Reich (1971) beschreibt Panzerungen im okularen Segment (Stirn, Augen, Jochbein), oralen Segment (Mund, Kiefer), Halssegment (Hals, Zunge), in Brust und Rücken, Zwerchfell, Bauchmitte und Becken. Diese panzerartigen Verspannungen wirken in vielfältiger Weise auf Haltung, Atmung und Stimmgebung, da die Muskelfunktionen in ihrer Bewegung gehindert werden. Die Panzerungen von Becken, Brust und Rücken wirken sich dabei vor allem auf die Haltung aus, deren physiologische Aufrechterhaltung Grundlage eines ausgeglichenen Körpertonus ist. Panzerungen von Bauchmitte, Zwerchfell, Brust und Rücken beeinträchtigen ferner eine physiologische Atemfunktion, die die Grundlage der entspannten Stimmgebung darstellt. Panzerungen des oralen und des Halssegmentes wirken sich ähnlich auf die Stimme aus, wie die unter Kap. 4.1.4.3. beschriebenen orofazialen Dysfunktionen.

Eine *verhaltenstheoretische Sichtweise* in Bezug auf die Ätiopathogenese funktioneller Stimmstörungen wird von Tinge (1987) und Krumbach (1987) vertreten. Tinge (1987) definiert funktionelle Dysphonien als erlerntes gestörtes Stimmverhalten, wobei die Stimme entweder durch instrumentelle (siehe Kap. 4.1.7.) oder

---

[60] Diese Körperpanzerungen sind Ausdruck einer charakterlichen Panzerung, die durch Energiestauung nach Triebbeschränkung und -verdrängung (Sexualerregung, Angst, Aggression) entsteht. Sie vermindert die Empfindlichkeit gegen Unlust, schränkt aber auch die libidinöse und aggressive Beweglichkeit der Person ein, wodurch ihre Leistungs- und Lustfähigkeit vermindert wird (vergl. Reich 1971).

emotionale Belastung beeinträchtigt werden kann. Letztere entsteht, wenn das Energiepotential von Emotionen, vor allem aufgrund psychosozialer Konsequenzen, nicht abgeführt werden kann, sondern unterdrückt bleibt und muskuläre Verspannungen (Dystonien) hervorruft, die die Stimmfunktion beeinträchtigen (vergl. Tinge 1987, Egger, Freidl, Friedrich 1992) – ein Gedanke, der meines Erachtens dem Reichschen Konzept der Körperpanzerungen entspricht, obwohl die Autoren von verschiedenen psychologischen Theorien (Psychoanalyse bzw. Verhaltenspsychologie) ausgehen.

Krumbach (1987) stellt bei Patienten mit hyperfunktioneller Dysphonie ein starkes erworbenes Fähigkeitsdefizit in den Bereichen von emotionaler Selbstwahrnehmung und situationsadäquatem Ausdruck von Emotionen (auch als Alexithymie bezeichnet) fest. Eigene Gefühle werden häufig vor sich selbst und anderen verborgen. Ferner verhindern Kontroll- und Verletzungsängste, daß depressive Stimmungslagen, Angst und Unsicherheitsgefühle bewältigt werden.[61] Patienten mit hyperfunktioneller Stimmstörung versuchen häufig, dies auf inadäquate Weise durch überhöhte Leistungsanforderungen an sich selbst, aber auch ihre Interaktionspartnern zu kompensieren (vergl. Krumbach 1987, Pfau 1973). So kommt es neben den innerpsychischen Konflikten zu Schwierigkeiten auf der Beziehungsebene. Die ständig zu leistende Verdrängung dieser komplexen Problematik kann auf Dauer zu körperlicher und stimmlicher Überforderung führen (vergl. Krumbach 1987, Egger, Freidl, Friedrich 1992).

Überlastungsreaktionen exogener Art, wie psychosozialer Streß, sind von großer Bedeutung für die Entstehung hyperfunktioneller Dysphonien. Innerhalb von Forschungen nach spezifischen Streßfaktoren machten House und Andrews (1988) eine qualitative psychosoziale Dimension von Life-Events aus, denen die Genese funktioneller Dysphonien folgte. Life-Events können als Belastungsreaktionen definiert werden, die infolge spezifischer Lebensereignisse (z. B. Tod oder Trennung von nahestehenden Personen, Erkrankung, Arbeitsplatzprobleme) auftreten (vergl. Egger, Freidl, Friedrich 1992). Das Vorhandensein individueller Bewältigungs- und Anpassungsmechanismen (*Coping*, nach Lazarus 1966) ist dabei von großer Bedeutung (vergl. Scherer, Walbott, Tolkmitt, Bergmann 1985).

---

[61] Nach Krumbach (1987) ist die Häufigkeit larvierter Depressionen bei Stimmpatienten sehr hoch.

Nach Koch und Heim (1988, in Egger, Freidl, Friedrich 1992) ist die Qualität der Anpassung von folgenden Bedingungen abhängig:

– Antezedenzbedingungen (Bedingungen vor Ausbruch der Erkrankung)
– Personenmerkmale (Persönlichkeitsvariablen, Einstellungs- und Selbstkonzeptfaktoren
– Situationsmerkmale (Kontrollierbarkeit, Vorhersagbarkeit, Häufigkeit, Dauer der Streßexposition)
– Qualität der Coping-Mechanismen
– Soziale Unterstützung (social support)
– Belastung durch Sozialkontakte (social network)

Bezüglich der Coping-Mechanismen unterscheiden die Autoren zwischen handlungsorientierten (z. B. aktives Vermeiden, Zuwendung), kognitiven (z. B. Dissimulation, Problemanalyse, Sinngebung) und emotionalen (z. B. Resignation, Optimismus) Mechanismen. Abwehrprozesse dienen dabei zur Bewahrung des Selbst vor traumatischem Verlust von Sicherheit und Kohärenz, während durch Bewältigungsvorgänge der flexible Umgang mit wechselnden Anforderungen der Umwelt ermöglicht wird. Nur durch die Integration beider Prozesse kann es zur erfolgreichen Anpassung kommen (vergl. Steffens/Kächels 1988, in ebd.).

Egger, Freidl, Friedrich (1992) weisen aufgrund von Befragungen bei Patienten mit funktionellen Dysphonien auf stärker ausgeprägte Gefühle von psychosozialer Bedrohung und Angst, im Sinne von Streßsensibilität, im Vergleich zu stimmlich Unauffälligen und organisch Stimmgestörten hin. Dies gibt ihrer Ansicht nach einen Hinweis auf ungünstige Coping-Strategien der Befragten mit funktionellen Dysphonien. Ferner wurde festgestellt, daß diese Patienten mehrheitlich einer größeren Zahl von Life-Events und einer dadurch ausgelösten starken subjektiven Belastung in den beiden letzten Jahren vor Ausbruch der Krankheit ausgesetzt waren.

House und Andrews (1988) belegen durch ihre Umfragen, daß Personen, die stark in soziale und familiäre Verpflichtungen eingebunden sind, Schwierigkeiten haben, Aspekte, die diese Beziehungen belasten, anzusprechen, aus Angst, Probleme zu verschlimmern, was die Autoren als „conflict over speaking out" (ebd. S. 312) bezeichneten.

Krumbach (1987) beschreibt die Unfähigkeit funktioneller Dysphoniker, sich gegenüber Anforderungen anderer abzugrenzen (Nicht nein Sagen können) und mit

Ärger adäquat umzugehen, was ebenfalls zu emotionalem Streß und Überforderung führt.

Im Gegensatz zur psychosozialen Streßforschung geht Gundermann (1970) stärker von persönlichkeitspsychologischen Überlegungen und Beobachtungen der stimmtherapeutischen Praxis aus. Hyperkinetiker werden von ihm als aggressiv und selbstsicher beschrieben, die sich aktiv und fordernd ihrer Umwelt gegenüber verhalten und mit großer Energie arbeiten.

Die fordernde Haltung der Umwelt gegenüber bestätigt Krumbach (1987, s.o.). Die anderen Attribute konnten in der von Egger, Freidl, Friedrich durchgeführten Studie zur Persönlichkeitserfassung, Streßsensibilität und Coping-Verhalten (1992) nicht repliziert werden. Insofern formulieren die Autoren eine dem aktuellen, wissenschaftlichen Standard entsprechende Skepsis gegenüber der Gültigkeit von Persönlichkeitsmerkmalen für die Erklärung psychosomatischer Erkrankungen. Persönlichkeitsvariablen und neurotische Verhaltensmuster sind nicht im Sinne einer Wenn-Dann-Beziehung für die Entstehung von funktionellen Dysphonien verantwortlich, sondern stellen vielmehr Epiphänomene eines komplexen psychosomatischen Prozesses dar. Dies entspricht einer interaktionistischen Betrachtungsweise der menschlichen Persönlichkeit, innerhalb derer menschliches Verhalten weder durch stabile Persönlichkeitsmerkmale, sogenannte traits bedingt, noch als Ergebnis rein situationaler Einflüsse, sogenannter states, gesehen wird. Vielmehr ist von einem reziproken Determinismus zwischen Umgebungsvariablen und dem menschlichen Denken und Handeln auszugehen, was den Menschen befähigt, auf sein Umfeld handelnd einzuwirken (vergl. Kanfer, Karoly 1972 in Reinekker 1986).

4. 1. 7. Berufsdysphonien

Hyperfunktionelle Dysphonien sind oft bei Angehörigen der Stimm- und Sprechberufe festzustellen, die ihre Stimme quantitativ und/oder qualitativ mehr belasten als andere Menschen.

Nach Nadoleczny (1938, in Pascher, Bauer 1984) wird traditionell unterschieden zwischen *Rheseasthenie* (Störung der Rednerstimme), *Kleseasthenie* (Störung der Rufstimme)[62] und *Dysodie* (Störung der Gesangsstimme).

Die möglichen Ursachen von Berufsdysphonien sind durch Gundermann in einem Schema über „Faktoren aus dem inneren und äußeren Milieu" (Egger, Freidl, Friedrich 1992, S. 92) zusammenfassend dargestellt (vergl. Abb. 6).

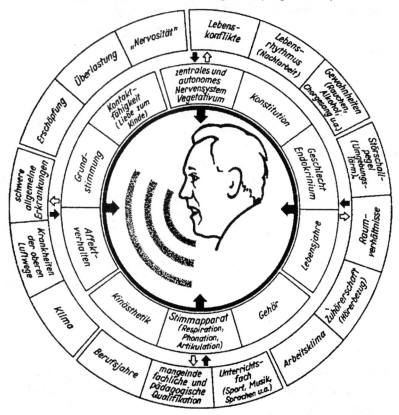

Abb. 6: Störfaktoren aus dem „inneren" und „äußeren Milieu", die eine Stimmerkrankung bewirken können, nach Gundermann (1970). In: ebd. S 83.

---

[62] Die Rufstimme kommt bei bestimmten Berufsgruppen, wie z. B. Marktverkäufern, Auktionären, Sportlehrern, Trainern oder Soldaten verstärkt zum Einsatz. Sie kann beeinträchtigt werden, wenn auf Dauer in zu tiefer oder zu hoher Lage und mit zu harten Stimmeinsätzen gerufen wird.

Meines Erachtens kann zwischen zwei Patientengruppen innerhalb der Berufsdysphonien unterschieden werden, bei denen unterschiedliche ätiopathogenetische Faktoren zur Genese des identischen Krankheitsbildes beitragen können. Professionell sprecherisch oder stimmbildnerisch ausgebildete Schauspieler, Sänger und Sprecher (z. B. Rezitatoren, Nachrichtensprecher), bei denen die Qualität der stimmlichen Äußerung von zentraler Bedeutung ist, sei es aus Gründen des künstlerisch-ästhetischen Ausdrucks oder aus der Dringlichkeit der absoluten Verständlichkeit des gesprochenen Wortes.

Berufsgruppen, in denen der quantitative Einsatz der Stimme, im Rahmen allgemeiner kommunikativer Tätigkeit sehr hoch ist, wie z. B. in pädagogischen, therapeutischen, seelsorgerischen oder anderen Sozialberufen, im Informationsvermittlungs- und Dienstleistungsbereich sowie im Personalbereich oder Management von Unternehmen. Dabei steht der Bedeutungsinhalt des gesprochenen Wortes im Vordergrund und der Stimmqualität wird, oft zu Unrecht (zur Bedeutung der Stimme in der Kommunikation, vergl. Kap. 2.3.), wenig Beachtung geschenkt, jedenfalls solange sie keine gravierenden Störungen aufweist, die die Kommunikation beeinträchtigen oder verhindern.

Eine große Zahl beruflicher Stimmstörungen im Sinne von Überlastungsreaktionen dieses Personenkreises könnte wahrscheinlich vermieden werden, wenn der generellen stimmlichen Eignung von angehenden Sprechberuflern schon zu Beginn der Ausbildung mehr Beachtung geschenkt würde, wie dies in Form von stimmlichen Eignungsprüfungen für Sänger, Schauspieler, Sprecher und Logopäden selbstverständlich ist. Dies soll nicht bedeuten, daß denjenigen, die Funktionsfehler beim Sprechen aufweisen, generell von Ausbildung und Beruf abgeraten werden soll, sondern daß mögliche Fehlfunktionen von Atmung, Haltung, orofazialem Bereich und Stimme möglichst früh erkannt und behandelt werden sollten, um das Entstehen einer Stimmstörung zu verhindern.[63] Im allgemeinen sind die Stimm-, Sprech- und Sprachfunktionen gut trainierbar (vergl. Heidelbach 1994).

Innerhalb der stimmlichen Ausbildung von Sprechern und Sängern wird, durch mehrjährige, kontinuierliche Arbeit, eine Kräftigung und Leistungsoptimierung der Stimmfunktion erzielt, so daß durch eine verfeinerte und in physiologischer

---

[63] Sind die bestehenden Dysfunktionen vor oder im Verlauf der Ausbildung nicht zu beheben oder auf physiologische Weise zu kompensieren, sollte der Betroffene seine Berufswahl, die zu stimmlicher Überforderung führen kann, erneut bedenken.

Hinsicht verbesserte Stimmqualität den hohen quantitativen und qualitativen Anforderungen des Berufes entsprochen werden kann.

Im Gegensatz dazu stellt die Stimmbildung in pädagogischen und erzieherischen Ausbildungen meistens keinen kontinuierlichen Ausbildungsinhalt dar, obwohl gerade der Lehr- und Erzieherberuf hohe quantitative und qualitative Anforderungen an die Stimme stellt. Unter letztere fällt z. B. das ständige Sprechen mit höherer Lautstärke, da zu großen Gruppen und in weiten Räumen gesprochen werden muß. Unter diesem Aspekt müßte die Wahrnehmung der eigenen Stimme und die Stimmkraft geschult werden, so daß die stimmliche Anpassung an die Raumverhältnisse gewährleistet ist. Gerade mit Klassen von Kindern und Jugendlichen wird vom Lehrer oft das stimmliche Durchsetzen gegen einen relativ hohen Lärmpegel verlangt, wofür eine gute Resonanzfähigkeit der Stimme von Bedeutung ist. Die Stimme des Pädagogen ist auch Ausdruck seiner Autorität, wodurch die Unfähigkeit, sich stimmlich durchzusetzen, Autoritätsverlust bedeuten kann.

Beim ständigen Umgang mit Gruppen jüngerer Kinder ist die Beibehaltung der eigenen Indifferenzlage wichtig, worauf vor allem Erzieher/innen hingewiesen werden müssen, die ihre Stimme oft durch die Adaption der kindlichen Sprechweise überbelasten.

Hyperfunktionelle Dysphonien sind oft bei semiprofessionellen oder professionellen Sängern im Bereich der populären Musik anzutreffen, die keine oder nur geringe Stimmausbildung aufweisen und darüber hinaus gesangsstilistische Mittel einsetzen, die der Stimme auf Dauer schaden können (z. B. verstärkter Einsatz der Bruststimme auch in hoher Lage, Singen mit rückverlagertem Stimmsitz, häufiges Fortesingen oder Schreien). Hinzu kommt das Singen in Spielstätten mit stickiger, verrauchter Luft oder das Anpassen an unphysiologische stimmliche Ideale oder Vorbilder (die verrauchte, heisere Stimme Joe Cockers, der rückverlagerte Stimmsitz (Knödel) Elvis Presleys etc.).

An dieser Stelle möchte ich auch den nicht professionellen Chorsänger anführen (obwohl dies mehr dem Freizeit- als dem Berufsbereich zuzuordnen ist), der keine oder nur geringe stimmliche Ausbildung hat. Oft werden in diesem Fall die eventuell schon vorliegenden Funktionsfehler des Sprechens beim Chorsingen verstärkt, da diese nicht bewußt sind und es außerdem beim Singen in der Gruppe schwer ist, seine eigene Stimme zu kontrollieren. Zudem erfolgt im Chor unter Umständen ein Einordnen in die falsche Stimmgattung und stimmliche Überlastung durch zu lange Probezeiten.

In all diesen Fällen kommt es demnach häufig zu qualitativer Überforderung der Stimme. Aufgrund geringer Sensibilität gegenüber der eigenen Stimme und fehlendem Wissen bezüglich stimmlicher Hygiene, werden die Symptome einer beginnenden funktionellen Störung oft solange verschleppt, bis die Stimme schon gravierend beeinträchtigt ist und organpathologische Substrate nachweisbar sind. Heidelbach (1994) gibt an, daß „Patienten aus Berufen mit sogenannter Qualitätsstimme (Sänger, Schauspieler) rascher arbeitsunfähig wegen einer Stimm-, Sprech- oder Spracherkrankung werden, als solche Patienten aus pädagogischen Berufsgruppen. Die Pädagogen sind dann aber länger arbeitsunfähig als ihre Künstlerkollegen. Es werden also Symptome (Indispositionen im Vorfeld der Erkrankungen) in Abhängigkeit von der beruflichen Anforderung unterschiedlich toleriert. Es ist deshalb nicht verwunderlich, daß einerseits bei den Pädagogen besonders häufig Merkmale des verstärkten Krafteinsatzes zur Kompensation stimmlicher Leistungsminderung beobachtet werden[64] und als eine Folge davon sekundäre Organveränderungen, z. B. die Bildung von sogenannten Stimmlippenknötchen in dieser Berufsgruppe häufiger nachgewiesen werden konnten" (Heidelbach 1994, S. 299).

Stimmlich ausgebildete Personen weisen meist eine stärkere Wahrnehmung ihrer eigenen Stimme und eine stärkere Sensibilität im Bezug auf stimmhygienische Aspekte auf. Aufgrund der trainierten Stimmfunktion sind sie bei erfolgreichem Abschluß ihrer Ausbildung beruflich grundsätzlich weniger qualitativ überfordert. Eine gute Stimmausbildung ist abhängig von einem guten Gesangslehrer und seinen pädagogischen Fähigkeiten. Leider kommt es häufig vor, daß schöne Stimmen noch in ihrer Ausbildung durch falsche Technik ruiniert werden.

Zu qualitativer Überforderung kann es auch bei jungen, ausgebildeten Sängern kommen, die eine ihrer stimmlichen Entwicklung noch nicht gemäße, schwierige Opernpartie singen. Dies ist auch beim Singen oder Sprechen bei akutem Infekt der Fall, was Sänger oder Schauspieler unter Umständen aus Karrieregründen durchführen, obwohl die Gefahr einer organischen Schädigung (z. B. Stimmlip-

---

[64] „Eine über eine längere Zeit bestehende und immer wieder durch unterschwellige, vielfältige Beeinflussung bedingte Leistungsminderung kann irgendwann endgültig zur Dekompensation führen und damit zur echten Erkrankung eskalieren. Falsche Kompensationsversuche der Betroffenen im Vorfeld dieser Erkrankungen sind sehr häufig durch einen forcierten Kraftaufwand bei der Stimmproduktion charakterisiert. Das ist verhängnisvoll für die Stabilität und für die zuverlässige Dauerbelastbarkeit der Stimmfunktion" (Heidelbach 1994, S. 298).

penblutung) oder die Fixierung einer Hyperfunktion infolge von Kompensation der geschwächten Stimmleistung riskiert wird.

Der Zusammenhang zwischen psychischer Grunddisposition des Individuums und seiner Stimme sowie die ungünstige Einwirkung von emotionalem Streß auf die Stimmfunktion (vergl. Kap. 4.1.6.) gilt natürlich auch im Fall der Berufsdysphonie. Dabei ist vor allem von Bedeutung, daß die berufliche Existenz von der Stimme abhängt und es bei Stimmversagen zu Existenz- und Versagensängsten kommen kann. Insofern kann die ursprünglich funktionelle Störung durch psychogene Komponenten überlagert werden. Angstreaktionen können eventuell eine Hypersensibilität der Kehlkopfregion hervorrufen, die falsche Schonhaltungen oder hysterische Reaktionen bedingt, wie sie manchmal an Sängern zu beobachten sind. Behrendt (1994) beschreibt folgendes Phänomen bei Sängern, das meiner Meinung nach, vielleicht weniger extrem ausgeprägt, für die meisten Sprechberufler gilt: „ Bemerken Sängerinnen oder Sänger, daß sie ihre Stimme nicht mehr beherrschen können, an ihre früheren Leistungen nicht mehr anknüpfen können, wird eine psychogene zusätzliche Belastung nicht ausbleiben. Es entsteht eine Versagensangst, die zu einer weiteren Verschlechterung der Stimmfunktion führen wird. Es entsteht ein Teufelskreis, aus dem sich der Betroffene nicht mehr selbst und ohne Hilfe befreien kann" (Behrendt 1994, S. 418). Nach Egger, Freidl, Friedrich verbergen sich auch hinter Berufsdysphonien nicht selten depressive Zustände, „denn häufig wählt der neurotische Mensch das am meisten beanspruchte Organ als Demonstrationspunkt seiner Krankheit" (ebd. S. 81).

Alle in der Öffentlichkeit auftretenden Personen, ob Sänger, Schauspieler oder Vortragende, sind immer dem besonderen Streß ausgesetzt, den Erwartungen des Publikums gerecht zu werden.[65] Dieses „Lampenfieber" kann sich belastend auf Atmung und Stimmgebung auswirken und nervöse, stimmphysiologisch ungünstige Reaktionen, wie Schluck- und Räusperzwang, Stimmzittern oder Kurzatmigkeit bewirken.

Abschließend sind noch die hyperfunktionellen Dysphonien bei Lärmberufen, z. B. bei Handwerkern, Industriearbeitern oder Lastwagenfahrern zu erwähnen, die gezwungen sind, unter ständiger Lärmbelastung zu sprechen. Dabei muß durchschnittlich etwa 90 dB Stimmintensität anstelle der 70 - 80 dB normaler Umgangssprache aufgebracht werden. Außerdem erfolgt meist eine Erhöhung der In-

---

[65] Sänger und Schauspieler sind meist auch mit starkem beruflichen Konkurrenzdruck belastet.

differenzlage. Vielfach wird dieser hyperfunktionelle Stimmgebrauch auch in der Freizeit beibehalten, so daß die Entstehung einer hyperfunktionellen Dysphonie noch stärker begünstigt wird (vergl. Nessel 1965).

Auch der häufige berufliche oder private Umgang mit toxischen Reizstoffen oder Staub kann neben organischer Stimmschädigung eine hyperfunktionelle Dysphonie nach sich ziehen, wenn infolge entzündlicher Prozesse oder allergischer Reaktionen eine chronische sekundäre Hyperfunktion durch Kompensation der herabgesetzten stimmlichen Leistung stattfindet. Als Auslöser dafür können ebenso allergische Reaktionen auf Umweltnoxen (z. B. Luftverschmutzung, Nahrungsmittelbelastung) gelten (vergl. Sataloff 1992, Dixon 1992).

4. 2. Pathologie

4. 2. 1. Symptomatologie und Epidemiologie

Eine zusammenfassende Darstellung der vielfältigen Symptomatologie hyperfunktioneller Dysphonien zeigt das *Untersuchungsschema nach Fröschels*, modifiziert von Böhme (siehe Abb. 7): Die Atmung (1) erfolgt meist in Form von Thorakal- oder Klavikularatmung, verbunden mit einem verkürzten Atemzyklus und verstärktem subglottischen Druck mit gepreßter Phonation beim Ausatem. Während der Phonation besteht eine sphinkterähnliche Hyperfunktion der inneren und äußeren Kehlkopfmuskulatur (2), was zur Schwingungshemmung der Stimmlippen (2) führt. Diese weisen eine walzenförmige Verspannung und im hinteren Drittel der Stimmlippenlänge ein hyperfunktionelles Dreieck auf (vergl. Kap. 3.3.2.). Die Stimmlippenränder zeigen stark erweiterte Gefäße (Folgen übermäßiger mechanischer Belastung) und den typisch hyperfunktionellen Schleim, der weiß und fadenziehend an der Stelle der stärksten mechanischen Belastung (Grenze des vorderen zum mittleren Stimmlippendrittel) lokalisiert ist (vergl. Sopko 1987).

Auch kommt es zur Aktivität der Taschenfalten, die sich zu Beginn der Erkrankung jedoch nur aneinander annähern, aber bei der Phonation noch nicht berühren. Insgesamt klingt die Stimme rauh, belegt, heiser,[66] gepreßt, knarrend, eventu-

---

[66] Das psychoakustische Phänomen der Heiserkeit wird physikalisch durch eine Beimengung von Geräuschanteilen zum normalen Stimmklang charakterisiert, deren Quantität den Heiserkeitsgrad der Stimme bestimmt. Das Auftreten von Geräuschanteilen basiert nach Egger, Freidl, Friedrich (1992) auf

ell auch verhaucht, mit veränderter (häufig erhöhter) Indifferenzlage und harten Stimmeinsätzen. Der Larynx weist unkoordinierte, meist verstärkte Bewegung auf, wobei er sich in Hoch- oder Tiefstellung befinden kann.

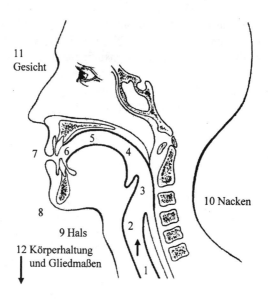

Abb. 7: Das Lokalisationsschema von Hyper- und Hypofunktionen bei der Stimmgebung nach Fröschels (1937), modifiziert von Böhme (1983). In: Pascher, Bauer 1984, S. 17.

Typisch für die hyperfunktionelle Dysphonie sind eine Reihe subjektiver Sensationen im Kehlkopf, Rachen und Halsbereich (3), wie Stimmermüdungs- und Trockenheitsgefühl, vermehrte Verschleimung, Wundgefühl, Muskelschmerzen, Räusper- und Schluckzwang[67] sowie Globusgefühl. Die Symptomatik dieser

---

Störungen der Periodizität der Stimmlippenschwingung („jitter"), aufgrund von Ungleichmäßigkeiten des Stimmlippenrandgewebes und Asymmetrie der Stimmlippenmasse und -spannung sowie auf Strömungsgeräuschen, die durch unvollständigen Stimmbandschluß bei der Phonation im Kehlkopf erzeugt werden.

[67] Das Räuspern ist anfangs nur zweckgerichtet zum Entfernen des Schleims, wird dann aber zum reflektorischen Gewohnheitsräuspern, was bei Essen, Trinken oder Konzentration auf etwas anderes ausbleibt. Folgeerscheinung des ständigen, unphysiologischen Räusperns, bei dem die Glottis jedesmal

laryngealen und pharyngealen Parästhesien variiert je nach quantitativem Einsatz der Stimme.

Meist befindet sich der Stimmansatz bzw. -sitz zu weit hinten in der Mundhöhle (Knödeln) und die Artikulationszonen sind zu weit nach dorsal verschoben (4). Durch Fehlfunktionen des Gaumensegels (5) kann es zu offenem oder geschlossenem Näseln kommen. Ferner sind Verspannungen oder ungenügende Mobilität von Zunge (6) und Lippen bei der Artikulation festzustellen. Die mandibuläre Hyperfunktion manifestiert sich in geringer Kieferöffnungsweite (vergl. Kap. 4.1.4.3.).

Nacken (10) und Halsmuskulatur weisen meist Verspannungen auf (vergl. Kap. 4.1.4.2.), wobei die Halsvenen durch vermehrte Füllung hervortreten. Oft kommt es durch Hyperfunktion der Gesichtsmimik (11) zum Grimassieren beim Sprechen (z. B. Hochziehen von Stirn- und Augenbrauen oder Lippenbreitzug). Die Stimmstörung kann letztlich Ausdruck der allgemeinen Verspannung des Körpers sein (vergl. Kap. 4.1.4.1.), wobei es zur verstärkten Mitbewegung der Extremitäten und des Kopfes beim Sprechen kommt (vergl. Egger, Freidl., Friedrich 1992, Wirth 1991, Böhme 1983).

Die hyperfunktionelle Dysphonie stellt die häufigste Manifestationsform unter den funktionellen Dysphonien dar. Das Verhältnis von hyper- und hypofunktioneller Dysphonie beträgt ca. 70% zu 20%. Solche Daten sind aufgrund der meist wechselseitigen Durchdringung der hyper- und hypofunktionellen Symptomatik stets unter Vorbehalt zu betrachten.

Kruse (1982) verweist auf die Bedeutung der Differenzierung in primäre und sekundäre hyper- bzw. hypofunktionelle Formen, wobei die hypofunktionelle Primärerkrankung dann häufig durch Hyperfunktion der Stimme kompensiert wird.

Das Auftreten hyperfunktioneller Stimmerkrankungen ist vor allem bei Sprechberufen (vergl. Kap. 4.7.) sehr hoch, wobei ein starkes geschlechtsspezifisches Überwiegen der Frauen (ca. ¾ aller Erkrankten) zu beobachten ist. Als Ursache dafür vermutet man die Doppelbelastung durch Beruf und Haushalt, die zu verstärktem psychosozialen Streß führen kann sowie der häufige pädagogische Einsatz bei jüngeren Kindern (Kindergarten und Grundschule), der starken stimmli-

---

stoßartig gesprengt wird, ist eine Überbelastung des Stimmlippenränder, die durch Rötung erkennbar ist (vergl. Wirth 1991).

chen Einsatz fordert. Auch Mütter mehrerer Kleinkinder leiden nicht selten an hyperfunktioneller Dysphonie. Ferner bestehen Annahmen, daß bei Frauen zyklusabhängige Einschränkungen der stimmlichen Leistungsfähigkeit eintreten können, die durch vermehrte Anstrengung bei der Stimmgebung kompensiert werden. (vergl. Egger, Freidl, Friedrich 1992).

4. 2. 2. Diagnose, Verlauf und Differentialdiagnose hyperfunktioneller Dysphonien

Folgende Untersuchungsmethoden stellen die wichtigsten und in der Praxis gebräuchlichsten Verfahren der phoniatrischen Diagnosestellung dar:

Eine fachärztliche Untersuchung sollte vor der eigentlichen Stimmuntersuchung Erkrankungen der oberen Luftwege und eine Hörminderung ausschließen (vergl. Pascher, Bauer 1984). Die *Palpation* (Abtasten) des Kehlkopfes und der Halsmuskulatur dient dem Feststellen von Verspannungen.

Obligatorisch für jede Stimmuntersuchung ist die *indirekte Laryngoskopie* (Kehlkopfspiegelung), die wegen der starken Verkrampfung und Reflexbereitschaft des Rachens (Würgreflex) bei Patienten mit hyperfunktioneller Dysphonie meist erschwert ist (vergl. Wirth 1991).

Bei der *Stroboskopie* handelt es sich um die Betrachtung der Stimmlippenschwingungen, die für das bloße Auge zu schnell sind, durch von einem Stroboskop erzeugte Lichtblitze während indirekter Laryngoskopie. Dadurch werden scheinbar verlangsamte Stimmlippenschwingungen sichtbar und erlauben die Beurteilung der Einzelheiten des Schwingungsablaufs (vergl. Pascher, Bauer 1984, Wirth 1991). Bei der hyperfunktionellen Dysphonie sind im stroboskopischen Bild Schwingungseinschränkungen der Amplituden und Randkantenverschiebungen bei unregelmäßigem Schwingungsmodus erkennbar (vergl. Pascher, Bauer 1984).

Im Verlauf hyperfunktioneller Stimmstörungen kommt es durch den fortdauernden Fehlgebrauch der Stimme mit der Zeit zu sekundär organischen Veränderungen der Stimmlippen und der pharyngealen Schleimhaut.[68]

---

[68] Diese ist lackartig, glänzend, atrophiert und zeigt deutliche Gefäßzeichnung.

Ein Beispiel dafür ist die *Stimmlippenhyperämie*, die den chronifizierten Zustand einer normalen Arbeitsüberlastung mit verstärkter Blutfülle und Gefäßzeichnung der Stimmlippen darstellt, der sich aber nach Beendigung der stimmlichen Anstrengung nicht wieder wie üblicherweise zurückbildet (vergl. Egger, Freidl, Friedrich 1992).

Auf der Grundlage einer Hyperfunktion können sich *Stimmlippenknötchen* in Form kleiner, ca. stecknadelspitz- bis stecknadelkopfgroßer Verdickungen bilden, die am freien Rand der Stimmlippe am Übergang vom vorderen zum mittleren Drittel entstehen. Als Hauptursache wird stimmliche Überanstrengung angegeben, jedoch kommen auch konstitutionelle, hormonelle, infektiöse und allergische Entstehungsfaktoren in Betracht. Die Knötchen beeinträchtigen den Phonationsverschluß der Glottis, so daß es zu geringer Stimmstabilität und Tonhöhenschwankungen bei Haltetönen kommt (vergl. Wirth 1991, Egger, Freidl, Friedrich 1992).

Weitere organische Folgeerkrankungen stellen *Stimmlippenpolypen* und *-ödeme*[69] dar, an deren Entstehung zudem chronisch entzündliche Faktoren und Noxen der Schleimhaut (vergl. Kap. 4.1.7.) beteiligt sind (vergl. Wirth 1991).

Ferner sind *Pachydermie* und *Kontaktulkus* im Bereich der Organveränderungen zu nennen. Die Pachydermie bezeichnet eine Verhornung der normalerweise unverhornten Schleimhaut im hinteren Anteil der Stimmlippe im Bereich der Stellknorpel.[70] Neben Verhornungen kann es auch zu Gewebedefekten (Ulkus) kommen. Diese Krankheitsbilder werden vor allem bei Männern im mittleren Lebensalter beobachtet, wobei neben der stimmlichen Überanstrengung häufig eine psychische Überforderung sowie Alkohol- und/oder Tabakabusus anzutreffen sind (vergl. Egger, Freidl, Friedrich 1992).

Generell ist festzuhalten, daß funktionell überbeanspruchtes Stimmbandgewebe eine höhere Infektanfälligkeit aufweist.

Nach längerem hyperfunktionellen Fehlgebrauch der Stimme kann sich eine Gewebeverdickung der Taschenfalten einstellen und die Stimme in eine uner-

---

[69] Stimmlippenpolypen sind gutartige, oft gestielte Geschwulste der Stimmlippenschleimhaut. Ödeme stellen Wassereinlagerungen dar, die im Bereich der Stimmlippen entweder als Randkantenödeme oder Reinke-Ödeme (vergl. Kap. 3.3.2.) auftreten (vergl. Wirth 1991).

[70] Dies entsteht durch den „Hammereffekt" (Egger, Freidl, Friedrich 1992, S. 40) der Stellknorpel, die bei stimmlicher Überlastung gegeneinander schlagen.

wünschte *Taschenfaltenfunktion*[71] übergehen. In einigen Fällen kann eine *spastische Dysphonie*[72] ausgeprägt werden, die ebenfalls keinen organischen Befund aufweist.

Im Sinne des in Kap. 4.1.2. beschriebenen Circulus Vitiosus können hyper- und hypofunktionelle Symptome abwechselnd beim gleichen Patienten auftreten (Dysphonia mixta), bzw. eine Hyperfunktion in eine Hypofunktion im Sinne eines Erschöpfungszustandes übergehen. Dabei kann es zur Ausbildung von ovalären oder dreiecksförmigen Glottisspalten[73] kommen. In seltenen Fällen kann sich im Verlauf einer hyperfunktionellen Dysphonie eine Längsfurche der Stimmlippen (Sulcus glottidis) entwickeln, die deren Schwingungsfähigkeit beeinträchtigt.

Differentialdiagnostisch ist die hyperfunktionelle Dysphonie von infektiösen Erkrankungen, wie z. B. dem Kehlkopfkatarrh oder allergischen Reaktionen der Kehlkopf- oder Stimmlippenschleimhaut abzugrenzen. In allen drei Fällen kommt es zur Ansammlung weißen Schleims und zu verstärkter Gefäßzeichnung, was jedoch im Fall der hyperfunktionellen Dysphonie Folge und nicht Ursache der Störung darstellt. Dies muß durch eine sorgfältige Anamnese und Beachtung des Gesamtkörpertonus abgeklärt werden.

Ferner ist die hyperfunktionelle Dysphonie von hormonellen Stimmstörungen (z. B. verursacht durch Schilddrüsenstörungen) und von der Mutationsfistelstimme mit erhöhter Sprechstimmlage (vergl. Kap. 2.3.4.) abzugrenzen (vergl. Wirth 1991).

Die Differenzierung zwischen hyper und hypofunktioneller Dysphonie fällt aufgrund der beschriebenen Wechselwirkung oft schwer, jedoch ist es möglich, durch Einbeziehung der Gesamtkörpersymptomatik (sichtbar in Haltung und Bewegung, Körpertonus) und sorgfältige biographische und persönlichkeitsspezifische Anamnese des Patienten eine primäre Hyper- oder Hypofunktion herauszufinden, die die Basis der Stimmerkrankung darstellt. Dies ist insofern von Bedeutung, als primäre hyper- und hypofunktionelle Dysphonien unterschiedliche Behandlungsansätze erfordern.

---

[71] Vertiefte, rauhe und knarrende Stimme.

[72] Gepreßte Stimme, die während des Sprechens in unregelmäßigen Abständen aussetzt. Sowohl Taschenfaltenstimme als auch spastische Dysphonie stellen Extremformen komplexe Störungsbilder und hyperfunktioneller Dysphonien dar, auf die innerhalb dieser Arbeit nicht weiter eingegangen wird.

[73] Ein ovalärer Glottisspalt beruht auf der fehlenden Schließkraft des m. vocalis und wird als Vokalisschwäche bezeichnet, der dreieckförmige Spalt im hinteren Stimmlippendrittel resultiert aus geschwächter Aktivität des m. transversus und wird als Transversusschwäche bezeichnet.

5. Therapie von hyperfunktionellen Stimmstörungen

5. 1. Grundsätze der Therapie

5. 1. 1. Ethisch-anthropologische Grundlagen und deren Konsequenz für die Therapie

Im letzten Teil der Arbeit wird ein Konzept der Therapie hyperfunktioneller Stimmstörungen entwickelt, das dem multifaktoriellen pathogenetischen Erklärungsansatz aus Kap. 4.1. gerecht zu werden versucht.

Die ethisch-anthropologischen Grundlagen des Therapiekonzepts beruhen vorwiegend auf der Persönlichkeitstheorie Rogers (1977), ergänzt durch handlungstheoretische Überlegungen und erkenntnistheoretische Vorstellungen der Systemtheorie.

Nach Rogers (1977) ergibt sich für den Menschen von Natur aus eine Option zur *Selbstaktualisierung*, d.h. er ist fähig zur konstruktiven Entwicklung in Richtung auf Selbstverwirklichung und Autonomie.

Ein Kleinkind beispielsweise bewertet noch seine gesamte Erfahrung als positiv oder negativ bezüglich dieses Strebens. Im Laufe der Entwicklung werden allmählich die Werte des sozialen Umfelds introjiziert, was zum Konflikt zwischen den angeborenen „organismischen Wertvorstellungen" (Rogers 1977, S. 121) und dem erlernten Wertesystem führt. Das Kind baut aus dem Wunsch nach positiver Wertschätzung von seiten seiner Bezugspersonen ein *Selbstkonzept* auf, das sich zunehmend mehr an den Werten anderer, als an der ureigenen Selbstaktualisierungstendenz orientiert. „Da diese introjizierten Wertvorstellungen zu einem Teil seines Selbstkonzepts werden, der nicht auf dem normalen Weg der Auswertung von Erfahrung gewonnen wurde, haben die daraus entstehenden Konstrukte rigiden und statischen Charakter - sie werden häufig in Form eines „sollte" oder „müßte" erfahren. Das Individuum neigt dazu, seinen Erfahrungsprozeß zu ignorieren, sobald es mit diesen Konstrukten in Konflikt gerät. Es versucht, anders gesagt, das Selbst zu sein, das andere von ihnen erwarten, anstelle des Selbst, das es eigentlich ist" (Rogers 1977, S. 121).

Ein Mensch ist kongruent bzw. ohne Konflikte, solange sein Selbstkonzept und organismisches Selbst im Einklang sind, wodurch Selbstakzeptanz entsteht. Angst und Spannungen treten dann auf, wenn die Gefahr besteht, daß die Diskrepanz zwischen Selbstkonzept und organismischer Selbstaktualisierung bewußt wird, durch Erfahrungen, die nicht in das rigide Selbstkonzept passen. Diese werden dann mittels Leugnung oder Verdrängung abgewehrt oder durch verzerrte Wahrnehmung soweit verfremdet, daß sie wieder in das Selbstkonzept integriert werden können, was Rogers als „typisch neurotisches Manöver" bezeichnet (zit. nach Weinberger 1988, S.199).

Eine Person mit flexiblem Selbstkonzept stellt nach Tausch und Tausch (1977, in ebd.) einen hilfreicheren und prosozialeren Kommunikationspartner dar, der aufgrund unverzerrter Wahrnehmung und geringer ausgeprägter Verteidigungstendenz offener und angemessener reagieren sowie mehr Toleranz zeigen kann. Personen mit ungünstigem Selbstkonzept und verzerrter Bedeutungswahrnehmung werden ihre eigenen Spannungen häufig in die Kommunikationssituation hineintragen und eine starke Verteidigungstendenz aufweisen, sich häufig minderwertig und hintergangen fühlen. Ihre fehlende Kongruenz läßt sie auch andere Menschen schwerer verstehen und akzeptieren.

Das Selbstkonzept des Individuums beeinflußt dessen Wahrnehmungs-, Handlungs- und Urteilsfähigkeit. So wird z. B. jemand, der sich stets als erfolglos erlebt und dementsprechend einschätzt, nicht erfolgreich handeln können, da er jedes Handlungsergebnis seiner negativen Selbsteinschätzung gemäß interpretiert. In diesem Sinne existiert nach Rogers (1977) keine objektive Realität, sondern nur subjektive, durch das jeweilige Selbstkonzept der Person geprägte Wirklichkeit.

Auch Maturana, Varela (1987) betrachten Realität als subjektiv-gebundenes Konzept, wobei jede kognitive Erfahrung von Gewißheit als individuelles Phänomen gewertet wird, das sich gegenüber der kognitiven Erfahrung des anderen zunächst als blind erweist. Im Falle eines Konflikts auf der eigenen Gewißheit zu beharren, bedeutet, die andere Person zu negieren. Ein solcher Standpunkt der Negation ist nur überwindbar, wenn wir uns aus dem Bereich der eigenen Gewißheit in einen anderen bewegen, in dem Koexistenz stattfindet. Diese kann nur handelnd geschaffen werden, insofern ist jedes Erkennen unauflösbar mit Tätigkeit verknüpft (vergl. ebd.).

Dieser Gedanke knüpft meines Erachtens an die handlungstheoretische Sichtweise der kulturhistorischen Schule an, die den Menschen als tätiges Wesen definiert, der die Möglichkeit hat, aktiv handelnd auf Umwelt und Mitmenschen einzuwirken. Diese Handlungsfähigkeit ist nur im wechselseitigen zwischenmenschlichen Kommunikationsprozeß zu realisieren (vergl. Grohnfeldt 1981).

Insgesamt ist aus dieser Sichtweise die erkenntnistheoretische Grundhaltung der Relativität jeglicher objektiver Wahrheit abzuleiten. „Die Erkenntnis der Erkenntnis verpflichtet....zur Haltung ständiger Wachsamkeit gegenüber der Versuchung der Gewißheit...aus der Einsicht, daß unsere Gewißheiten keine Beweise der Wahrheit sind, daß die Welt, die jedermann sieht, nicht die Welt ist, sondern eine Welt, die wir mit anderen hervorbringen" (Maturana, Varela 1987, S. 263 f.).

Als erste Konsequenz für das hier dargestellten Therapiekonzepts kann aufgrund dieser Überlegungen gelten, daß der Therapeut seinen Patienten niemals scheinbar objektive Grundsätze oktroyieren darf, sondern sich bemühen muß, den inneren Bezugsrahmen bzw. das Realitätskonzept des Patienten zu verstehen - eine Grundhaltung, die Rogers als einfühlendes Verstehen oder *Empathie* bezeichnet. Diese Einstellung führt nach Rotthaus (1989) automatisch zur Zurückhaltung und Bescheidenheit des Therapeuten im Werten und Urteilen und impliziert die Bereitschaft, wirklich zuhören zu können. Hierbei ist es die Aufgabe des Therapeuten, mehrere Kommunikationskanäle (z. B. den akustischen und visuellen) gleichzeitig bewußt zu registrieren, um eventuelle Kanaldiskrepanzen (vergl. Kap. 2.3.2) aufzudecken. Dies erfordert wache Aufmerksamkeit und vollständige Konzentration auf den Patienten (vergl. Weinberger 1988). Die Relativierung vorgefaßter Ansichten ist auch beim Zuhören von großer Bedeutung, denn „ eine Beraterin, die darauf brennt, ihr Wissen anzubringen, wird schwerlich verstehendes Zuhören praktizieren können" (ebd. 1988, S. 55).

Dadurch, daß der Patient keine vorgefertigten Ratschläge, Interpretationen oder fertige Lösungen bezüglich seiner Problematik erhält, wird seine Fähigkeit, innere Konflikte zu verbalisieren und zu eigenen Lösungen zu finden, also seine sogenannte *Selbstexploration*, verstärkt. Insofern wird ihm eine Auseinandersetzung mit der eigenen Person und die Entwicklung alternativer Betrachtungs- und Handlungsweisen ermöglicht. Nach Rogers steht das Individuum „im Mittelpunkt der Betrachtung und nicht das Problem" (zit. nach Weinberger 1988, S. 32). Die Therapie ist an der jeweiligen Person und ihrem Veränderungspotential orientiert und stellt dadurch eine Hilfe zur Selbsthilfe dar.

Um die für ein rigides Selbstkonzept charakteristischen Ängste, Spannungen und Verteidigungshaltungen einer Person aufzulösen, bedarf es der Entwicklung eines flexiblen Selbstkonzepts, innerhalb dessen der Einzelne alternative Erfahrungen zulassen kann, die bisher verdrängt oder verzerrt waren (z. B. diejenige, Fehler zu machen oder zu versagen). Als Voraussetzung dafür ist eine Beziehung erforderlich, in der vom Therapeuten aus eine *uneingeschränkte positive Wertschätzung* des Patienten erfolgt bzw. das ständige Bemühen um uneingeschränkte Akzeptanz und Achtung seiner Person. Diese Haltung ist unvereinbar mit selektiver Wertschätzung oder Abneigung sowie Mißbilligung ausdrückenden Stellungnahmen. Dabei kann es durchaus zu inhaltlichen Differenzen innerhalb der Therapie kommen, jedoch muß der Patient spüren, daß die gegenseitige Beziehung dadurch nicht beeinträchtigt wird. Diese Haltung der positiven Wertschätzung entspricht einem Grundbedürfnis des Menschen und stellt die Basis einer ungehemmten, angstfreien Persönlichkeitsentwicklung dar, die zu autonomem emotionalen und intellektuellen Verhalten, Selbstachtung und -akzeptanz führt (vergl. Rogers 1977, Weinberger 1988).

Die Forderung an den Therapeuten, dem Klienten immer uneingeschränkte Akzeptanz entgegenzubringen, ist als anzustrebendes Ideal zu betrachten, das nicht immer im gleichen Maß erreichbar ist. Probleme im privaten Bereich oder beruflicher Streß können den Therapeuten beispielsweise in seiner Toleranz dem Patienten gegenüber beeinträchtigen. Es sollte kein Leistungsdruck von seiten des Therapeuten aufgebaut werden, den Patienten gleich verstehen zu müssen. Eher empfiehlt es sich nach Weinberger (1988) den Istzustand der Beziehung zu akzeptieren und zu fördern, was vorhanden ist.

Ein weiteres, von Rogers (1977) gefordertes Therapeutenmerkmal stellt die Echtheit bzw. *Kongruenz* dar, die bedeutet, dem Patienten als Person gegenüberzutreten, die offen für eigenes Erleben ist und sich nicht hinter spezifischen Fassaden oder Rollenverhalten zu verbergen. Nur auf diese Weise kann die Person und das Verhalten des Therapeuten für den Patienten transparent sein, was eine weitere Voraussetzung für eine vertrauensvollen Beziehung darstellt.

Durch dieses Therapeutenverhalten wird auch der Patient angeregt, in seinem Verhalten offener und echter oder anders ausgedrückt, mehr er selbst zu sein. Ein Anstreben von Kongruenz bedeutet für den Therapeuten die Bereitschaft zur Auseinandersetzung mit der eigenen Person, die Akzeptanz persönlich und beruflich-institutionell bedingter Grenzen der Therapie sowie die Reflexion der eigenen Helfermotivation (vergl. Weinberger 1988).

Eigene Widerstände oder Aggressionsgefühle des Therapeuten in der Interaktion mit dem Patienten müssen bewußt reflektiert und ebenso wie andere Kommunikationshindernisse aufgedeckt werden. Dabei gilt es zu bedenken, daß Schwierigkeiten im Kommunikationsprozeß, von Geissner (1983) auch als „dialogische Differenzen" (ebd. S. 10) bezeichnet, prinzipiell unaufhebbar sind, da „keiner je ganz der andere sein kann" und der „räumliche und zeitliche Abstand" der Interaktionspartner niemals durch Miteinandersprechen ausgeglichen werden kann (ebd. S.10). Jeder Mensch ist durch eine ihm eigene „Kommunikationsbiographie" (ebd. S.12) geprägt, die sämtliche gelungenen und mißlungenen Handlungen des Miteinandersprechens enthält. Therapeutische Kommunikation, die sich nur auf die „Narben" der Kommunikationsbiographie bezieht, bezeichnet Geissner (1983) als „Reparaturgesinnung" (ebd. S. 12), während das unreflektierte Zutrauen, die die Narben verursachende Kommunikationsgeschichte ungeschehen zu machen, als „Allmachtphantasie" (ebd.) angesehen werden kann. Eine verantwortungsbewußte Therapie bewegt sich also ständig auf dem schmalen Grat zwischen Reparaturgesinnung und Allmachtphantasie, um dem Patienten eine Entwicklung seiner eigenen Kommunikations- und Konfliktfähigkeit „innerhalb der Grenzen der Beschädigungen des eigenen Lebens zu ermöglichen" (ebd. S. 12).

Eine weitere Form von Allmachtphantasie stellt meiner Ansicht nach das Bestreben des Therapeuten dar, die gesamte Lebensform und -einstellung des Patienten zu ändern. Gerade bei der Therapie Erwachsener ist zu bedenken, daß die meisten Patienten in ein Netz von Verpflichtungen eingebunden sind und spezifische Ansprüche an ihre Existenz etabliert haben, die ohne weiteres zu revidieren meist weder möglich noch sinnvoll wäre. Insofern muß eine realistische Einschätzung der gesamten Realität des Patienten erfolgen. Andererseits stellt die Lebenssituation gerade im Fall psychosomatischer Erkrankungen oft einen krankheitsauslösenden Faktor dar (vergl. Kap. 4.1.6.), so daß eine Reflexion und Modifikation von Lebensbedingungen (z. B. Berufswechsel) geraten scheint. Meiner Erfahrung nach ergibt sich nicht selten durch die in der Therapie sich langsam verändernde Form von Selbstwahrnehmung, Selbstexploration und Körperbewußtsein, daß der Patient lange aufrechterhaltene Verdrängungsarbeit nicht mehr aufrechterhalten kann oder möchte und von sich aus eine Veränderung seiner Lebensform anstrebt. Diesem Entschluß kann häufig eine Phase der Verwirrung und Orientierungslosigkeit folgen, der der Therapeut meiner Ansicht nach durch Unterstützung und Anregung begegnen sollte, die dem Patienten eine Neuorientierung erleichtern.

Die geforderte Transparenz bezüglich der Person des Therapeuten gilt selbstverständlich auch für die Durchführung der Therapie, die dem Patienten inbezug auf Methodik und Planung in jedem Schritt verständlich sein muß, wobei er eigenständige Therapieziele formulieren sollte. Um eigenes Engagement und Selbstverantwortlichkeit entwickeln zu können, ist es von Bedeutung für den Patienten, Sinn und Zweck des therapeutischen Handelns durchschauen zu können. Insofern sollten Unsicherheiten oder fehlende methodische und konzeptuelle Klarheit vom Therapeuten reflektiert und offen dargelegt werden.

Bevor ich auf grundlegende Voraussetzungen im Verhalten des Patienten eingehe, möchte ich noch auf die Bedeutung der fachlichen Qualifikation und Handlungskompetenz des Therapeuten verweisen, die sich außer der Kenntnis psychologischer und pädagogischer Theorien und therapeutischer Behandlungsmethoden auch auf Grundlagen von Pathologie, Physiologie und Anatomie erstrecken sollte. Speziell beim Einsatz muskelfunktioneller Behandlungsmethoden (vergl. Kap. 5.2.3. und 5.2.6.) sind anatomische und physiologische Kenntnisse unbedingte Voraussetzung einer korrekten Behandlungsausführung und Abschätzung ihrer Wirkung.

Voraussetzungen des Patienten für eine erfolgreiche Therapie stellen vor allem ein freiwilliges Engagement, Selbstverantwortlichkeit für den Erhalt der eigenen Gesundheit (vergl. Kap. 4.1.1.) und die Bereitschaft zum Einlassen auf die therapeutischen Angebote dar (vergl. Gundermann 1983).

Meistens ergibt sich die Therapiemotivation der Patienten aus dem individuell unterschiedlichen Leidensdruck, dessen Abbau zum vorrangigen Therapieziel wird. Wenn bei Patienten mit hyperfunktionellen Störungen keine Einsicht in die eigene Problematik erfolgt, kann bei Verringerung des Leidensdrucks die Therapiemotivation unter Umständen sinken und die Gefahr eines Rückfalls durch die Wiederaufnahme vertrauter unphysiologischer Gewohnheiten von Bewegungs- und Kommunikationsverhalten bestehen. Insofern ist es wichtig, die Bereitschaft des Patienten zur Selbstreflexion und zum grundsätzlichen Revidieren oder Modifizieren eingeschliffener Gewohnheiten des Körperumgangs, Bewegungs- und Kommunikationsverhaltens sowie des Stimmgebrauchs (z. B. beim Singen) zu fördern, um eine angebahnte physiologische Stimmfunktion auch dauerhaft zu erhalten.

Die Therapiesituation bedeutet zudem für den Patienten meist eine körperlich-geistige Umorientierung, was sehr anstrengend sein kann. Überforderung durch den Therapeuten kann eine kontraproduktive Frustrations- und Ablehnungshaltung des Patienten gegenüber der Therapiesituation und/oder der Person des Therapeuten hervorrufen. Insofern muß dieser sensibel auf etwaige Überforderungstendenzen gegenüber dem Patienten reagieren.[74] Das gleiche gilt für eine unbewußte Defizitorientierung der Therapie. Motivationstheoretisch erweist es sich als günstiger, von den Fähigkeiten des Patienten auszugehen und diese in einem langsamen Prozeß zu erweitern, so daß nicht permanent negative Erfahrungen den Lernprozeß belasten. Ähnliches gilt auch für das Bewegungsverhalten, so wird meiner Erfahrung nach Körperkoordination niemals durch die Ausübung schmerzhafter Übungen erlernt, sondern nur diejenigen Bewegungen werden vom Prinzip her bewußt und in das Bewegungsrepertoire integriert, die angenehm sind und Wohlbehagen in der Bewegung vermitteln. Dabei sind die individuellen Grenzen des Patienten von Patient und Therapeut gleichermaßen im Auge zu behalten und zu akzeptieren.

Die Offenheit des Patienten kann eventuell auch durch generelle Vorurteile der Therapie als Institution gegenüber beeinträchtigt sein. Für manche Menschen ist der Begriff „Therapie" heutzutage leider nach wie vor negativ besetzt und wird mit persönlicher Unfähigkeit, Hilflosigkeit und Versagen assoziiert, was dementsprechende Gefühle von Unbehagen oder Peinlichkeit auslöst - eine Einstellung, die hoffentlich in klärenden Gesprächen zwischen Therapeut und Patient revidiert werden kann.

Generell gilt es für beide Seiten zu akzeptieren, daß sich stets mehr oder weniger begründete Phänomene von Sympathie und Antipathie sowie grundsätzliche Differenzen im Rahmen der Interaktion einstellen können, die einem gegenseitigen Verständnis, konstruktiver Zusammenarbeit und wechselseitiger Akzeptanz im Wege stehen. Ist ein solches Verhältnis zwischen Therapeut und Patient, trotz klärender Bemühungen nicht aufzulösen, sollte der Patient besser mit einem anderen Therapeuten arbeiten.

5. 1. 2. Zum Therapieansatz

Im Laufe der Arbeit wurde die Entstehung hyperfunktioneller Stimmstörungen unter drei zentralen Aspekten betrachtet:

---

[74] Eine Überforderung des Patienten kann auch eintreten, wenn er durch nicht unmittelbar mit der Therapie im Zusammenhang stehenden gesundheitliche oder emotionale Problemen akut belastet ist, wodurch die Entscheidung zu einer Therapiepause sinnvoll sein kann.

Als Konsequenz eines spezifischen Kommunikationsverhaltens, das im Laufe des Lebens erworben wird und zu unphysiologischem Stimmgebrauch führt, wobei Imitations- und Identifikationsprozesse im Kind- und Jugendalter sowie Rollenverständnis von großer Bedeutung sein können (vergl. Kapitel 2).

Als Folge erworbener oder hereditärer motorischer Dysfunktionen bzw. Dyskinesien auf körperlicher Ebene, die die Stimmfunktion indirekt beeinträchtigen (vergl. Kapitel 4.3.).

Als Ausdruck einer psychosomatischen Erkrankung, wobei ich mich bezüglich der Therapie an einer psychosomatisch-verhaltenstheoretischen Sicht orientieren möchte, die die Bedeutung der jeweiligen Lebenssituation und des psychosozialen Umfelds des Betroffenen und seine individuellen Bewältigungsstrategien (Coping) vorrangig ins Blickfeld rückt.[75] Eine Hyperfunktion der Stimme kann in diesem Fall Folge einer gesamtkörperlichen Hypertonie sein, die als somatischer Niederschlag psychischer Spannungen und Belastungen gelten kann. Ferner wird vermutet, daß der Organismus unter psychophysischer Überbelastung mit funktionellen Störungen an spezifischen Organen reagiert, die eventuell vorgeschädigt, stark beansprucht oder narzißtisch hoch besetzt sind.

Alle drei Aspekte können sich wechselseitig beeinflussen und in Form eines Teufelskreises gegenseitig bedingen: So kann eine längerfristige psychophysische Überlastung Dysfunktionen auf körperlicher Ebene verfestigen, die das Kommunikationsverhalten beeinträchtigen. Umgekehrt können bestehende Dysfunktionen zu erfolglosem Kommunikationsverhalten führen, das wiederum psychosozialen Streß und psychosomatische Reaktionen bedingt. Schließlich können Kommunikationsgewohnheiten, die mit chronisch unphysiologischem Stimmgebrauch einhergehen den Teufelskreis aus Dysfunktionen und psychosomatischer Krankheit auslösen.

Aufbauend auf dieses pathogenetische Verständnis der hyperfunktionellen Stimmstörung, vereint das hier dargelegte Therapiekonzept einen funktionellen sowie kommunikativen Ansatz.

Der *funktionelle Ansatz* wird als therapeutische Arbeit verstanden, die die Gesamtheit des psychophysischen Organismus als System betrachtet (vergl. Kap.

---

[75] Eine eher psychoanalytisch orientierte Betrachtung legt mehr Wert auf spezifische Persönlichkeitsmerkmale des Patienten, die im Lauf der eigenen Biographie durch Triebsublimierung oder traumatische Erfahrungen auf der Beziehungsebene herausgebildet worden sind.

3.1. und 4.1.1.) und im Fall der hyperfunktionellen Dysphonie nicht isoliert bzw. symptomorientiert an der Stimmfunktion arbeitet, sondern in Diagnostik und Therapie die Auswirkungen der Störung auf den ganzen Körper einbezieht und andere Funktionen (z. B. die orofazialen Funktionen oder Haltefunktion der Wirbelsäule) als Basis der Stimmfunktion erarbeitet.

Stimme realisiert sich in zwischenmenschlicher Kommunikation, deren zentrale Bedeutung für die Entwicklung von Handlungskompetenz und Selbstverwirklichung des Individuums im *kommunikativen Ansatz* berücksichtigt ist. Eine Reflexion und Modifikation von ungünstigem Kommunikationsverhalten ist grundlegende Voraussetzung für die dauerhafte Etablierung eines physiologischen Stimmgebrauchs und wirkt überdies modifizierend auf die psychosoziale Situation des Betroffenen, die entscheidend an der Genese psychosomatischer Krankheiten beteiligt ist. Die Bereiche von Selbsterfahrung und Wahrnehmung sind in beiden Ansätzen von grundlegender Bedeutung.

Der hier dargelegte Therapieansatz, der sich auf funktionale sowie kommunikative Aspekte der Therapie beruft, ist meiner Meinung nach als ganzheitlich zu bezeichnen, da er nicht symptom- oder defizitorientiert arbeitet und in seinem Menschenbild auf den in Kapitel 5.1.1. skizzierten Vorstellungen beruht.

Die graphische Darstellung der Therapiemethodik ist Abb. 8 zu entnehmen:

Die funktionale Arbeit gliedert sich in die Bereiche von funktionaler Körper- und Stimmtherapie. Diese Bereiche sind hier nur im Sinne einer methodischen Übersicht getrennt und in der therapeutischen Praxis auf vielfältige Weise miteinander verknüpft.

Der Begriff der *funktionalen Körpertherapie* ist von Petzold (1991) übernommen, der zwischen funktionaler und konfliktzentrierter therapeutischer Körperarbeit differenziert. Zur funktionalen Körperarbeit gehören nach Petzold Formen der Atemtherapie (Middendorf), Verfahren der Bewegungstherapie (Alexandertechnik, Feldenkrais), Wahrnehmungsförderung (Gindler), Eutonie (G. Alexander), Relaxationsmethoden (Jacobson) sowie verschiedene Arten der Körpermassage. Ich möchte innerhalb dieses stimmtherapeutischen Konzepts auch die atemtherapeutischen Behandlungsvorschläge Schlaffhorst-Andersens und Coblenzers, Bewegungsformen aus dem Bereich des Ausdruckstanzes (Release, Continuum) und die muskelfunktionalen Behandlungsmöglichkeiten des orofazialen Bereiches der orofazialen und myofunktionellen Therapie unter dem Begriff der funktionalen Körpertherapie integrieren, da auch sie auf eine Veränderung von Wahrnehmung und Körperfunktionen abzielen, obwohl der Begriff innerhalb der Literatur bisher noch nicht in dieser Form für sie geprägt worden ist. Selbstverständlich zählen die direkten Übungen für die Stimmfunktion auch zur funktionalen Arbeit.

	funktionaler Ansatz		kommunikativer Ansatz
	Funktionale Körpertheapie	funktionale Stimmtherapie	Verhaltenstherapie
Selbsterfahrung	Körpererfahrung	Stimmerfahrung	Wahrnehmung und Reflexion des eigenen Verhaltens und der Beziehung zu den Kommunikationspartnern in Interaktionsprozessen
Wahrnehmung	Propriozeption, orale Stereognose, Diadochokinese	phonatorische Kontrolle	
Veränderung	-sukzessive Rehabilitation körperlicher Funktionen -sukzessive Steigerung körperlicher Leistungsfähigkeit	-sukzessive Rehabilitation der Atem- und Stimmfunktion -sukzessive Steigerung der Stimmleistung	Modifikation des Kommunikationsverhaltens durch: * Modellernen[+] * kognitive Umstrukturierung *Selbstkontrollverfahren * Problemlösestrategien
	Orientierung am Einzelfall durch intensive Exploration und patientenzentrierte Interaktion		

[+] Anmerkung: Auch im Bereich der funktionalen Körper- und Stimmtherapie kommt es zu Prozessen des Modellernens zwischen Therapeut und Patient.

Abb. 8: Tabellarische Darstellung der methodischen Grundlagen

Funktionale Körpertherapie bezieht sich zum einen auf die Förderung beeinträchtigter Funktionen, um ein ganzkörperliches Gleichgewicht wiederherzustellen, oder, falls dies nicht möglich ist, durch die Etablierung physiologischer Kompensationsmöglichkeiten, eine weitestgehende Annäherung daran zu erreichen. Zum anderen sind funktionale Ansätze auch auf Selbsterfahrung durch Entspannung und Körpererfahrung sowie auf die Schulung der proprioceptiven Fähigkeiten (vergl. Kap. 3.2.) zentriert, als Voraussetzung einer weiteren Arbeit am funktionellen Gleichgewicht des Organismus.

Die gezielte Förderung alternativen Bewegungsverhaltens zielt dabei auf die Veränderung der zentralnervös gespeicherten Engramme motorischen Verhaltens (vergl. Kap. 3.2. und 4.1.5.). Der Wahrnehmungsförderung liegt letztlich das Ziel der Veränderung zentralnervöser sensorischer Repräsentationen zugrunde bzw. eine Verbesserung deren struktureller Vernetzung (durch Axonsprossung und Synapsenbildung, vergl. Kap. 3.1.). Dadurch ergibt sich eine Verstärkung der dem Organismus inhärenten zentralen Selbstkontrollmechanismen (Reafferenzen, vergl. Kap. 3.2. und 4.1.5.).

Durch die Zentrierung auf Selbsterfahrung durch Körpererfahrung wirken die Methoden funktionaler Körpertherapie in vielen Fällen auch psychotherapeutisch ohne biographisch aufdeckend zu sein (vergl. Petzold 1991).

Paulus (1986) zufolge stellen die Erfahrungsdaten vom eigenen Körper grundlegende Elemente der Selbsterfahrung dar - Körper- und Selbsterfahrung sind demnach komplementär. Das Verhältnis zum eigenen Körper, die Auseinandersetzung mit ihm und Akzeptanz seiner Realität kann als entscheidende Determinante der menschlichen Persönlichkeitsentwicklung betrachtet werden.[76] Eine positive Beziehung zum eigenen Körper geht meist einher mit psycho-physischem Wohlbefinden und Zufriedenheit.

Der Mensch erlebt und versteht seinen Körper nur durch seine Identifikation mit ihm. Hat der Körper im Selbstbild des Menschen keine eigenständige Ausdruckskraft, wird er mehr und mehr anderen Bedingungen untergeordnet, abgespalten, geleugnet oder mit negativen Empfindungen besetzt. Nach Rittner (1986) ist die Distanzierung des Körpers in komplexen Gesellschaften maximal fortgeschritten. „Die Verdrängung des Körpers aus den Interaktionen, die Entfunktionalisierung seiner Eigenschaften, damit aber auch die Entkonkretisierung der Lebensverhältnisse" (ebd. S. 138) stellen Konsequenzen dieser Entwicklung dar. Dies macht deutlich, wie schwer es ist, unter diesen Bedingungen den eigenen Körper in sein Selbstbild zu integrieren. Die Distanzierung vom Körper und dem unmittelbar körperlichen Ausdruck ist bei Patienten mit hyperfunktioneller Dysphonie sehr oft zu beobachten. „Durch soziale Anschauungen, durch Tabuisierung und Abspaltung ganzer Körperteile ist der Körper mystifiziert, mit Geheimnissen umgeben, ja teilweise unreal geworden und dem Erleben verschlossen. Was dem Erleben

---

[76] Merleau-Ponty (1966, in Nienkerke-Springer 1994) definiert Leiblichkeit als ein unaufhebbares, apriorisches Moment menschlichen Daseins. „Sinnkonstitution entsteht immer aus der unmittelbar leiblichen Erfahrung des Menschen..." (ebd. S. 391).

und der Wahrnehmung aber verschlossen bleibt, fehlt auch der Identität, weil es für das Selbst nicht identifizierbar ist" (Keil, Maier 1984, S.117).

Stimmstörung bedeutet Ausdruckshemmung und -entfremdung, die sich sowohl auf psychischer als auch auf somatischer Ebene in Form von Spannungen niederschlägt, die die Spontaneität der Person einschränken. Die beeinträchtigte Fähigkeit, durch motorisches Verhalten und emotionalen Ausdruck auf die Umwelt einzuwirken begrenzt die Möglichkeit des Individuums, seine Umgebung aktiv mitgestalten zu können (vergl. Nienkerke-Springer 1994). Die persönliche Identität und ihren individuellen Ausdruck durch Selbsterfahrung und funktionelle Schulung von Körper und Stimme zu fördern, bzw. überhaupt erst zu ermöglichen, ist deswegen meines Erachtens eine wichtige Aufgabe der Stimmtherapie.

Der Erwerb von Körperbewußtsein und die Förderung des motorischen Verhaltens im Rahmen funktioneller Körperarbeit kann insofern auch als eine Möglichkeit zur Erweiterung von individueller Handlungskompetenz und Selbstverwirklichung betrachtet werden. „Die Person kann sich ungezwungen bewegen, ihr Körper steht ihr zur Verfügung, sie kann sich mit ihm und durch ihn verwirklichen. Es sind die Voraussetzungen für eine angemessene Körperbeherrschung und -bewegung geschaffen, auf die sich die Zufriedenheit mit dem Körper stützen kann und die im weiteren zu einer Stabilisierung und Erhöhung des Selbstwertgefühls einer Person beitragen können" (Paulus 1986. S. 107 f.).

Der Erwerb von Wissen und Kenntnissen über den eigenen Körper und seine Funktionen trägt ferner zur Ausbildung realistischer Merkmalskonzepte bei, die innerhalb der Planung, Realisierung und Kontrolle von Verhalten erfolgreich eingesetzt werden können.

Bewußte körperliche Bewegung wird meist als angenehm, oft als entspannend erlebt. Die Fähigkeit des einzelnen, solche Verhaltensweisen zu initiieren kann die „Lust-Unlust Balance in positiver Richtung beeinflussen" (Paulus 1986, S. 117), da das Individuum durch diese Kompetenzen eine stärkere Unabhängigkeit erlangt bzw. sein Wohlbefinden unter seine eigene Kontrolle bringt. Auch Glaser (1993) betont das geistig-psychische Wohlbefinden des Individuums in Eutonie, da negative körperliche Sensationen wie Schmerz, Überanstrengung und Spannung aufgelöst sind. Dies führt zu einer angstfreien, selbstsicheren Einbindung in die individuelle Lebenssituation und verstärktem Umweltbezug, der sich in der Bereitschaft zu intensiverer Sinneswahrnehmung und geschärfter Aufmerksamkeit offenbart. Die Umwelt gestaltet sich als „haptischer Raum" (Glaser 1993, S. 38), in dessen Mittelpunkt der Mensch steht. Der spielerisch-experimentelle Umgang mit dem eigenen Körper trägt ebenso dazu bei, vorhandene Tabus im Körperausdruck abzubauen.

Der Prozeß von Körpererfahrung und -wahrnehmung, der von Keil, Maier (1984) als „Abtasten der Wirklichkeit mit der Erkenntnisvielfalt der Sinne" (ebd. S. 121) umschrieben wird, führt zu Körperbewußtheit als Fähigkeit, innerkörperliche Prozesse und Empfindungen im Vollzug einer motorischen Handlung wahrzunehmen. Dies bedeutet, zu spüren, wie der eigene Körper in den Bewegungsvollzug integriert ist, wie die Bewegung nach außen wirkt und wie sie emotionelle oder kognitive Prozesse auslöst, beeinflußt und ausdrückt (vergl. Nienkerke-Springer 1994).

Die in Abb. 6 dargestellten Bereiche von Körpererfahrung und -wahrnehmung stellen Prozesse dar, die zur Ausbildung einer solchen Körperbewußtheit führen. Sie sind Basis einer Modifikation des unphysiologischen motorischen Verhaltens infolge funktionaler Bewegungsarbeit und Tonusregulierung. Diese bewirkt wiederum eine Veränderung der körperlichen Form (z. B. eine aufrechte Haltung), gemäß dem Grundsatz der Korrespondenz von Form und Funktion (vergl. Kap. 3.1.). Auf dieser Grundlage können Methoden und Behandlungsformen der funktionalen Körperarbeit zur sukzessiven Rehabilitation beeinträchtigter Funktionen und zur Steigerung körperlicher Gesundheit und Leistungsfähigkeit beitragen. Dies begründet den hohen Stellenwert funktionaler Körperarbeit innerhalb dieses Konzepts.

Die funktionale Körpertherapie ist klar abzugrenzen von zahlreichen konfliktzentrierten körpertherapeutischen Verfahren,[77] denen es um das Aufdecken von „im Körper verdrängtem traumatischem Material" (Petzold 1991, S. 481) geht, das zu Energieblockaden und Verspannungen (Panzerungen) führt. Die therapeutische Absicht innerhalb solcher Verfahren besteht meines Erachtens darin, die Auflösung derartiger Spannungen durch Ausagieren zu bewirken. Diese Reaktionen werden meist durch gezielte manuelle Stimulation von Zonen körperlicher Panzerungen durch den Therapeuten ausgelöst.[78]

---

[77] An dieser Stelle möchte ich nur die Primärtherapie (z. B. nach Janov), die reichianische Vegetotherapie, Formen der körperzentrierten Gestaltarbeit und die Bioenergetik nach A. Lowen als Beispiele anführen.

[78] Petzold (1991) verweist auf die Gefahren und Risiken solcher Arbeit, die bei unqualifizierter Anwendung neben der Gefahr körperlicher Verletzungen in Situationen starken Ausagierens auch schwere psychische Wirkungen, wie Psychosen oder Depressionen bis hin zur Suizidalität hervorrufen können. Dies

Ich kann mir eine Anwendung konfliktzentrierter Verfahren speziell bei Patienten mit hyperfunktioneller Dysphonie vorstellen, bei denen schwere körperliche Verspannungen psychosomatischer Genese überwiegen.[79] Die konfliktzentrierte Körperarbeit ist in das Konzept dieser Arbeit jedoch nicht integriert, da ich die Ansicht Petzolds (1991) teile, der eine psychotherapeutische, wenn möglich sogar analytisch orientierte Ausbildung als Grundlage dieser Therapien ansieht.

Auch die in die funktionale Körperarbeit integrierten Verfahren von Atem- und Körpererfahrung führen zum Lösen vorhandener Körperspannungen, was die von Reich beschriebenen muskulären Panzerungen (vergl. Kap. 4.1.6.) wahrscheinlich nicht unberührt läßt. Insofern muß sich ein körperfunktional orientierter Therapeut ebenfalls der Risiken und Grenzen seiner Arbeit bewußt sein und ein sensibles Gespür für körperliche Blockaden der Patienten entwickeln. Falls sich deren Lösung nicht durch sukzessive Arbeit an Wahrnehmung und Entspannung ergibt, empfiehlt sich bezüglich des „Aufdeckens" meiner Ansicht nach eine Überweisung an konfliktorientierte Körper- oder Psychotherapeuten.

Generell sollten folgende Aspekte bei der Anwendung funktioneller Körperarbeit berücksichtigt werden (vergl. Petzold 1991, S. 482 ff.):

Das Ich ist in seiner Grundlage Körper-Ich. Deswegen gehen Interventionen am Körper unmittelbar an die Basis der Person.

Verspannungen als Abwehrreaktionen auf somatischer Ebene erfüllen ihren Sinn als Verdrängungs- oder Verteidigungshaltung. Werden sie aufgelöst muß etwas anderes an ihre Stelle treten, da sonst ein Zusammenbruch der Person erfolgt.

Körperarbeit braucht Kontinuität, da Wachstum und Integration Zeit erfordern. Dies muß auch in jeder Therapie, sei es ambulant oder stationär, garantiert sein, was allein schon aus pragmatischen Gründen (Zeit, Kosten) nicht immer einfach ist.

---

gilt vor allem, wenn ein Therapeut nicht in der Lage ist, den Patienten aufzufangen und bei der Verarbeitung seines Konfliktpotentials zu helfen oder, wenn er die Problematik des Patienten unterschätzt.

[79] Problematisch für die Stimmtherapie erscheinen mir jedoch Ansätze, die mit sehr starkem stimmlichen Ausagieren arbeiten (z. B. Urschrei nach Janov), da dieses Ausagieren im Fall einer Stimmstörung wahrscheinlich gar nicht möglich ist, so daß es zu einer Diskrepanz von Emotion und Ausdruck kommt. Außerdem würde ein solches Vorgehen eine unphysiologische Überlastung der schon vorgeschädigten Stimmfunktion bedeuten.

Das Bewußtwerden des eigenen Körpers und die Veränderung gewohnter Bewegungsmuster kann vor allem am Anfang sehr anstrengend sein, deprimieren, ermüden und das Individuum generell aus dem Gleichgewicht bringen. Deswegen braucht der Patient Ruhe, Ermunterung, Unterstützung und Akzeptanz.

Körperarbeit ist immer im Zusammenhang mit der Lebenssituation des Patienten zu sehen, da es sonst zu Diskrepanzen zwischen Ich und Umwelt kommt.

Unmittelbare körperliche Schädigungen oder Verletzungen sind unbedingt zu vermeiden. Körperarbeit greift zudem in den Energiehaushalt des Körpers ein, beeinflußt Tonus und Stoffwechsel. Insofern ist hier wieder die fachliche Kompetenz des Therapeuten zu betonen und sein Bewußtsein, bis zu welchem Grad er individuell gehen kann. In diesem Sinne sollte er funktionale Körpertherapieformen und deren Wirkungen immer auch an sich selbst erfahren haben.

Der methodische Ansatz der funktionalen Stimmarbeit ist orientiert an dem von W. Rohmert (1987) entwickelten funktionellen Stimmtraining. Diese Methode der Stimmentfaltung und -schulung ist vorrangig für die Förderung der Gesangsstimme konzipiert und geht von einer physiologisch gesunden, trainierbaren Stimmfunktion aus, die den speziellen Anforderungen des Kunstgesangs gerecht werden soll. Die Stimmfunktion wird dabei als integriert in das psychophysische Gesamtsystem gesehen und dies, im Gegensatz zu vielen anderen Gesangsschulen, die die Einheit von Körper, Atem und Stimme generell berücksichtigen, auch anatomisch-physiologisch differenziert begründet und etablierte Funktionsübungen der Gesangsstimme bezüglich dieser Erkenntnisse geprüft. Eine Erweiterung dieses Konzepts auf die Anforderungen der Stimmtherapie erfolgte durch Kruse (1991), durch den die kritische Prüfung von Auswirkungen stimmtherapeutischer Methoden auf die Aktivierung physiologischer ein- bzw. pathologischer ausatmungsgesteuerter Bewegung mit ihrer Konsequenz auf die laryngeale Doppelventilfunktion erfolgte. Der von ihm geprägte Begriff der funktionalen Stimmtherapie wird für diese Arbeit übernommen

Der in Abb. 6 dargestellt Bereich von Stimmerfahrung und -wahrnehmung führt analog der funktionellen Körpertherapie zu bewußtem Gebrauch und Kontrolle der Stimme, auf deren Basis dann eine sukzessive rehabilitatorische Veränderung und Belastbarkeit bzw. Leistungsfähigkeit der Stimme angestrebt werden kann. Der Bereich von Stimmerfahrung und -wahrnehmung stellt, ähnlich wie der von Körpererfahrung, eine Möglichkeit der Ausdrucksfindung und -erweiterung dar, mit den schon beschriebenen positiven Konsequenzen im Bereich von Handlungsfähigkeit sowie sozialer und kommunikativer Kompetenz.

Die Reflexion und Modifikation des Kommunikationsverhaltens erfolgt, wie in Abb. 6 skizziert, durch die Orientierung an *kognitiv-verhaltenstherapeutischen Methoden,* da hyperfunktionelle Stimmstörungen häufig auf ungünstige oder fehlende Lernprozesse innerhalb der Kommunikation zurückzuführen sind (vergl. Kap. 2) oder durch sie aufrechterhalten werden. Aus diesem Grund erscheint mir das verhaltenstherapeutische Prinzip der Reflexion und Veränderung von Umweltbedingungen und sozialer Interaktion, wobei Lernprozesse systematisch zur Verhaltensänderung eingesetzt werden (vergl. DGV 1986, Vorwort), in der Therapie von Patienten mit hyperfunktioneller Dysphonie angebracht.

Bei diesem Patientenkreis spielt meines Erachtens in den meisten Fällen die kognitive Umorientierung hinsichtlich der Krankheitsursache (*Reattribuierung*), die Basler (1979) innerhalb der Therapie psychosomatischer Patienten beschreibt, eine große Rolle zur Festigung der Therapiemotivation der Patienten und zur Entwicklung von Selbstkontrollfähigkeit und Eigeninitiative. Dabei soll dem Patienten ermöglicht werden, belastende Faktoren seiner kommunikativen Kompetenz innerhalb seines sozialen Umfelds zu reflektieren und operante Faktoren seiner Stimmstörung aufzudecken und zu ändern. Kognitive Umstrukturierung bedeutet auch die Relativierung bestehender Wert- und Normvorstellungen. Dazu zählen auch irrationale Überzeugungen, wie das Denken in Extremen oder die Tendenz zu Übergeneralisierungen (vergl. Lazarus 1972, Ellis 1977, in Basler 1979), die bezogen auf Stimme und Kommunikationsverhalten vielleicht ähnlich formuliert werden können: „Ich muß meine Meinung immer durchsetzen können" oder „Mir hört sowieso niemand zu".

Im Rahmen kognitiver Umstrukturierung kann in Anlehnung an Basler (1979), Reinecker (1986) und Egger, Freidl, Friedrich (1992) zunächst eine Aktivierung problemerzeugender Strukturen (z. B. durch Rollenspiel) erfolgen, wodurch der Patient sein Verhalten und seine Emotionen in dieser Situation registrieren und anschließend interpretieren kann. Darauf schließt sich eine gemeinsame Durcharbeitung seiner Interpretation auf rationale und irrationale Komponenten an. Nach dieser Phase der Selbsterfahrung kommt es zur gemeinsamen Suche nach *Problemlösestrategien* (coping skills). Eine Problemlösestrategie kann darin bestehen, daß der Patient seine negative Selbstsicht in eine positive verändert, was meist schon zur Verhaltensmodifikation beiträgt.[80] Ferner können im Fall von hyperfunktionellen Dysphonien spezifische Formen des Kommunikationsverhaltens, die vom Patienten und Therapeuten gemeinsam reflektiert und erarbeitet worden sind, eingeübt werden (z. B. im Rollenspiel oder in vivo). Dadurch kommt es zur Desensibilisierung des Patienten für spezifische Problemsituationen und die übliche Streßreaktion kann durch eine günstigere Verhaltensweise ersetzt werden, eine Methode, die letztlich auf das Prinzip des klassischen Konditionierens mit der Substitution einer Reaktion auf den gleichen Reizstimulus zurückgreift. Ich denke dabei an den gezielten Einsatz einer entspannungsfördernden Sprechweise in kommunikativen Streßsituationen, wie z. B. bewußtes Abspannen des Atems durch Pausenverhalten, exakte Artikulation anstelle vermehrter stimmlicher Lautstärke oder eine lockere Körperaufrichtung auch im Sitzen. Ein Aspekt der kognitiven Verhaltenstherapie stellt hierbei im Kontrast zum klassischen Konditionieren jedoch die bewußte Selbstkontrolle des Patienten dar und seine eigene Entscheidung, zu welcher Strategie bzw. Technik er greift und wie oder in welchem Umfang er sie einsetzt, zumindest solange, bis sich ein für den Patienten günstiges Verhalten automatisiert hat.

Von Verfahren der Verhaltenserzeugung oder -hemmung durch Methoden operanten Konditionierens (Verstärkung, Belohnung oder Strafe) möchte ich absehen, da sie meiner Meinung nach nicht mit dem beim Patienten vorliegenden und zu fördernden Potential von Autonomie und Selbsthilfe zu vereinbaren sind. Dies gilt insbesondere für den Einsatz aversiver Techniken, die aus ethischen Gründen in der Verhaltenstherapie zu Recht kaum noch vertreten sind und die dem Therapeuten eine Machtposition verleihen, mit der ich mich nicht identifizieren möchte.

Durch diese Art der kognitiv-verhaltenstherapeutischen Arbeit ergibt sich die Vermittlung von Selbstkontrollmöglichkeiten an den Patienten, die in Problemsituationen autonom angewendet werden können. Dies trägt zur Stabilisierung des Therapieerfolgs bei, da sich das Erlernen von Bewältigungsstrategien, die bei

---

[80] Nach Meichenbaum (1977) und Goldfried (1977) (in Basler 1979) formuliert jedes Individuum die Einschätzung seiner selbst in Form einer inneren Sprache, was als Selbstverbalisierung bezeichnet wird. Eine erfolgreiche Verhaltensmodifikation strebt demnach eine Umformulierung der Selbstverbalisationen an. Der Begriff der inneren Sprache geht zurück auf L. S. Wygotski und die kulturhistorische Schule.

unterschiedlichen Problemkonstellationen eingesetzt werden können, als ein Mittel effizienter Prävention erweist (vergl. Reinecker 1986).

Die Fähigkeit zur Selbstkontrolle und -regulation ist bei Krankheiten ohne sichtbare strukturelle Effekte (den sogenannten funktionellen Störungen) insofern von Bedeutung, da alterierte rhythmische Funktionen des Körpers, z. B. hervorgerufen durch eine Streßreaktion auf vegetativer Ebene, auf Lernprozesse des Verhaltens reagieren (vergl. Egger, Freidl, Friedrich 1992). Eine Vielzahl von Störungen der Funktionsregulation können gemeistert werden, wenn der Patient lernt, seine veränderten Regulationsmuster infolge Modifikation seines Verhaltens zu steuern (vergl. Weiner 1990).

Ein weiterer Faktor stimmtherapeutischer Arbeit, der sich fast automatisch im Rahmen der Therapie ergibt, ist das *Lernen am Modell*, das bei einem Beobachter den Erwerb neuer Verhaltensweisen auslöst, die bisher in sein Verhalten nicht integriert waren. Dies ergibt sich auf der Ebene von Körper- und Stimmarbeit durch die Orientierung des Patienten am Therapeuten, der viele Übungen vormacht und dem Patienten insofern als Modell dient. Um diese Modellfunktion zu erfüllen, muß der Therapeut die dargebotenen Übungen selbst beherrschen und korrekt auszuführen in der Lage sein. Der Patient darf sich niemals bedingungslos an sein Modell anpassen, da jeder Organismus andere Bedingungen der Verwirklichung von Körper- und Stimmarbeit verlangt, und die dargebotenen Übungen vom Patienten kreativ und unter Anpassung an seinen eigenen Körper nachvollzogen werden sollten.

Modellernen im Bezug auf das Kommunikationsverhalten kann gut innerhalb von Gruppentherapie realisiert werden, da die anderen Gruppenmitglieder alternative Möglichkeiten von Stimmgebrauch und Interaktion aufzeigen, die vom einzelnen reflektiert und unter Umständen in sein Verhalten integriert werden können.

Eine wichtige Voraussetzung für die Realisierung von beobachtetem Verhalten ist die Fähigkeit, es auch motorisch reproduzieren zu können, d.h. die physischen Möglichkeiten zur Nachahmungsreaktion müssen bereitstehen. Die Aktivierung komplexen Verhaltens gelingt gerade auf körperlicher Ebene oft nur unvollständig. Die Bestandteile der komplexen Reaktion müssen erst geübt und durch informatives Feedback verbessert werden, damit die Reaktion auch produziert werden kann (vergl. Reinecker 1986).

Deshalb ist der Einsatz verhaltenstherapeutischer Gruppentherapie zur Modifikation des Kommunikationsverhaltens durch Prozesse des Modellernens meines Erachtens dann zu kritisieren, wenn dies zu einem Zeitpunkt geschieht, an dem der Patient physisch noch gar nicht in der Lage ist diesbezügliche Anregungen zu verwirklichen. Ein Beispiel dafür ist das am Modell beobachtete aufrechte Sitzen auf der Stuhlkante, daß eine freie Zwerchfelltätigkeit erlaubt (anstelle eines zurückgelehnten Zusammenkrümmens im Stuhl mit verschränkten Armen) und überdies die Zuwendung zum Kommunikationspartner signalisieren soll. Meiner Erfahrung nach ist ein solches Verhalten vielen Patienten mit hyperfunktioneller Dysphonie nur dann möglich, wenn vorher systematisch an einer physiologischen Aufrichtung der Wirbelsäule und sukzessiver Kräftigung der Rückenmuskulatur gearbeitet wurde sowie eine kinästhetische Orientierung an den Sitzhöckern als Aufrichtungshilfe im Rahmen von Körpererfahrung und -wahrnehmung erfolgt ist. Eine aufrechte Sitzhaltung wird ansonsten unter Umständen mit Schmerzen und Verkrampfung verbunden sein, was sich ungünstig auf die Stimmfunktion auswirkt.

Als letzten Aspekt der Methodik möchte ich die Bedeutung der Orientierung am Einzelfall als Grundlage der Therapie hervorheben, was mittels einer ausführlichen *Exploration* nicht nur im Rahmen der Anamnese, sondern therapiebegleitend verwirklicht werden kann. Nach Middeldorf (1987) stellt Exploration (Erforschung) die Aufgabe dar vielfältige Informationen zu eruieren, die „in ihrer Zusammenschau einen Eindruck von der Störungsstruktur vermitteln" (ebd. S. 44), wobei nicht nur der Bereich der Stimmstörung, sondern auch die Lebenssituation, Emotionen, anderweitige Konflikte etc. miteinbezogen werden.

Exploration basiert ferner auf genauer Verhaltensbeobachtung des Patienten in jeder Phase des Therapieablaufs. So kann zu Beginn der Behandlungen ein exploratorisches Gesprächs erfolgen, das dem Patient Gelegenheit zur Rückmeldung und zur Verarbeitung von Therapieprozessen gibt. Zum Explorieren kommt es aber auch in den Arbeitsphasen der Therapie, z. B. beim „Experimentieren" (ebd. S. 45), um ein günstiges Stimmverhalten in spezifischen Situationen herauszuarbeiten (z. B. beim Phonieren eines bestimmten Vokals im Liegen) (vergl. ebd.).

5. 1. 3. Expektanz und Akzeptanz des Patienten bezüglich der eigenen Stimme

Jeder Mensch erlernt im Laufe seiner sprachlichen Entwicklung und seiner Sozialisation einen spezifischen Stimmgebrauch und entwickelt parallel dazu ein bestimmtes, subjektives Bild seiner eigenen Stimme (*vocal image*, vergl. Kap.

2.3.4.). Dieser Prozeß wird durch Normen und Ideale von Stimmbildungs- und -verwendungskompetenz der Sprachgemeinschaft geprägt. Werden solche Ideale vom einzelnen adaptiert, kommt es zur Ausbildung einer Erwartungshaltung gegenüber der eigenen Stimme (*„Stimm-Expektanz"*, Middeldorf 1987, S. 22) diesen Normen gerecht zu werden.

Eine gesunde Stimme weist genügend Variabilität auf, diese Erwartungen innerhalb des Kommunikationsverhaltens zu erfüllen. Bei akuter Arbeitshyperämie, Überlastung durch Alkohol, Nikotin oder Infekte tritt eine temporäre Qualitätsminderung der Stimme ein. Diese Veränderungen werden, als temporärer Zustand, im allgemeinen akzeptiert. Erst bei dauerhafter Divergenz zwischen dem eigenen Stimmklang (Stimm-Performanz) und der persönlichen Stimm-Expektanz wird die Stimme als veränderungswürdig empfunden, es kommt zu fehlender *„Stimm-Akzeptanz"* (vergl. Middeldorf 1987, S.24).

In der Therapie von Stimmpatienten sollte die individuell unterschiedliche Stimm-Expektanz bzw. -Akzeptanz stets Grundlage für Therapieplanung und das Anvisieren von Therapiezielen sein. Der Maßstab der meisten Patienten stellt die Realisierung einer ungestörten Kommunikation dar. Viele Betroffene weisen aber darüber hinaus aus persönlichen oder beruflichen Gründen einen hohen Anspruch an die Qualität oder Belastbarkeit ihrer Stimme auf,[81] dem durch differenzierte Therapiemethodik gerecht zu werden ist, so daß auch sie wieder eine Stimm-Akzeptanz entwickeln können.

Nach meiner Erfahrung ist es eine sensible Aufgabe, Patienten mit überhöhten Ansprüchen an ihre eigene Stimme zu einer realistischen Einschätzung hinzuführen. Dies bedarf eines hohen Maßes an Einfühlung und Unterstützung durch den Therapeuten, um die Verunsicherung und Frustration des Patienten aufzufangen, andererseits aber auch eine klare, unbeschönigende Auseinandersetzung mit der Problematik, die von beiden Seiten unter Umständen als hart und anstrengend empfunden wird. In Kap. 4. 1. 6. wurde Selbstüberschätzung und -überforderung als häufig auftretende Komponenten im Verhalten psychosomatisch Kranker dar-

---

[81] Schöne Stimmen werden generell als positiv bewertet und sichern ihrem Inhaber Anerkennung und Sympathie (vergl. Kap. 2.2.), so daß ein Bedürfnis nach sozialer Akzeptanz eventuell auf die Stimme projiziert werden kann. Für viele Menschen stellt der Einsatz der Stimme beim Gesang oder Schauspiel eine bedeutende Möglichkeit der Selbstverwirklichung in ihrer Freizeit dar. Im Fall von Berufssprechern entwickelt sich häufig eine hohe Stimm–Expektanz, da ihre materielle Existenz und beruflicher Erfolg mit ihrer Stimme verknüpft sind.

gestellt, die die Betroffenen häufig unter psychosozialen Streß setzen. Falls sich im Rahmen der Stimmtherapie herausstellt, daß ein derartiger Leistungsdruck die Wurzel der stimmlichen Überforderung darstellt, ist meiner Meinung nach eine interdisziplinäre Zusammenarbeit mit einem Psychotherapeuten sinnvoll.

5. 1. 4. Einzel- oder Gruppentherapie

Die Therapie von Patienten mit hyperfunktioneller Dysphonie kann in Form von Einzel- oder Gruppentherapie erfolgen.

Während in freier therapeutischer Praxis meist Einzeltherapien durchgeführt werden, bieten phoniatrische Einrichtungen häufig auch Gruppentherapie an, im Stimmheilzentrum Bad Rappenau sogar als zentrale Therapieform für alle Arten von Stimmstörungen. Der kommunikativen Stimmtherapie Gundermanns (1975) zufolge gilt die Gruppe als soziales Interaktionsfeld, da der Mensch als Sprecher in einen kommunikativen Kontext eingebettet ist, der durch das Feedback seiner Kommunikationspartner und die spezifische Sprechsituation charakterisiert ist. Da es Ziel einer Stimmtherapie sein sollte, die Stimme für den Alltagsstreß zu stabilisieren, ist es nach Gundermann sinnvoll, sie in Auseinandersetzung mit anderen Patienten zu erproben und zu bewähren, so daß ein Transfer von der Übungs- in die Belastungssituation direkt erfolgen kann (vergl. Heinemann 1987). Ferner ist es von Vorteil, daß die Patienten in der Gruppe Solidarität erleben und gemeinsam ihre Therapiefortschritte beobachten können.

Folgende Argumente sprechen meines Erachtens gegen die Effektivität von Gruppentherapie als Basis einer Stimmbehandlung bei hyperfunktionellen Dysphonikern:

Patienten mit hyperfunktioneller Stimmstörung weisen häufig eine geringe Körperwahrnehmung auf und zeigen eher die Bereitschaft Bewegungsformen anderer zu imitieren, anstatt eigene, ihnen adäquate Ausdrucksformen zu erproben und zu entwickeln, was ebenfalls für den Einsatz der Stimme gilt. Die Verminderung des körperlichen Hypertonus und Veränderung der mit zuviel Kraftaufwand erzeugten Bewegungen der Patienten kann oft nur unter extremer Verlangsamung von Bewegungen erreicht werden, so daß überschüssige Kraft nach und nach durch Koordinationsfähigkeit ersetzt wird. Die Bereitschaft und Fähigkeit zur konzentrierten Selbstwahrnehmung und der spielerisch- experimentelle Umgang mit Körper und Stimme ohne Leistungsdruck sind meiner Ansicht nach am besten, zu Beginn der

Therapie in Einzelbehandlungen zu fördern, die dem einzelnen mehr Zeit und Freiraum für derartige Erfahrungen lassen. Aus eigener Erfahrung als Beobachter von Gruppentherapien mit Stimmpatienten kann das Übertragen von Konkurrenzdruck und Leistungsdenken des Alltags auf die Gruppentherapiesituation bestätigt werden. Der Wunsch nach Anpassung an das Gruppenniveau führt häufig zu ungünstigen Kompensationen im Stimm- und Körperverhalten. Insofern ist eine Funktionsschulung der Stimme in Gruppentherapie und der simultane Transfer des in Übungen erlernten Stimmgebrauchs in eine Gruppeninteraktion meines Erachtens wenig sinnvoll. Beim Transfer ist zu bedenken, daß es immer einer vorsichtigen Anpassung von entfalteten körperlichen und stimmlichen Alternativen an die täglichen Begebenheiten bedarf, da sonst leicht die Gefahr besteht, in alte Scheinsicherheiten und kompensatorische Muster zurückzufallen. Auf jeder Stufe des Konkretisierens der eigenen Erfahrung im Alltag muß somit eine Stabilität erreicht werden, bevor man weitergeht. So wird langsam die Fähigkeit erworben, die eigenen Möglichkeiten im sozialen Umfeld zu verwirklichen (vergl. Kia 1992). Meiner Meinung nach ist die temporäre Rückzugsmöglichkeit, die eine individuumzentrierte Einzeltherapie dem Stimmpatienten bietet, notwendig und gerechtfertigt. Für viele Patienten mit hyperfunktioneller Dysphonie stellt sie eine Chance dar, sich zum erstenmal mit ihrer Stimme und ihrem Körper auseinanderzusetzen, Wahrnehmungsfähigkeit zu erweitern und in Ruhe die auf vielen Ebenen bestehenden Dysfunktionen erkennen und korrigieren zu lernen, was bei den meisten grundsätzlich möglich ist, wenn wirklich eine Einstellungsänderung des Patienten im Umgang mit der eigenen Stimme erreicht werden kann.

Ein weiterer Kritikpunkt der Gruppenbehandlung stellt die fehlende Kontrollmöglichkeit des Therapeuten dar, der nie auf alle Patienten gleichzeitig achten kann, vor allem, wenn die Gruppen zu groß sind. Gundermann selbst weist auf die nivellierenden Gefahrenmomente der Gruppendynamik hin, die jedoch durch verstärkte Aufmerksamkeit des Therapeuten aufgefangen werden sollen, indem er Patienten, die in der Gruppe zurückbleiben, verstärkt Hilfestellung oder zusätzliche Einzeltherapie anbietet. Damit ist der Therapeut häufig überfordert, was eine ungünstige Voraussetzung für jegliche Therapie darstellt.

Auch kann die therapeutische Arbeit im Bereich von Muskelaufbau und Tonisierung (z. B. die orofaziale Therapie) in systematischer Form nicht für mehrere Personen gleichzeitig geleistet werden. Die Auseinandersetzung mit dem eigenen Körper und seinen Bewegungs- und Ausdrucksmöglichkeiten ist oft von vielen Tabus und Ängsten besetzt (viele Patienten schämen sich z. B. ihrer anfänglichen

Ungeschicklichkeit oder Steifheit), zu deren Offenbarung im Kreis einer Gruppe sie meiner Ansicht nach nicht gezwungen werden sollten, es sei denn, sie begrüßen den Austausch mit anderen Betroffenen im Rahmen einer Selbsthilfegruppe.

Insgesamt ist die Einzeltherapie in diesem Konzept grundlegende Basis der Arbeit mit funktionellen Dysphonikern innerhalb jeder Phase des Therapiegeschehens, vor allem in den Bereichen von Körpererfahrung, Wahrnehmungsförderung und funktioneller Arbeit. Gruppentherapie findet in diesen Therapiephasen (vergl. Kap. 5.1.5.2.) nur in Ausnahmefällen statt, z. B. kann spielerische Stimmerfahrung und Bewegung im Kreis mehrerer Leute kreative Impulse erfahren und Freude bereiten. Geeignet ist die Gruppentherapie vor allem für den Transfer von erlerntem Stimmverhalten in Kommunikationsprozesse und wird insofern in den Therapieverlauf integriert, wobei die Gruppe die Bedeutung eines sozialen Erfahrungsfelds (vergl. Fiedler 1976, in Basler 1979) erhält, in dem der Patient sein modifiziertes Stimmverhalten im Rahmen der Interaktion erproben und festigen kann.

Zur Aufrechterhaltung des Therapieerfolgs auch nach der Therapie ist die Organisation einer Selbsthilfegruppe, in der die Patienten weiterhin Erfahrungen und Probleme mit ihrer Stimme austauschen können und wo alternativer Umgang mit der Stimme, z. B. in Rollenspielen, Stimm- und Bewegungsimprovisationen oder gemeinsamem Singen, gepflegt werden kann, sehr sinnvoll. Meiner Erfahrung nach ist das Durchführen von Gruppentherapie in freier Praxis leider oft schwierig, da viele Patienten nicht die Zeit oder bei Verbesserung ihrer Stimme und Abnahme des Leidensdrucks auch nicht die Motivation dazu mitbringen.

5. 1. 5. Zum Therapieverlauf

5. 1. 5. 1. Anamnese und Diagnostik

Jeder Stimmtherapie sollte eine ausführliche Anamnese und Diagnostik vorangehen. Da es sich bei hyperfunktionellen Stimmstörungen immer um eine komplexe Reaktion des Gesamtorganismus handelt, sollte sich die *Anamnese* der Krankheitsgeschichte nicht nur auf das Erfragen von organischen Beeinträchtigungen, übermäßigem Stimmgebrauch und körperlichem Befinden beschränken, sondern auch die psychosoziale Situation und Umgebung des Patienten berücksichtigen.

So fordert Le Mans (1993) die Differenzierung der zwei Komponenten Stimmsymptomatik und Genese und allgemeine psychosozial-biographische Anamnese innerhalb eines anamnestischen Gesprächs bei Patienten mit hyperfunktioneller Dysphonie. Anamnesebögen mit Fragen zu beiden Bereichen finden sich im Anhang unter Nr. 36 a.

Ein wichtiger Aspekt der Anamnese ist die Frage nach der Selbstwahrnehmung der Stimme durch den Patienten und nach seinem affektiven Verhältnis zu ihr sowie nach der bestehenden Stimmexpektanz und -akzeptanz (siehe Anhang Nr. 36 b).

Falls ein Bedarf nach systematischer Erfassung und Auswertung anamnestischer Daten besteht, möchte ich auf das interessante und ausführliche Verfahren zum Screening funktioneller Stimmstörungen von Egger, Freidl, Friedrich (1992) verweisen, das neben anamnestisch relevanten Daten zur Stimmsymptomatik ebenfalls Items zu Persönlichkeitsvariablen (Offenheit bzw. Selbstkritikfähigkeit), zu psychosozialem Streß bzw. Life-Events, zu allgemein psychophysiologischen Störungen und zum Selbstkonzept des Patienten in den Bereichen Problembewältigung, Selbstwertschätzung und Kontakt- sowie Umgangsfähigkeit enthält (vergl. ebd. S. 127). Der Screening- und Auswertungsbogen befindet sich im Anhang unter Nr. 36 c.

Le Mans (1993) betont die Schwierigkeit, lebensgeschichtliche Umstände und Aspekte der derzeitigen psychosozialen Situation, die psychische Zusammenhänge der funktionell-psychosomatischen Stimmbeschwerden erkennen lassen, herauszuarbeiten, da die Betroffenen seiner Erfahrung nach psychisch relevante Informationen aus ihrem Leben oft verbergen. Dies kann auch mit ihrer starken Bereitschaft zur Verdrängung psychischer Konflikte oder der nicht ausreichenden Fähigkeit, eigene Emotionen zu verbalisieren (Alexithymie, vergl. Kap. 4.1.6.), zusammenhängen.

Wenn sowohl der Patient als auch der behandelnde Therapeut sich diesen Schwierigkeiten nicht stellt oder die Wirkung psychischer Faktoren unterschätzt oder verleugnet, sind die Chancen für die effektive Verbesserung der Stimmfunktion bei psychosomatischen Patienten gering (vergl. Behrendt e. al. 1989). Aronson (1990, in Egger, Freidl, Friedrich 1992, S. 126) umschreibt dies folgendermaßen:

„ Our thinking becomes circular. If we do not ask about psychologic problems, we do not hear about them. If we do not hear about them, we do not believe in them. And, if we do not believe in them, we do not ask about them."

Bei Patienten mit hyperfunktionellen Stimmstörungen aufgrund starker ponogener Belastung (vergl. Kap. 4.1.2.) kann die psychologisch orientierte Anamnese eventuell kürzer gefaßt werden. Aufgrund der Wechselwirkung zwischen funktionellen und psychogenen Faktoren (vergl. Kap. 4.1.3.) ist dies aber im Einzelfall abzuwägen.

Innerhalb der stimmtherapeutischen *Diagnostik* wird zunächst ein Stimmfeld erstellt und ein Stimmstatus erhoben. Ein Stimmfeld (siehe im Anhang unter Nr. 37 a) verdeutlicht die dynamische Variabilität der Stimme (kleinst- und größtmögliche Stimmstärke) in Beziehung zum Stimmumfang. Ausgehend von der aktuellen Sprechstimmlage, die ebenfalls markiert wird, wird der Patient dazu aufgefordert, in Sekundabständen immer einen Ton weiter zunächst zur unteren, dann zur oberen Grenze seines Stimmumfangs zu singen (wobei es nicht auf eine schöne Stimme ankommt), zunächst so laut, dann so leise wie möglich, wobei die Töne mindestens 2 Sek. gehalten werden sollen. Die Stimmstärke wird dabei von einem Schalldruckpegelmesser registriert und im Formblatt markiert. Es empfiehlt sich zum Abschluß der Therapie ein weiteres Stimmfeld als Vergleich zu erstellen. Das Stimmfeld von Patienten mit hyperfunktioneller Dysphonie zeigt zu Therapiebeginn fast immer eine geringe dynamische Stimmvariabilität an. Die Pianofunktion ist stark eingeschränkt (vergl. Kap 3.3.2.). Eine hohe Stimmstärke ist meist aber auch nicht vorhanden, da der Stimmklang oft durch Strömungsgeräusche (Heiserkeit) überlagert ist oder eine sekundäre Hypofunktion die Stimmuskelkraft einschränkt. Die Verbesserung der Stimmfunktion innerhalb der Therapie von hyperfunktionellen Dysphonikern wird in einer Vergrößerung des Stimmfelds zu Therapieende gut ersichtlich. Auch ergibt sich eine Modifikation der Sprechstimmlage und die eigentliche Stimmgattung des Patienten (vergl. Kap. 3.3.2.) wird offenbar.

Nach der Erfassung von Stimmstärke und Umfang im Rahmen des Stimmfelds erstreckt sich der zu erstellende Stimmstatus auf folgende Bereiche:

– Stimmbandschluß (Ventiltönchen)

– Steigerungsfähigkeit der Stimme (Schwellton, Rufstimme)

– Tonhaltedauer

– Resonanz, Stimmsitz

– Stimmeinsatz und -absatz

– Prosodie

- Stimmklang[82]
- Artikulation
- Gesangsstimme (Registergrenzen, Intonationssicherheit, Tonschwankung, Vibrato, Tremolo)

Neben einer für die Stimmtherapie selbstverständlichen Atemdiagnostik sollten meiner Ansicht nach ebenfalls die Bereiche von Kommunikationsverhalten, Haltung, Bewegung, Körperkoordination und orofazialem System berücksichtigt werden. Vor allem eine systematische Diagnostik des orofazialen Bereichs erfolgt meiner Erfahrung nach in der Stimmtherapie sehr selten. Eine diesbezügliche Orientierung können die Erhebungsverfahren der myofunktionellen und orofazialen Therapie darstellen. Wird eine Zungendysfunktion diagnostiziert, sollte meiner Ansicht noch vor Beginn einer Stimmtherapie eine korrekte Schluckfunktion angebahnt werden, da ein orofaziales Tonusgleichgewicht als Voraussetzung für einen physiologischen Stimmgebrauch (vergl. Kap. 4.1.3.3.) ansonsten nicht erzielt werden kann. Das gleiche gilt für orale Habits, wie Mundatmung und Zähneknirschen mit ihren Auswirkungen auf Atem- und Stimmfunktion (vergl. ebd.). Im Fall von starkem Zähneknirschen sollte auch die Möglichkeit der Erstellung einer nächtlichen Aufbißschiene durch den Kieferorthopäden in Erwägung gezogen werden, die ein Abknirschen der Zahnreihen verhindern und durch Wangenschilder die unphysiologischen Knirschbewegungen auch hemmen kann.[83]

Im Anhang unter Nr. 37 b befindet sich ein von mir erstellter Diagnoseleitfaden bei hyperfunktionellen Stimmstörungen. Die einzelnen Fragen wurden verschie-

---

[82] Nach Habermann (1976) erfordert es gezielte Übung von Seiten des Therapeuten, qualitative Aussagen über die Einzelmerkmale eines Stimmklangs zu machen. Diese Aussagen sind niemals objektiv, da es keine allgemeingültigen Bewertungskriterien gibt. Zur Beschreibung eines Stimmklangs müssen oft aus anderen Bereichen entlehnte Umschreibungen herhalten, z. B. pfeifend, schrill, als Klangqualitäten von Musikinstrumenten oder Synästhesien, wie ein „schwarzer" oder „heller" Baß.

[83] Das Abgewöhnen von Habits vor Therapiebeginn kann kontrovers diskutiert werden. So kann der Standpunkt eingenommen werden, daß sämtliche Ziele und Fortschritte der Therapie durch das Aufrechterhalten eines ungünstigen motorischen Verhaltens kolportiert werden können. Andererseits kann man das Habit nach Dahan (1981) als Resultat einer neuromuskulären Kompensation gestörter Sensibilität und verminderter Stereognose im Mundraum ansehen (vergl. Kap. 4.1.3.3.), was sich durch das Erlernen funktionsgerechter Wahrnehmung und Motorik auch von selbst auflösen kann, da kompensatorisches Verhalten nicht länger erforderlich ist; eine Meinung, die z. B. in der neurologischen Reorganisation B. Padovans vertreten wird (vergl. Padovan 1994, Skript).

denen Erhebungsverfahren der Stimm-, orofazialen und myofunktionellen Therapie entlehnt.

5. 1. 5. 2. Phasen der Therapie

In der Mehrzahl der stimmtherapeutischen Konzepte findet sich eine Einteilung des Therapieverlaufs in verschiedene Phasen mit unterschiedlichen Zielsetzungen oder Schwerpunkten. So differenziert Gundermann zwischen Wahrnehmungsstrategien entwickeln - Entscheidungsfindung - Handlungsexekution; v. Rijper teilt ein in Abtasten - Vergleichen - Korrigieren. Bei Becker, Sovak findet man Korrigieren - Trainieren - Stabilisieren und bei Petersen Konfrontation und Alternativen - Tun und Üben - Stabilisierung und Transfer (in Haupt 1987, S. 85).

Innerhalb der hier vorgelegten Arbeit sind 5 verschiedene Phasen in Orientierung an den oben genannten Konzepten differenziert worden:

I. Reflexion und Entscheidung

II. Selbsterfahrung - Wahrnehmung - Experiment

III. Üben und Stabilisieren

IV. Transfer

V. Aufrechterhalten des Therapieerfolgs

In jeder Phase wird ein Teilbereich der komplexen Rehabilitationsarbeit schwerpunktmäßig realisiert.

Die erste Phase der Reflexion und Entscheidung bezieht sich vorwiegend auf Prozesse der kognitiven Umstrukturierung bezüglich der Einstellung zur eigenen Erkrankung und zur Eigenverantwortlichkeit für die Gesundheit und stimmliche Entwicklung. Hierzu zählt die Reflexion und Bereitschaft zur Veränderung eingeschliffener Gewohnheiten des Kommunikationsverhaltens und des Umgangs mit dem eigenen Körper. Auch sollte die Therapiemotivation, Fragen von Stimm-Expektanz und -Akzeptanz und die Bereitschaft zum Engagement innerhalb der Therapie reflektiert werden. Ein weiterer Aspekt ist das Aufdecken von krankheitserhaltenden Faktoren im psychosozialen Umfeld und der jeweiligen Lebenssituation. Der in den Gesprächen zu Therapiebeginn ausgelöste Selbstreflexionsprozeß wird auch weiterhin therapiebegleitend mitlaufen, da die Einstellung des Patienten zu sich selbst und zur Therapie und seine Motivation ständig im Wandel begriffen ist.

Die zweite Phase von Selbsterfahrung - Wahrnehmung - Experiment erstreckt sich auf Körper- Atem- und Stimmerfahrung als Basis für die Etablierung eines ausgeglichenen Körpertonus und der Förderung der Sprech- und/oder Gesangsstimme durch Funktionsübungen in Phase III.

In Phase IV erfolgt der Transfer des erlernten physiologischen Stimmgebrauchs in die Kommunikationssituation innerhalb von Gruppentherapie, was wieder verstärkte Reflexion des eigenen Kommunikationsverhaltens beim einzelnen auslöst, die in Einzel- oder Gruppentherapie aufgearbeitet werden können. Die Notwendigkeit eines sukzessiven Transfers wurde schon in Kap. 5.1.4. zur Gruppentherapie diskutiert. In diesem Sinne können sich an die gruppentherapeutische Arbeit eventuell in vivo Übungen kritischer Kommunikationssituationen anschließen, bevor ein endgültiger Transfer in den Alltag erreicht wird. Es ist mir bewußt, daß dies in einer ambulanten Therapie, in der der Patient ständig mit den Anforderungen seines normalen Alltags konfrontiert ist, schwieriger zu verwirklichen ist, als in einer stationären Therapie.

Phase II und III stellen Phasen intensiver funktionaler Arbeit und Auseinandersetzung mit der eigenen Person und dem Körper für den Patienten dar, in denen die Therapie öfter erfolgen sollte, z. B. 2 mal die Woche, um eine stärkere Kontinuität zu sichern. Der Patient sollte die erlernten Übungen auch zu Hause praktizieren, da eine tägliche funktionale Körper- und Stimmarbeit den Therapieerfolg verstärkt und die Fähigkeiten des Patienten zur Selbstkontrolle fördert. Die Übungen sollen aber erst dann zu Hause angewendet werden, wenn der Patient sie auf physiologische Weise auszuführen gelernt hat. In der Phase des Transfers erscheint mir eine Stunde Gruppen- und eine Stunde Einzeltherapie in der Woche sinnvoll. Die Gruppensituation dient zunächst der Wahrnehmung und Reflexion des eigenen Kommunikationsverhaltens und später der Erprobung alternativer Möglichkeiten. Die Einzelstunde sollte genutzt werden, um spezifische Probleme der Transfersituation zu verarbeiten und Coping-Strategien zu finden. Nach Abschluß der Phase IV sind die kontinuierlichen Therapiesitzungen beendet und es sollte eine Zwischendiagnostik erfolgen.

Die letzte Phase der Therapie stellt das Bemühen um die Erhaltung der physiologischen Stimmfunktion dar. Dies geschieht durch therapeutische Einzelgespräche, die in immer größeren Zeitabständen (z. B. einmal pro Monat, alle 2 Monate, alle 3 Monate) im Jahr nach Beendigung von Phase IV erfolgen sollten. Hier können Erfahrungen im Aufrechterhalten des modifizierten Stimmgebrauchs und Kommunikationsverhalten besprochen und eventuell bestimmte Übungen aufgefrischt sowie Lebenssituation und die Einflüsse des psychosozialen Umfelds auf die Stimme reflektiert werden.

Sind alle Phasen für den einzelnen erfolgreich und zufriedenstellend durchlaufen worden, ist die Therapie als abgeschlossen zu betrachten und sollte mit einer Abschlußdiagnostik beendet werden.

Die Verweildauer eines Patienten in einer Phase ist, wie die Dauer des gesamten Therapieverlaufs, von Fall zu Fall unterschiedlich.

5.1.5.3. Zur Therapieplanung und -durchführung

Innerhalb des Therapieverlaufs kommt es zur praktischen Anwendung von Übungs- und Behandlungsformen, die spezifischen Therapieelementen (vergl. Kap. 5.2.) entsprechen.

Jede Stunde sollte vom Therapeuten vor- und nachbereitet werden. Die Planung der nächsten Stunde orientiert sich an den Ergebnissen oder der noch offenen Problematik der vorherigen Stunde. Meines Erachtens sollte eine Stunde nie mit einer unverarbeiteten Problematik beendet werden, über die der Patient eventuell zu Hause nachgrübelt.

Die Auswahl der jeweiligen Übungen und Behandlungsformen sollte einzelfallorientiert, d.h. nach den Bedürfnissen und Wünschen des Klienten erfolgen und von ihm akzeptiert werden.

5.2. Elemente der Therapie

5.2.1. Zur Konzeption der Therapieelemente

In Kapitel 5.2. erfolgt die Darstellung verschiedener, für die Therapie von hyperfunktionellen Stimmstörungen relevanter Förderbereiche, die ich als Therapieelemente bezeichnen möchte. Verschiedene Elemente sind dabei in unterschiedlichen Therapiephasen miteinander kombinierbar und fördern Funktionen und Fähigkeiten, auf die weiteres Lernen wiederum aufbauen kann. Insofern ist ein sukzessiver Aufbau der Therapiephasen möglich. Die Einteilung der Elemente orientiert sich zum Teil am Stimmfunktionskreis nach Haupt (1987) und seiner Adaption bzw. Ergänzung für die funktionale Stimmtherapie durch Kruse (1991) (siehe Abb. 9).

Ferner geht die Konzeption von meinen persönlichen Kompetenzen und Erfahrungen aus und ist aus diesem Grund nicht absolut zu sehen, da jeder Therapeut wahrscheinlich andere Schwerpunkte bezüglich seiner Therapiemethodik setzt. Die Elemente richten sich aber auch nach den Bedürfnissen des innerhalb dieser Arbeit festgelegten Patientenkreises. So stellt das Singen hier z. B. ein eigenes Therapieelement dar, aufgrund der spezifischen Notwendigkeit einer Gesangsstimmtherapie bei Berufs- oder Laiensängern mit hyperfunktioneller Dysphonie.

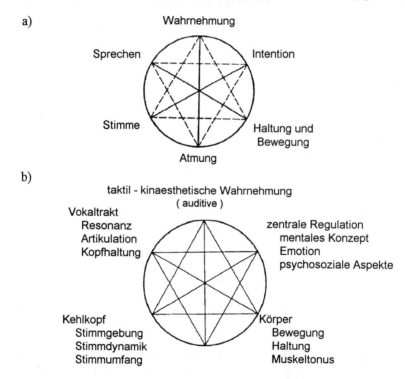

Abb. 9: a) Stimmfunktionskreis nach Haupt (19387) In Gundermann 1987,S. 84, b) modifiziert nach Kruse 1991. In Sprache - Stimme - Gehör 15, 1991, S. 133

Im folgenden sollen die Ziele der einzelnen Therapiebereiche beschrieben und Anregungen zu ihrer praktischen Realisation gegeben werden. Für die Auswahl der Übungen und Behandlungsformen gilt das gleiche wie für die Konzeption der Therapieelemente. Jeder Therapeut wird seiner Erfahrung und Kompetenz gemäß andere Methoden einsetzen. Voraussetzung der Anwendung einer Methode ist die Reflexion des Therapeuten auf ihren Sinn und Zweck, die Fähigkeit zur kompetenten Ausführung und Anleitung und die Kenntnis ihrer Konsequenzen. Ferner darf sie den der Therapie zugrunde gelegten ethischen Grundsätzen nicht widersprechen.

Die Anwendung der Übungsmethoden überschneidet sich zum Teil in den Bereichen von funktionaler Körper- und Stimmarbeit. Dies unterstreicht die schon in Kapitel 5.1.2. erwähnte, mehr oder weniger künstliche Unterscheidung von verschiedenen Therapieelementen und -phasen zur theoretischen Systematisierung und methodischen Fixierung des Therapiekonzepts innerhalb dieser Arbeit. Bewegungserfahrung und -koordination stehen z. B. in reziprokem Verhältnis zueinander, das gleiche gilt für die Erfahrung von Stimme, Atem und Bewegung. Wichtig ist vielmehr die den Elementen der einzelnen Phasen zugrunde liegende Intention, die z. B. im Fall Körper- und Stimmerfahrung und -wahrnehmung auf aktives, experimentell-spielerisches, aber auch selbstreflexives Erleben und Wahrnehmen ausgerichtet ist, wogegen in den Elementen Tonusregulierung, Bewegungskoordination, Haltungsaufbau und Stimm- und Sprechübungen sowie Singen systematische Funktionsförderung und -veränderung angestrebt wird.

Die Darstellung der Therapieelemente konzentriert sich auf die Erörterung der einzelnen Ziele, die jedem Element zugrunde liegen, und kurzen Hinweisen auf die jeweilige Verwirklichung. Es ist nicht Zweck dieser Arbeit, die genannten Übungen detailliert zu beschreiben. Diesbezüglich verweise ich auf die entsprechende Literatur im Literaturverzeichnis und auf eine genaue Angabe der jeweiligen Quellen im Anhang (Nr. 38).

Die Zuordnung der Therapieelemente zu den entsprechenden Therapiephasen ist in Kap. 5.2.12. und Abb. 11. dargestellt.

5. 2. 2. Gespräch

Schon die Ausführungen zur Anamnese (vergl. Kap. 5.1.5.1.) verweisen auf den zentralen Stellenwert des Gesprächs zum Verständnis der Gesamtpersönlichkeit des Patienten und zur Erstellung eines individuellen Therapieplans.

Das Gespräch bleibt auch therapiebegleitend wichtig und stellt die Form dar, in der der Therapeut Prozesse von Selbstreflexion und kognitiver Umstrukturierung beim Patienten anregen und unterstützen kann. Der Patient sollte immer die Option zur Auseinandersetzung mit seinen Emotionen, Empfindungen und seiner eigenen stimmlichen Wahrnehmung haben, indem er diese verbalisiert. Der Therapeut erfüllt hierbei zunächst die Rolle des Zuhörers (vergl. Kap. 5.1.1.), sollte darüber hinaus aber auch konkrete Denkanstöße geben und gemeinsam mit dem Patienten eventuelle Problemlösestrategien und Formen der Selbstkontrolle erarbeiten. Er kann auch die Beraterposition einnehmen, indem er den Patienten auf spezifische Lebensgewohnheiten (z. B. die Neigung zu Hektik oder Selbstüberforderung) oder ein ungünstiges Bewegungs- und Kommunikationsverhalten hinweist, das die Stimmkrankheit begünstigt oder erhält.

Ferner sollten fachliche Inhalte im Gespräch vermittelt werden. Dies beginnt häufig beim Erläutern der phoniatrischen Diagnose, die für viele Patienten in ihrer individuellen Bedeutung nicht verstanden werden kann. Außerdem bezieht es sich auf anatomische und physiologische Zusammenhänge von Körper, Atmung und Stimme, die Grundsätze von Stimmhygiene und physiologischem Sprechen sowie auf das gemeinsame Erarbeiten von Therapieinhalten und -schritten.

Voraussetzungen des therapeutischen Gesprächs stellen die in Kap. 5.1.1. beschriebenen Grundzüge der klientenzentrierten Therapie (Akzeptanz, Kongruenz und Empathie) dar, die eine gleichberechtigte, transparente und von Werturteilen freie Beziehung zwischen Therapeut und Klient herstellen.

Das Gespräch stellt einen grundlegenden und eigenständigen Aspekt der therapeutischen Behandlung dar, das den gesamten Therapieverlauf durchzieht und niemals zugunsten der funktionellen Übungsbehandlung reduziert werden sollte.

5. 2. 3. Körpererfahrung und -wahrnehmung

Die Ziele dieses Therapieelements stellen die Förderung von Körperschema und Körpergefühl sowie die Schulung der propriozeptiven, oral-stereognostischen und diadochokinetischen Wahrnehmungsfähigkeit dar.

Körpererfahrung realisiert sich in der Erweiterung des Körperschemas, das der Patient im Laufe seines Lebens entwickelt hat, und in der Sensibilisierung des Gefühls für den eigenen Körper und seiner vegetativen Funktionen, wie z. B. Erschöpfung oder Hypertonus, das oft aus der Wahrnehmung von Patienten mit hyperfunktioneller Dysphonie verdrängt ist (vergl. Kap. 5.1.2.). Die Förderung von Körperschema und Körpergefühl konzentriert sich darauf, die Wahrnehmung des Patienten auf sein Körperempfinden zu lenken, bewußt bestimmte Körperteile zu erspüren und zwischen dem Gefühl von Spannung und Entspannung differenzieren zu lernen.

Dies kann durch Eutonieübungen im Liegen nach G. Alexander/Kjellrup oder mit Hilfe taktiler Stimulation durch den Einbezug von Hilfsmitteln wie Softbällen, Seilen, Keulen oder Sandsäckchen geschehen, die nach Gindler unter verschiedene Körperteile im Sitzen und Liegen oder im Stehen unter die Füße postiert werden können. Der Gegensatz von Spannung und Entspannung ist in Relaxationsübungen nach Jacobson gut nachzuvollziehen.

Die propriozeptive Wahrnehmung macht das Bewußtsein der eigenen Bewegung und der Körperposition aus. Der Bewegungssinn kann in Bewegungsübungen der Feldenkraismethode (z. B. Beckenuhr oder Katzenbuckel) geschult werden, in denen das Augenmerk auf in unserer Zivilisation häufig versteifte Bewegungsmöglichkeiten des Rumpfes, der Schultern und der Leisten gerichtet wird, um auch dort Bewegung zu erspüren. Die Wahrnehmung der eigenen Bewegung kann auch in Form spielerischer Bewegungsalternativen, wie Jonglieren oder Balancieren (empfohlen von Coblenzer) oder durch das Ausprobieren verschiedener Fortbewegungsformen im Raum - gehen, hüpfen, rollen, kriechen, rennen etc. - verwirklicht werden.

Der bewußte Nachvollzug der beiden Hauptbewegungsprinzipien von Schwung und Rhythmus (vergl. Kap. 4.1.4.1.) kann gut durch die Bewegungsformen von Release und Continuum erarbeitet werden, von der die eine mit großen schwungvollen Bewegungen der Gliedmaßen und die andere mit kleinen, rhythmisch wiederkehrenden Wellenbewegungen arbeitet, die, von einer Stelle des Rumpfes ausgehend, den ganzen Körper in die Schwingung mit einbeziehen, deren Dynamik sich dabei steigern kann. Das bewußte Empfinden des Körpers in verschiedenen Positionen (Sitzen, Stehen Liegen) kann ebenfalls durch die Eutonieübungen im Liegen oder durch Becken-, Flanken- und Schulterkreisen im Sitzen nach Middendorf, das dem Erspüren der Sitzhöcker dient, gefördert werden. Bewußtes Stehen vermitteln die Pendelübung nach Coblenzer oder die Fußübungen nach G. Alexander/Kjellrup.

Die Bewußtheit für Bewegung im orofazialen Bereich und für die Diadochokinese kann durch Mund- und zungenmotorische Übungen, z. B. aus der myofunktionellen Therapie, nach Lodes, Übungen nach Wängler (die Lippen werden in periodischem Wechsel breit gespannt und vorgeschoben auf: i - u, u- i, u - a, ö - e - ü) oder durch Bewegungs- und Isolationsübungen von Kiefer und Zunge nach Feldenkrais, bewußt gemacht werden.

Die stereognostische Fähigkeit bzw. das Tastvermögen im Mund ist durch das Abtasten und Erkennen von auf die Zunge gelegten, verschiedenartig geformten Stereognoseplättchen oder auch Buchstabennudeln und durch intraorale, zungenmotorische Übungen zu fördern.

5. 2. 4. Stimmerfahrung und -wahrnehmung

Innerhalb dieses Therapieelements stehen der spielerisch-experimentelle Umgang mit der eigenen Stimme, die Förderung von Ausdrucksfreude, das Entdecken der individuellen Indifferenzlage, die auditive Wahrnehmung der eigenen Stimme und die Verbesserung der phonatorischen Kontrolle im Vordergrund.

Im spielerisch-experimentellen Umgang mit der Stimme werden alternative Möglichkeiten des Stimmgebrauchs erfahren und die stimmliche Ausdrucksfreude gefördert. Dabei können verschiedene Resonanzbereiche von Körper und Gesicht beim Summen und Brummen oder beim Phonieren verschiedener Vokale oder Konsonanten mit den Händen erspürt werden. Auch kann der Stimmumfang anhand lockerer Glissandi erprobt werden. Emotionale Äußerungen wie Seufzen, Stöhnen oder Lachen können integriert werden. Dabei sollte auf vorwiegenden Einsatz einer leisen Stimme geachtet werden, denn durch das Horchen auf die eigene Stimme erfolgt gleichzeitig eine Förderung der auditiven Wahrnehmung. Generell gilt es beim Explorieren der eigenen Stimme alle Möglichkeiten wahrzunehmen, die eine Entspannung der Phonations- und Artikulationsmuskulatur gewährleisten, wie z. B. Lippenflattern, Kieferschütteln, Summen, Kauphonation nach Fröschels oder der Nasalierungsgriff nach Pahn.

Das Erfahren einer entspannten Stimmgebung durch Sprechen in der individuellen Indifferenzlage kann durch Kauphonation nach Fröschels angebahnt werden.

Als Voraussetzung für die Wahrnehmung und audiophonatorische Kontrolle der eigenen Stimme ist zunächst das Hörvermögen durch Hörübungen zu schulen, z. B. durch das Hören und Erraten vom Tonband gespielter Geräusche. Anschließend kann der Klang der eigenen und auch anderer Sprech- oder Gesangsstimmen per Band abgehört und die Realisierung eines physiologischen Gebrauchs der Stimme analysiert oder verglichen werden. Zur Erfahrung des eigenen Stimmklangs schlägt Coblenzer ferner das Sprechen in verschiedenen Körperpositionen (z. B. Sitzen, Stehen oder Liegen) vor.

5. 2. 5. Tonusregulierung, Bewegungskoordination, Haltungsaufbau

Das Bestreben nach Tonusregulierung und Bewegungskoordination gilt sowohl ganzkörperlich als auch im orofazialen Bereich. Eine physiologische Haltung ist im Stehen wie im Sitzen von Bedeutung.

Tonusregulierung bedeutet das Hemmen zu starker und das Stimulieren zu schwacher Muskelspannungen, um einen eutonen Zustand zu erreichen. Das Lösen auf ganzkörperlicher Ebene kann durch die schon erwähnten Eutonie- und Relaxationsübungen und durch autogenes Training erzielt werden, ferner durch verschiedene Formen von Massage, wie Vibrations- oder Druckpunktmassage (z. B. Shiatsu). Diese Behandlungsformen existieren sowohl für den ganzen Körper als auch für den orofazialen Bereich (z. B. bei Kia, 1992). In der orofazialen Therapie nach Castillo-Morales existieren neben der Stimulation der äußeren Gesichtsmuskulatur durch Vibrationen oder Druckpunktstimulation auch Formen der intraoralen Behandlung, wie die Massage von Zahnfleisch, Gaumen sowie Zungenvibration und die Stimulation von Zungenkörper und der -ränder. Das Massieren der Wangentaschen wird innerhalb der Bobath-Therapie beschrieben. Auch das Abklopfen und Ausstreichen sowie vorsichtiges Ziehen und Schütteln des Rumpfes nach Schlaffhorst-Andersen tragen zur Entspannung des Körpers bei. Diese sogenannten „passiven" Verfahren sind in einigen stimmtherapeutischen Konzepten unpopulär, da sie dem Prinzip der Eigenaktivität des Patienten in der Therapie widersprechen. Gerade in der Therapie von hyperfunktionellen Dysphonikern sehe ich sie aber als sehr sinnvoll an, da viele Patienten, die sich oft von Anforderungen aus ihrem psychosozialen Umfeld nur wenig abgrenzen können (vergl. Kap. 4.1.6.) und unter einem regelrechten Aktivitätszwang stehen, hier einmal wirklich loslassen und entspannen lernen. Der bewußte Verzicht auf das Aktivieren der gewohnten Bewegungsreflexe stellt für viele Patienten, meiner Erfahrung nach, einen schwierigen Prozeß dar. Nach Kia (1992) setzen die passiven Übungsteile einer Therapie „den Akt (Aktivität) der Hingabe, des Sich-Auslieferns voraus" (ebd. S. 89), was die Patienten lediglich scheinbar passiv macht. Der Therapeut muß sich seinerseits der Intimität dieser Behandlungsformen, ausgelöst durch die unmittelbaren körperlichen Berührungen, bewußt sein und mit den Gefühlen, die dabei im Patienten ausgelöst werden können, wie z. B.

kritische Distanzierung oder Peinlichkeit, umgehen, bzw. sie gemeinsam mit ihm reflektieren können.

Einen tonusregulierenden Effekt im orofazialen Bereich haben ferner schon die im Therapieelement 5.2.3. erwähnten aktiven Übungen wie Kieferschütteln und Lippenflattern oder -platzen sowie Ausstreichen, Massieren und Abklopfen des Gesichts, das der Patient selbst ausführt. Entspanntes Federn in den Knien oder die Gelenklockerung nach Middendorf bewirken einen ganzkörperlichen Lockerungseffekt. Tonusregulierende Wirkung stellt sich gleichfalls durch langsame und vorsichtige Muskeldehnung ein, wie sie durch Stretching erzielt wird.

Innerhalb der Bewegungskoordination geht es zunächst um die Inhibition fixierter, unphysiologischer Bewegungsmuster, was sehr gut mit Hilfe der Alexandertechnik erzielt werden kann. Dabei wird der Patient zur völligen Inhibition von Bewegung aufgefordert und seine einzige Intention soll darin bestehen, die primäre Kontrolle (vergl. Kap. 4. 1. 4. 2.) zu realisieren und seine Beine für den Stand und die Bewegung zu benutzen. Ansonsten wird er ausschließlich vom Lehrer in verschiedenen Positionen des Stehens, Hockens, Sitzens, Liegens oder beim Greifen von Gegenständen bewegt.[84] Für die Inhibition unphysiologischen Bewegungsverhaltens im orofazialen Bereich ist wiederum der Einsatz der orofazialen Therapie sinnvoll, wobei gleichzeitig andere physiologische Bewegungen fasziliert werden. Ein Beispiel dafür stellt das Aktivieren der Oberlippe, bei gleichzeitiger Inhibition des m. mentalis oder das Vorverlagern der Mandibula bei simultaner Lockerung der Kaumuskulatur dar. Neue Bewegungsformen können auch hier durch das langsame Vollziehen mundmotorischer Übungen erreicht werden. Bei bewegungsmodifizierender Arbeit im orofazialen Bereich ist das problematische Aufrechterhalten alter unphysiologischer Bewegungsmuster durch Habits vorher abzuklären (vergl. Kap. 5.1.5.2.). Ein vorsichtiges Ausweiten des Bewegungsspielraums des Kiefergelenks kann durch Weitungs- und Lockerungsübungen erreicht werden. Die einseitige Abnutzung eines Kiefergelenks kann durch eine seitliche Verschiebung des Bisses, vergesellschaftet mit einem Kreuzbiß, be-

---

[84] Diese Methode kann ausschließlich von Alexanderlehrern mit zwei- bis dreijähriger Ausbildung unterrichtet werden. Ich sehe sie als eine der effektivsten Möglichkeiten zur Vermittlung von Propriozeption, bewußter Körperkoordination und physiologischer Aufrichtung der Wirbelsäule an. In die Stimmtherapie kann sie nur durch interdisziplinäre Zusammenarbeit mit einem Alexanderlehrer integriert werden oder wenn der Stimmtherapeut selbst diese Ausbildung durchlaufen hat.

dingt sein. Hierbei ergibt sich eine Verkürzung des m. lateralis auf der betroffenen Seite, dessen Dehnung durch spezielle Übungen erzielt werden kann. Beim Üben eines symmetrischen Zubeißens ist eine visuelle Kontrolle vor dem Spiegel zu empfehlen. Dies gilt auch für gesamtkörperliche Bewegungsübungen. Die propriozeptive Information erlaubt zunächst nur ungenaue Rückmeldungen über eine physiologische Bewegungsausführung. Durch die Hinzunahme exterozeptiver Information, in diesem Fall der visuellen, gelingt die angestrebte Bewegungsausführung unter Umständen eher, da eine weitere Möglichkeit der Selbstkontrolle gegeben ist. Dies gilt vor allem auch für das Üben zu Hause. Sehr günstig für die Förderung von Bewegungskoordination sind ferner Isolationsübungen auf ganzkörperlicher oder orofazialer Ebene, z. B. nach Feldenkrais.

Zu den Prinzipien einer guten Haltung im Stehen gehört guter Bodenkontakt durch das Stehen auf dem ganzen Fuß, lockere Knie, die physiologische Beckenaufrichtung bzw. das Vermeiden eines Hohlkreuzes, die Aufrichtung der Brust- und Halswirbelsäule ohne Hochziehen der Schultern und eine entspannte Kopfhaltung, basierend auf der Halteaktivität der suboccipitalen Muskulatur (vergl. Kap. 4.1.4.2.). Ein Herunterziehen des Kinns sollte vermieden werden, da es einen Druck auf den Kehlkopf ausübt. Im Sitzen gelten die gleichen Prinzipien, nur ist hier eine Orientierung an den Sitzhöckern als stabile Basis des aufrechten Sitzens wichtig. Dies ist am besten auf einem harten Stuhl zu realisieren oder durch Sitzen vorn auf der Stuhlkante. Viele moderne Sitzmöbel sind für einen physiologischen Sitz leider völlig ungeeignet (z. B. Schalensitze). Übungen zur Körperaufrichtung im Sitzen und Stehen finden sich z. B. bei Coblenzer, Lodes, Middendorf und Feldenkrais, eine ganzheitliche Förderung einer physiologischen Körperhaltung stellt zudem die schon erwähnte Alexandertechnik dar.

Die visuelle Zusatzkontrolle kann bei erlernter physiologischer Bewegungsausführung nach und nach abgebaut werden und wieder eine stärkere Konzentration auf das propriozeptive Erleben gerichtet werden.

Das langsame Durchführen von Bewegungen stellt einen wichtigen Grundsatz bewegungmodifizierender Arbeit dar, da nur im langsamen Vorgehen eine Bewegung wirklich erspürt und die Kontrolle über eine Inhibition alter Bewegungsmuster möglich ist. Von daher sollten in Phase III keine großen schwungvollen Bewegungen oder schnelle Bewegungen mit viel Kraftaufwand erfolgen, bei denen außerdem die Gefahr der Aktivierung des ausatmungsgesteuerten Systems des Kehlkopfs (vergl. 4.1.4.1.) besteht.

5. 2. 6. Atemtherapie

Innerhalb der *Atemtherapie* kommt es zur Förderung des Atemempfindens, Anregen der Nasenatmung bei Mundatmern und Aufbau der kostoabdominalen Atmung, dem Fördern der Einheit von Atmung, Bewegung und Stimme, der Stabilisierung von Atemführung und -spannung (Stütze bzw. Apoggio) und dem Üben von Abspannen.

Die Förderung des Atemempfindens beim Patienten ist auf das bewußte Nachvollziehen der drei Phasen der Ruheatmung nach Schlaffhorst-Andersen: Ausatmung, Pause und Einatmung konzentriert. Vor allem die Atempause sollte erspürt werden, um die Gewohnheit des hastigen, kurzatmigen Luftholens zu überwinden. Am besten geschieht dies in Rückenlage, wobei der Therapeut eine Hand auf die Zwerchfellgegend des Patienten legt, um ihm die dort vorhandene Bewegung zu verdeutlichen, Lodes (1993) bezeichnet dies als „Atemlauschen", Middendorf (1991) als „Atemgespräch". Ferner kann die Wahrnehmung von Dehnung und Weitung verschiedener Körperteile durch den Atem, z. B. des Schulter-, Brust- oder Beckenbereiches, in Atemübungen nach Middendorf erfolgen.

Die Bedeutung der Ruheatmung durch die Nase, unter anderem auch als Voraussetzung der kostoabdominalen Atmung wurde in Kap 4.1.4.3. herausgestellt, die bei Patienten mit Mundatmung als einer der ersten Schritte innerhalb einer Atemtherapie angebahnt werden sollte. Dabei kann zuerst der Nasenbereich durch Klopfmassage oder andere Stimulationsformen, z. B. nach Lodes (1991) sowie motorische Übungen (Naserümpfen) bewußt gemacht werden und danach Schnupper-, Schnauf- und Atemübungen sowie das Riechen verschiedener Düfte erfolgen.

Zum Aufbau der kostoabdominalen Atmung kann eine Anregung des Zwerchfells und das Erspüren seiner Bewegung beim Einatmen durch Gähnübungen nach Fernau-Horn stattfinden, vor denen, vor allem bei Patienten mit Kiefergelenksproblematik, Übungen zur Weitung des Kiefers wie schon erwähnt aus der myofunktionellen Therapie oder nach Lodes erfolgen sollten. Das Bewußtmachen von Zwerchfellbewegung ist selbst bei Patienten mit starker Hochatmung durch kurzes Husten oder Lachen möglich. Ein tiefes Einatmen mit Zwerchfellkontraktion ist auch gut durch die Übungen Coblenzers zu Atem und Intention erreichbar. Durch die innerliche Vorstellung von Riechen, Schauen oder Fühlen wird von selbst eine Öffnung für den Atem und physiologische Atemspannung erzielt. Um den Unterschied zwischen normaler und paradoxer Atmung kinästhetisch zu differenzieren kann mit beiden Atemmustern spielerisch experimentiert werden. Für eine entspannte Koordination von Atmung, Bewegung und Stimmgebung ist der Einsatz von Pendel- und Schwingübungen nach Schlaffhorst-Andersen günstig, wobei der Patient beim Schwingen von einem Schwingegurt (Deuserband) gehalten wird, an den er sich im Kreuzbeinbereich anlehnen kann. Die Pendel- und Schwingbewegungen des Körpers nach vorn und hinten erfolgen im Stehen auf der Stelle, wobei es beim Rückwärtspendeln von selbst zum entspannten Einatmen, beim Vorwärtspendeln zur Ausatmung kommt. Auf die Ausatmung können dann zunächst stimmlose [s, f] und stimmhafte Frikative [v, z], später Nasale und dann Frikative und Nasale verbunden mit Vokalen phoniert werden.

Die Verbindung von Atem- und Bewegung kann durch Übungen nach Hilde Langer-Rühl oder Schlaffhorst-Andersen realisiert werden, die auch gleichzeitig ein kontinuierliches Führen des Ausatemstroms bei der Phonation, auch als Atemstütze oder Apoggio bezeichnet, bewirken. Am Anfang wird der Ausatemstrom nur kurz sein, sich aber durch die zunehmende Kräftigung des Zwerchfells und der Ausatemmuskeln (vor allem der Zwischenrippenmuskulatur) verlängern. Dies kann erreicht werden durch Blasübungen nach Coblenzer oder durch die Phonation von stimmlosen und stimmhaften Konsonanten, wobei die Ausatmung auch hier wieder von Bewegung begleitet sein kann, z. B. das Rollen eines Balles, sanftes Heben und Senken der Arme oder Abrollen der Füße. Zwerchfellkräftigung kann anhand von Übungen mit Plosiven erreicht werden.

Coblenzer (1992) definiert analog zu den drei Phasen der Ruheatmung drei Phasen der Sprechatmung: Phonation, Abspannen und reflektorische Atemergänzung. Als Abspannen wird das Rückfedern des Zwerchfells in seine Ausgangslage (Grundspannung) am Ende einer Phonationsphase bezeichnet, wodurch sich eine reflektorische Atemergänzung ergibt, die beim trainierten Zwerchfell innerhalb von nur 0,2 sek. ablaufen kann. Auslöser dieser reflektorischen Bewegung ist das exakte Lösen des letzten Lautes einer Phonationsphrase durch plastische Artikulation. Die reflektorische Atemergänzung ist Voraussetzung einer atemrhythmisch angepaßten Phonation, die eine optimale Koordination von Atmung, Stimme und Artikulation darstellt. Der Atem pendelt sich dabei „naturgegeben im Ein und Aus um eine entsprechende Mitte ein, die Atemmittellage" (Sarasin 1983, S. 12), in der sich die Ein- und Ausatmungskräfte die Waage halten. Das Sprechen wird mühelos, da immer genug Luft vorhanden ist, es muß also nicht aktiv nach Luft geschnappt werden. (vergl. Langer/Bürk 1987, Sarasin 1983, Coblenzer 1992).

Übungen zum Abspannen sind in einer großen Zahl von Coblenzer entwickelt worden, auch das Partnerschwingen nach Schlaffhorst-Andersen eignet sich gut dazu. Die Notwendigkeit, auch beim Lesen oder Vortragen längerer Texte immer wieder durch Abspannen zur physiologischen Mittellage zu kommen, wird durch das Einteilen in sinnvolle Sprechbögen, zwischen denen eine Pause erfolgt, realisiert, was durch Textlesen oder Deklamation mit vorheriger Pauseneinteilung des Textes geübt werden kann. Die Länge der Sprechbögen ist dabei der Zwerchfellkraft des Patienten anzupassen. Zu Anfang der Therapie sollten bewußt kürzere Sprechbögen gewählt werden, da es bei Überforderung zu Verkrampfung der Bauchmuskulatur (Bauchpresse) und unregelmäßiger Atmung kommt.

5. 2. 7. Stimm- und Sprechübungen

Im Rahmen des Aufbaus einer physiologischen Stimmfunktion können folgende Teilziele differenziert werden: Erlernen eines weichen Stimmeinsatzes und Stimmabsatzes, Förderung der Resonanz und Vorverlagerung des Stimmansatzes, Erweiterung des Umfangs, Förderung der Stimmdynamik und Verbesserung der Artikulation.

Der weiche, physiologische *Stimmeinsatz* wird am besten durch das leise Phonieren des stimmhaften Frikativs [v] plus Vokal angebahnt, bei dem durch die mit ausströmende Luft ein Sprengeinsatz verhindert wird, es aber trotzdem nicht zur Verhauchung kommt, wie bei der Kombination [h] plus Vokal. Ebenso können der Nasallaut [m] mit anschließendem Vokal, später auch Laterallaute eingesetzt werden. Zum Schluß erfolgt das Üben von Vokalen am Wortanfang, um den dort von Natur aus vorliegenden harten Stimmeinsatz (Glottisstop) weniger gepreßt zu gestalten. Dabei hilft die schon genannte intentionale Einstellung des Einatmens (z. B. Schauen, Schnuppern oder Erstaunen, was für die Gesangsstimme noch erörtert werden wird). Übungen, die einen harten, knarrenden *Stimmabsatz* auflösen, finden sich bei Fernau-Horn.

Die Förderung der Resonanz bezieht sich zunächst auf die Vorverlagerung des rückverlagerten Stimmsitzes, bei dem die Kopfresonanzen der Stimme im Gesichts-, Stirn- und Schädelbereich wenig zur Geltung kommen. Günstig für die Förderung von Kopfresonanz sind Summübungen nach Spiess und Wängler, systematische Nasalierungsübungen nach Pahn oder das Maskenbrummen. Das Erspüren von Kopfresonanzen kann ferner durch die Phonation von Nasalen und hellen Vokalen, deren Vibrationen stark im Gesichts- und Stirnbereich gespürt werden können, gefördert werden sowie durch Lippenflattern und gleichzeitige Phonation von Tönen in hoher Lage zur Anregung der Schädelresonanz, wobei man sich vorstellt, eine Kapuze über den Kopf zu ziehen.

Wichtig für die Resonanz ist ferner eine ausreichende Kieferöffnung und Rachenweite, was durch die genannten Kiefergelenks- und Gähnübungen erzielt werden kann.

Bei starker Hochatmung und dem sogenannten Rundrücken sind durch die Verkleinerung des Brustkorbes als Resonanzraum die *Brustresonanzen* stark eingeschränkt. Nach der Erarbeitung einer aufrechten Haltung empfehlen sich hier Übungen mit Halbklingern (stimmhaften Frikativen) nach Schlaffhorst-Andersen, deren Resonanzen stark im Brustraum zu spüren sind, was durch eine Vibrationsmassage am Sternum des Patienten während der Phonation noch unterstützt werden kann.

Günstig für das Erweitern des *Umfangs* sind Glissandi auf- und abwärts auf Nasale sowie die schon genannte Kapuzenübung.

Die Stimmdynamik kann durch Schwelltöne auf alle Vokale erarbeitet werden, wobei der Stimmeinsatz am besten mit einem stimmhaften Frikativ, Lateral- oder Nasallaut realisiert wird [vα, lα, mα]. Die Schwelltöne verhelfen zur Kräftigung der Stimmfunktion bei entspannter Stimmuskulatur, was im Kapitel Gesangsstimme noch genauer dargestellt werden wird. Sie können von Körperbewegungen begleitet werden, wie z. B. dem Heben der Arme, wie zum Dirigieren. Dabei ist es wichtig, daß die Bewegungen entspannt und nicht mit Kraft ausgeführt werden, um das physiologische einatmungsgesteuerte Ventilsystem des Kehlkopfs und nicht das ausatmungsgesteuerte pathologische System anzuregen, das die primäre Hyperfunktion des Kehlkopfs verstärkt (vergl. Kap. 4.1.4.1.). In diesem Sinn sollten bei sekundären Hypofunktionen als Kompensation einer primären Hyperfunktion im Rahmen der hyperfunktionellen Dysphonie keine Kräftigungsübungen der Stimme, wie die Stoßübungen nach Fröschels [85] oder schleudernde Armwurfbewegungen, kombiniert mit Rufsilben zur Anwendung kommen. Aus diesem Grund werden in der funktionalen Stimmtherapie nach Kruse (1991)

---

[85] Hierbei wird eine zusätzliche Stärkung der Stimme dadurch erzielt, daß bei der Phonation die in Brusthöhe gehaltenen Fäuste kräftig nach unten oder von sich weggestoßen werden, wobei der phylogenetisch alte Sphinktermechanismus durch die Bewegung angeregt wird.

auch die traditionellen Atemwurfübungen nach Fernau-Horn nicht mehr eingesetzt.

Zu flexibler Dynamik verhilft ferner der Einsatz von Akzentuierung und Impuls, z. B. das Lesen eines Satzes mit verschiedener Betonung. Hierbei kann gut mit Vorstellungen gearbeitet werden, z. B. das gleiche Wort mit unterschiedlicher emotionaler Intention aussprechen oder sich verschiedene Situationen vorstellen, in denen leise oder laut gesprochen werden muß (z. B. ich spreche zu einem gefährlichen Tier, das ich nicht erschrecken will).

Als Vorbereitung für die *Artikulation* gelten die in Kapitel 5.2.5. dargestellten tonisierenden und bewegungskoordinierenden Behandlungsformen im orofazialen Bereich. Die Entspannung der Kaumuskulatur beim Sprechen und daraus resultierende Kieferöffnung kann durch Korkensprechen nach Coblenzer erarbeitet werden. Ansonsten verweise ich auf die vielfältigen Artikulationsübungen bei Fernau-Horn und Pahn, die auf dem Sprechen verschiedener Konsonant-Vokalverbindungen beruhen, die in verschiedenen Schwierigkeitsgraden sukzessiv aufeinander aufbauend gestaffelt sind. Übungen zum Transfer von Artikulationsübungen in das Sprechen von Sätzen und längeren Texten sind im Kleinen Hey, einem Übungsbuch zur Artikulation enthalten.

Middeldorf (1987) empfiehlt zum generellen Transfer von Stimm- und Artikulationsübungen ins Sprechen zunächst das Sprechen bekannter und automatisierter Reihen (Alphabet, Wochentage etc.), dann das Lesen von Texten und schließlich die freie Rede.

5. 2. 8. Singen

Schütze (1988, S. 108 f.) führt folgende Vorteile der Singstimmbildung für die Therapie der Sprechstimme an: Die günstige Koordination von Atem und Stimme, die Stabilisierung der Kostoabdominalatmung durch zwerchfellanregende Stimmübungen, die Steigerung der Modulationsfähigkeit durch Schulung der die Tonhöhe regulierenden Muskulatur, die Förderung der dynamischen Möglichkeiten, die Präzision und Geläufigkeit in der Artikulation, auch verbunden mit der Übung der Schalltrichterfunktion des Mundraumes, die emotionale Beteiligung, die gesamtkörperliche Spannungsveränderungen erzielt, die Schulung der auditiven und kinästhetischen Wahrnehmung und letztlich die Ermutigung zum Selbstausdruck.

Der Einsatz der Gesangsstimme wird dabei als „Reservepotential" (ebd. S. 108) der Sprechstimme gesehen, das deren Möglichkeiten erweitert und eine andere Ebene des stimmlichen Ausdrucks, im Sinne einer musiktherapeutischen Wirkung, eröffnet.[86]

Dies sollte meines Erachtens jedoch nur auf der Basis einer gezielten Förderung der Gesangsstimme geschehen, da Patienten mit hyperfunktioneller Dysphonie fast in allen Fällen die beim Sprechen auftretenden Dysfunktionen von Atmung, Haltung, Stimmgebrauch und Artikulation ins Singen übertragen und diese dort, aufgrund der stärkeren Beanspruchung von Atem- und Stimmfunktion, noch stärker auffallen. Das Singen wird dadurch oft als unangenehm oder anstrengend empfunden. Die fehlende Stimmqualität gibt Anlaß zu Unzufriedenheit und Peinlichkeit. Insofern ist ein sukzessiver Aufbau von physiologischer Atmung, Atemstütze (Apoggio) und Haltung sowie eine elastische Zwerchfellfunktion Voraussetzung für das Singen in der Therapie.

Das gleiche gilt für die Patientengruppe, deren Stimmstörung weitgehend auf einem unphysiologischen Gebrauch der Singstimme beruht, was sich nur in spezifischen Störsymptomen der Gesangsstimme (Dysodie)[87] äußern, oder ebenfalls die Sprechstimme in Mitleidenschaft ziehen kann.

Abgesehen von der akuten Belastungsdysphonie des Berufssängers (z. B. nach Infekt), in deren Folge sich hyperfunktionelle Kompensationen verfestigt haben, liegt meiner Erfahrung nach bei den meisten, an hyperfunktioneller Dysphonie erkrankten Sängern (oft sind dies Laiensänger, vergl. Kap. 4.1.7.) ein latenter orofazialer Hypertonus vor (entweder verbunden mit einem ganzkörperlichen Hypertonus oder zur Kompensation hypofunktioneller ganzkörperlicher Tonusverhältnisse), der die Sprechstimme jedoch nicht so stark beeinträchtigt wie die Singstimme. In diesen Fällen ist eine Tonusregulierung, vor allem auch im orofazialen Bereich, Grundlage der Arbeit an der Gesangsstimme.

---

[86] Das Therapieelement Singen ist nur dann in die Therapie der Sprechstimme zu integrieren, wenn es dem Patienten auch Freude bereitet. Dabei ist es nicht wichtig, ob der Patient musikalisch begabt ist. Dies stellt zwar eine gute Voraussetzung für die Therapie dar, ist aber, wenn nicht vorhanden, auch förderbar (vergl. Frank 1987).

[87] Zu den Symptomen der Dysodie zählen Störungen der Resonanz (falscher Stimmsitz), Registerbrüche und geringer Stimmumfang, Störungen der Klangfarbe (zu hell oder zu verdunkelt), fehlende Stimmdynamik, Unreinsingen.

Die folgenden Anregungen zur Förderung der Singstimme orientieren sich an den Prinzipien der Stimmbildung des Belcanto. Dabei wird eine Steigerung der Stimmleistungen grundsätzlich durch die Förderung der *Kopfstimme* (ausgehend von der Randkantenschwingung der Stimmbänder, vergl. Kap. 3.3.2.) angestrebt, die die physiologischste Form der Stimmgebung, verbunden mit einem *weichen Stimmeinsatz*, darstellt. Ausgehend von der Randkantenschwingung erfolgt eine Aktivierung der gesamten Stimmuskulatur, wodurch die Stimmdynamik vom anfänglichen piano des Rand- und Kopfstimmklangs bei kleiner Amplitudenschwingung bis zum forte einer großen Amplitudenschwingung, der Bruststimme, anschwellen kann, was als *messa di voce* (durch die Stimme hindurch) bezeichnet wird.

Die Aktivierung der Randstimmfunktion kann durch sehr leise, weich gesungene Töne erreicht werden. Ferner ist das *Legato* bzw. das Verbinden einzelner gesungener Töne zu einem dichten Stimmklang von Bedeutung, da dies eine optimale Dosierung und Führung des Atemstroms während einer Gesangsphrase ermöglicht. Diese Funktionen der Gesangsstimme, Kopfstimme, weicher Stimmeinsatz und Schwellton (messa di voce) sowie Legato machen die Klangästhetik des Belcantos aus. Die Kopfstimme trägt zum Obertonreichtum und zur Brillianz der Stimme bei, das Schwelltonvermögen zu einer flexiblen Stimmdynamik und Legatosingen zu einer intensiven, kantablen Gesangslinie. Ich argumentiere bezüglich der Ausbildung dieser drei Funktionen aber bewußt aus physiologischer und nicht aus ästhetischer Sicht, da die klanglichen Ideale des Belcanto sicherlich nicht für alle Formen des Gesangs gelten müssen. So lehnte z. B. Herr D., ein professioneller Rocksänger (27 Jahre) mit hyperfunktioneller Dysphonie, die ihm angebotenen Gesangsstimmübungen zur Kopfstimme und Pianofunktion entschieden ab, da diese seinem ästhetischen Ideal von Singen nicht entsprachen und er befürchtete, mit einer solcherart veränderten Stimme den Erwartungen seines Publikums zu widersprechen. Auch viele Laiensänger streben nicht den Stimmklang eines klassischen Sängers an. Jedoch ist es meines Erachtens für jeden, der gerne und häufig singt und dessen Gesangsstimme durch falschen Gebrauch schon vorbelastet ist, günstig, sich bei der Stimmschulung an diesen Prinzipien orientieren. Ob dies in allen Bereichen auf das Alltagssingen zu transferieren ist, ist eine andere Frage.

Die Randstimmübungen erfolgen am besten durch Anblase- und Summübungen auf [v] und [m], die grundsätzlich im piano zunächst in Sekundschritten aufwärts von der Indifferenzlage und abwärts von der Mittellage ausgeführt werden. Anschließend kann man im Terzabstand singen und die Stimmbewegung durch Abwärtsbewegung in drei Ganztonschritten ausweiten.

Sehr wichtig für eine entspannte Stimmgebung ist eine korrekte Artikulation, die einen vorderen Stimmansatz fördert. Die Beteiligung der mimischen Muskeln und eine weite Kieferöffnung ist ferner Basis für die Resonanzfähigkeit und die Entspannung der Phonationsmuskeln, was die Bedeutung der in den vorherigen Phasen erfolgten orofazialen Tonusregulation herausstellt. Die Artikulation kann durch Übungen mit Plosiven geschult werden, die gleichzeitig zur Kräftigung des Zwerchfells beitragen. Die Legatofunktion ist am besten durch Vokalisen im Oktav- und Dezimraum auf alle Vokale und Umlaute sowie auf- und absteigende Dreiklangsübungen zu fördern, denen ein [l] vorangestellt wird, was ebenfalls die Leichtigkeit und Beweglichkeit der Stimme ausgehend von der Randkantenfunktion fördert. Hierbei ist auf eine exakte Einstellung der Mundöffnung bei den einzelnen Vokalen, eine genaue Klangvorstellung und eine leise Stimmgebung zu achten. Sehr wichtig innerhalb der Gesangsstimmtherapie ist die Förderung der von Coblenzer beschriebenen Intention (vergl. Kap. 5.2.5.), was im Bereich des klassischen Gesangs im allgemeinen als Erstaunen umschrieben wird. Erstaunen bezeichnet die konzentrierte geistige Vorbereitung auf den zu singenden Ton beim Einatmen, wodurch eine optimale Spannung der Atemmuskulatur und eine Weitung des Ansatzrohrs (Hebung des Gaumens) erfolgt. Ferner kommt es zur von Wyke (1974, 1983) beschriebenen Voreinstellung der Stimmbänder (vergl. Kap. 3.3.2.) auf den zu singenden Ton. Das Erstaunen als mentale Vorstellungshilfe bedingt demnach eine optimale Vorbereitung und Öffnung für den Klang auf geistig-körperlicher Ebene. Nur der Ton kann überzeugend klingen, dessen Klang in der Vorstellung des Sängers vorher realisiert wurde.

Sowohl für Berufs- als auch für Laiensänger ist der Transfer des in den Übungen erlernten Stimmgebrauchs in das Literatursingen von Bedeutung und kann anhand von Musikstücken, dem jeweiligen Geschmack entsprechend, geübt werden. In diesem Rahmen sollte auch das von Coblenzer geforderte Abspannen des Atems durch sinnvolle Phraseneinteilung erarbeitet werden.

Auch im Fall von Herrn D. konnten wir Bereiche herausfinden, in dem ein Transfer dieses physiologischen, obwohl an anderer Klangästhetik orientierten Stimmklangs möglich war, z. B. innerhalb einer korrekten Artikulation, die zudem den Vorteil hatte, den Gesangstext verständlicher zu machen. Auch der häufigere Einsatz einer leisen Kopfstimme, die bestimmte Bedeutungsinhalte der Songs (z. B. Spannung oder Zärtlichkeit) glaubwürdig vermitteln konnte, erschien dem Patienten sinnvoll. Seine auf diese Weise veränderte, flexiblere Stimmdynamik kam auch bei seinem Publikum gut an.

Neben der Transferleistung ist es meiner Ansicht nach wichtig, allen Berufs- und Laiensängern eine Methodik zum täglichen Üben und zum Einsingen vor Auftritten zu vermitteln, die sich an den genannten physiologischen Prinzipien orientiert.

5. 2. 9. Kommunikationsverhalten

Die Ziele des Therapieelements Kommunikationsverhalten erstrecken sich auf die Reflexion und Modifikation des Kommunikationsverhaltens, in dessen Rahmen der Transfer des in der Therapie erlernten physiologischen Stimmgebrauchs stattfindet. Dies kann am besten in der Gruppendiskussion, aber auch in Form von Einzelgesprächen erfolgen. In der Gruppe können ferner Rollenspiele zu spezifischen Kommunikationssituationen durchgeführt werden (z. B. ein Vorstellungsgespräch), und vor deren Beginn die Kriterien physiologischen Stimmgebrauchs[88] noch einmal gemeinsam erinnert werden. Es ist günstig, das Rollenspiel auf Video festzuhalten und das in der Situation gezeigte Kommunikationsverhalten anschließend auf die Realisierung der erarbeiteten Kriterien zu analysieren. Ferner werden Selbstkontrollmechanismen für das eigene Verhalten in der Kommunikation entwickelt, wie z. B. das von Zeit zu Zeit bewußte Erspüren der Sitzhöcker, um eine aufrechte Sitzhaltung einzunehmen. Innerhalb der Gruppentherapie können auch Sprechsituationen in vivo durchgeführt werden, z. B. das Vortragen einer Rede vor den Gruppenmitgliedern. Anregungen aus der Rhetorik zur Strukturierung und Erleichterung solcher Situationen (z. B. Blickkontakt, Zuwendung zum Publikum, Anpassung der Stimme an den Raum) können gemeinsam reflektiert und umgesetzt werden.

Alternative Formen der Kommunikation durch Stimme und Bewegung können anhand von Spielen, Bewegungs- oder Stimmimprovisationen oder gemeinsamem Singen innerhalb der Gruppe erfahren werden.

---

[88] Dazu zählen physiologische Atmung, Indifferenzlage der Stimme, variable Intonation, flexible Dynamik, angemessenes Tempo, plastische Artikulation, weiche Stimmein- und absätze, vorderer Stimmansatz und angemessenes Pausenverhalten.

5. 2. 10. Psychotherapie

Kitzing (1983) betont die Bedeutung einer stimmtherapeutischen Behandlung, die neben Stimmübungsbehandlung auch psychotherapeutische Betreuung des Patienten integriert.

Eine die Stimmtherapie begleitende Psychotherapie sollte meines Erachtens dann erfolgen, wenn eine psychische Problematik des Patienten aufgedeckt wird, deren Aufarbeitung die Kompetenzen eines Sprachheilpädagogen ohne psychotherapeutische Ausbildung überschreitet, z. B. das Vorliegen schwerer Neurosen, Anzeichen psychischer Krankheit oder unkontrollierbare vegetativ-psychosomatische oder psychische Reaktionen auf die Körperarbeit.

Eine solche Problematik zeichnet sich meist schon nach erfolgter Anamnese, Diagnostik und einigen weiteren Stunden ab, so daß die Schritte für eine Überweisung zu einem Psychotherapeuten gemeinsam in Erwägung gezogen werden sollten, wobei unter Umständen auch der Hausarzt des Patienten eingeschaltet werden sollte.

Generell kann ich mir eine kognitiv-verhaltenstherapeutische orientierte Gesprächstherapie, je nach Patient aber auch Formen der Gestalt- oder konfliktzentrierten Körpertherapie, eventuell auch der Psychoanalyse vorstellen. Die Entscheidung für die Art der Therapie liegt beim Patienten und seinem behandelnden Arzt, der Therapeut kann nur Empfehlungen aussprechen. Zwischen Psycho- und Stimmtherapeut sollte interdisziplinärer Austausch bestehen.

5. 2. 11. Zuordnung der Therapieelemente zu den methodischen Grundlagen

In Abb. 10 ist die Zuordnung der einzelnen Therapieelemente zu den in Kapitel 5.2.2. dargelegten methodischen Grundlagen ersichtlich.

In der funktionalen Körper- und Stimmtherapie werden die Bereiche von Körper- bzw. Stimmerfahrung und -wahrnehmung unterschieden von der eigentlichen Modifikation des Bewegungs- und Stimmverhaltens. Wie innerhalb der Beschreibung der Therapieelemente deutlich wurde, können dabei in beiden Bereichen zum Teil die gleichen Behandlungsformen bzw. Übungen zum Einsatz kommen; so hat z. B. innerhalb der Körperarbeit die Eutonie nach G. Alexander tonusregulierende Wirkung und ist gleichzeitig gut geeignet, Körpergefühl und -wahrnehmung zu fördern.

Im Bereich der funktionalen Stimmtherapie wurden die Elemente von Atemtherapie, Stimm- und Sprechübungen und Singen in einen Block zusammengefaßt, der die verändernde Arbeit bezeichnet, im Gegensatz zur Intention von Stimmerfahrung und -wahrnehmung. Auch hier kann es zur Überschneidung in der praktischen Übungsbehandlung kommen, z. B. können Resonanzübungen in beiden Phasen verwendet werden, die jedoch im Bereich von Stimmentfaltung und -wahrnehmung spielerisch-experimentellen Charakter haben und keinen systematischen Aufbau und Anwendung erfahren.

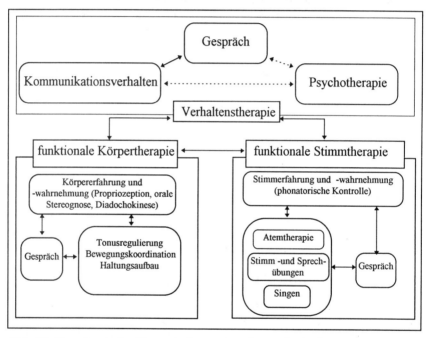

Abb. 10: *Zuordnung der Therapieelemente zu den methodischen Grundlagen*

Grundlegender Bestandteil der Therapie ist auch in den Bereichen funktionaler Stimm- und Körperarbeit das begleitende Gespräch, das vielfältige Funktionen von Beratung, Aufklärung und Problembewältigung erfüllt (vergl. Kap. 5.2.2.).

Verhaltenstherapeutische Behandlungsformen sind vor allem in Bezug auf die Reflexion und Modifikation des Kommunikationsverhaltens von Bedeutung. Dabei wird im Rahmen verhaltenstherapeutischer Gruppentherapie das Erprobungsfeld für den Transfer der neuen stimmlichen Möglichkeiten in das Kommunikationsverhalten gestellt. Die Verarbeitung von Selbstreflexionsprozessen und der spezifischen Transferproblematik beim Patienten wird im therapeutischen Gespräch unterstützt. Zur Integration von Psychotherapie vergl. Kap. 5.2.9..

5. 2. 12. Zum Stellenwert der Therapieelemente innerhalb des Therapieverlaufs

Wie schon in Kapitel 5.2.1. beschrieben kommt es innerhalb der einzelnen Therapiephasen zur Betonung spezifischer Therapieelemente, wie Abb. 11 veranschaulicht.

Phase I, Reflexion und Entscheidung:
In dieser Phase steht das Therapieelement Gespräch im Vordergrund innerhalb dessen die schon genannten kognitiven Reflexions- und Umstrukturierungsprozesse realisiert werden können. Das therapeutische Gespräch stellt ferner Grundlage der Therapie in allen Phasen ihres Verlaufs dar, wie in Abb. 11 deutlich wird und erfüllt die in Kap. 5.2.2. genannten Funktionen.

Phase II, Selbsterfahrung, Wahrnehmung, Experiment
Diese Phase ist auf die Therapieelemente Körpererfahrung und -wahrnehmung sowie Stimmerfahrung und -wahrnehmung zentriert, mit ihren jeweiligen Zielen (vergl. Kap. 5.2.3. und 5.2.4.). Der Umgang mit Körper und Stimme wird hier zunächst aus dem gewohnten und zielorientierten kommunikativen Kontext herausgelöst, der in vielen Fällen Mitauslöser der Stimmstörung ist. Die Förderung individueller Ausdrucksfreude und die Auflösung diesbezüglicher Tabus steht hier im Vordergrund. Jedoch werden auch hier schon Hilfestellungen vermittelt, die einen physiologischen Stimmgebrauch gewährleisten (vergl. Kap. 5.2.4.) oder die Körperbewegung durch Verlangsamung der Bewegungsabläufe vereinfacht.

Die alternativen Formen von Körper- und Stimmerleben können in Form von gemeinschaftlichen Bewegungs- und Stimmimprovisationen in Phase IV auch wieder in einen kommunikativen Kontext eingebunden werden.

In *Phase III* werden die eigentlichen funktionsverändernden Übungen für Körper und Stimme vermittelt, erarbeitet und stabilisiert. Hierbei kommen symptomorientierte Übungen, wie z. B. spezielle Übungen zur Zwerchfellflexibilität, aber auch ganzheitliche Methoden, wie die Feldenkraismethode oder die Alexandertechnik zum Einsatz. Möglichkeiten zur Gruppentherapie können sich in dieser Phase nur durch gemeinsam durchgeführtes autogenes Training ergeben. In Phase

III erfolgt auch die je nach Einzelfall gewünschte oder erforderliche Schulung der Gesangsstimme.

Phase IV, Transfer

Der Transfer des in den Funktionsübungen erlernten physiologischen Stimmgebrauchs erfolgt ins Sprechen zunächst anhand von Reihensprechen, Lesen und freiem Gespräch. Im Element Kommunikationsverhalten erfolgt die Erprobung

Phase I →	Phase II →	Phase III →	Phase IV →	Phase V
Reflexion und Entscheidung	Selbsterfahrung Wahrnehmung Experiment	Üben und Stabilisieren	Transfer	Aufrechterhalten des Therapieerfolgs
Gespräch →	→	→	→	→
	Körpererfahrung und - wahrnehmung (Propriozeption, orale Stereognose, Diadochokinese)	Tonusregulierung Bewegungskoordination Haltungsaufbau	Kommunikationsverhalten →	
	Stimmerfahrung und -wahrnehmung (phonatorische Kontrolle)	Atemtherapie		
		Stimm- und Sprechübungen	→ Sprechübung →	
		Singen →	→	
Einzeltherapie	Einzeltherapie	Einzeltherapie	Einzel- und Gruppentherapie	Einzel- und Gruppentherapie
Behandlung 1 x wöchentlich	Intensivphase Behandlung 2 x wöchentlich	↓	Behandlung 2 x wöchentlich 1 x Gruppe 1 x Einzel	Behandlung ca. 5 - 6 x im Jahr nach Abschluß der Therapie

Abb. 11: Tabellarische Darstellung der Anwendung der Therapieelemente innerhalb des Therapieverlaufs.

der „neuen Stimme" in der Gruppe, was zur Modifikation des ungünstigen Interaktionsverhaltens beiträgt. Auch der in den Gesangsstimmübungen erlernte alternative Gebrauch der Gesangsstimme sollte hier in das Singen von Literatur übertragen werden.

Phase V, Aufrechterhalten des Therapieerfolgs
In der Abschlußphase der Therapie kommt wieder vorrangig das Element Gespräch zum Tragen. Zunächst sollten Patient und Therapeut gemeinsam ein individuelles Übungsprogramm für den Patienten erstellen, das dieser weiterhin selbständig zum Erhalt seiner Stimme anwenden kann. Es wäre ideal, wenn der Patient jeden Tag eine Entspannungs- und Rückzugsmöglichkeit von ca. 30 Minuten finden würde, in denen er entspannende und funktionsstabilisierende Übungen für Körper und Stimme verwirklichen kann. Meiner Erfahrung nach haben diejenigen Patienten, die eine solche Stimm-Körper Entspannung regelmäßig in ihren Tagesablauf integrieren konnten, dies als sehr wohltuend empfunden, und der Therapieerfolg konnte gut aufrechterhalten werden. Ist dies nicht regelmäßig möglich, sollte zumindest in Zeiten starken psychosozialen Stresses, als Art Problemlösestrategie zur Stressverarbeitung, darauf zurückgegriffen werden. Ferner können in dieser letzen Phase die Therapieelemente Stimm- und Sprechübungen und Singen im Sinne einer Auffrischung zum Einsatz kommen und in größeren Abständen Gruppentherapien stattfinden, die auf die Erhaltung des modifizierten Kommunikationsverhaltens zentriert sind (z. B. in Diskussion und Rollenspiel) und alternative Formen des Stimmgebrauchs (z. B. Stimmimprovisation, Singen) weiterhin pflegen.

Die Zuordnung der einzelnen Elemente zu den Therapiephasen ist als Anregung gedacht und nicht in jedem Fall rigide oder schematisch zu verfolgen. Oft ergibt sich die Notwendigkeit, Elemente einer früheren Phase in einer späteren wieder aufzugreifen, was in einer patientenzentrierten Therapie immer möglich sein sollte.

Innerhalb jedes Therapieelements können sich Schwierigkeiten in der Patient-Therapeut-Interaktion bezüglich der spezifischen Therapieinhalte ergeben. Da die Arbeit auf eine Einzelfalldarstellung verzichtet, sollen spezielle Probleme in den einzelnen Förderbereichen und deren Hintergründe an einigen Patientenbeispielen kurz dargestellt werden.

Bei Sr. T. einer 51jährigen Ordensfrau, ergaben sich Probleme im Bereich von Körpererfahrung und -wahrnehmung, weil die Auseinandersetzung mit dem eigenen Körper für sie sehr fremd und zum Teil tabuisiert war, was im Rahmen vieler Gespräche reflektiert wurde. Ihre fehlende Beweglichkeit und geringe Körperkoordination konnte durch behutsame Körperarbeit bei sehr starker Bewegungsverlangsamung nach und nach aufgelöst werden. Der Gegensatz von Spannung und Entspannung konnte erfolgreich durch Muskelrelaxation nach Jacobson verinnerlicht werden.

Ein Beispiel für Probleme in der Übungs- und Stabilisierungsphase stellt die schon in Kapitel 5.2.8. angesprochene Therapie mit dem professionellen Rocksänger Herrn D. dar, der Schwierigkeiten hatte, einen für ihn persönlichen Sinn in den dargebotenen Übungen zu erkennen.

Die Transferproblematik in Phase IV war bei Frau S., einer 33jährigen Hausfrau, die die Therapie in allen Phasen sehr motiviert und engagiert durchlaufen hatte, aufgrund der psychosozialen Belastung innerhalb ihrer Lebenssituation sehr hoch. Als Mutter von drei Kleinkindern ohne Kindergartenplatz und einer Stelle als Wochenmarktverkäuferin (drei Vormittage die Woche) war ihre Stimme einer starken Belastung im Alltag ausgesetzt, und sie war mit der Aufgabe der Selbstkontrolle ihres Kommunikationsverhalten und des Transfers des erlernten physiologischen Stimmgebrauchs völlig überfordert, was sie sehr deprimierte. Innerhalb beratender Gespräche konnten Lösungen zur Veränderung ihrer psychosozialen Situation gefunden werden, z. B. eine andere Stelle als Küchenhilfe in einer Kantine und die halbtägige Teilnahme der Kinder an einer privaten Krabbelgruppe.

Probleme beim Aufrechterhalten des Therapieerfolgs sind immer dann gegeben, wenn Patienten die Therapie nicht zum Anlaß zur Reflexion und Modifikation ihres Kommunikationsverhaltens nehmen und kein wirklicher Transfer des physiologischen Stimmgebrauchs in den Alltag, sondern ein Festhalten an alten Interaktionsgewohnheiten erfolgt. Die Stimmtherapie reduziert sich somit auf ein rein symptomorientiertes Vorgehen, was ihren Sinn und Zweck in Frage stellt.

6. Schlusswort

Ausgehend von einer systemischen Sicht der Krankheitsgenese war es Anliegen der vorliegenden Arbeit, einen mehrdimensionalen Ansatz in Diagnostik und Therapie hyperfunktioneller Stimmstörungen zu entwickeln.

Die komplexen ätiopathogenetischen Konzepte dieses Krankheitsbildes legen nahe, daß dabei weder somatische noch psychogene Faktoren im Sinne einer Entweder-Oder Relation ausschließlich oder vorrangig betrachtet werden dürfen. Es muß vielmehr von multiplen Wechselwirkungen zwischen Lebenssituation, Umwelteinflüssen, organischen Dispositionen und psychischen Verhaltensweisen ausgegangen werden. Grundsätzlich ist die Einbettung der Stimme in das individuelle, unterschiedlich geprägte Kommunikationsverhalten des Patienten zu berücksichtigen.

In diesem Sinne muß eine strukturierte, interdisziplinäre und individuelle Diagnostik auf alle relevanten Bereiche des somatopsychosozialen Prozesses konzentriert sein.

Auch innerhalb der Therapie hyperfunktioneller Stimmstörungen erfolgt die Orientierung an einem mehrdimensionalen Konzept, das innerhalb dieser Arbeit im Rahmen funktionaler sowie verhaltenstherapeutischer Behandlungsformen dargelegt wurde.

Die unterschiedlichen Behandlungszugänge können vom einzelnen Therapeut kaum realisiert werden, weswegen bei der Beschreibung der einzelnen Behandlunsformen häufig auf die Notwendigkeit interdisziplinärer Zusammenarbeit verwiesen wurde. In der ambulanten Behandlung ist eine solche Interdisziplinarität meiner Erfahrung nach wenig entwickelt und aufgrund der Finanzierungsmöglichkeiten wahrscheinlich auch nicht leicht zu realisieren. Jedoch stellt der Versuch, auch in der freien stimmtherapeutischen Praxis eine Teamarbeit zwischen Therapeuten und Lehrern verschiedener Fachrichtungen und Methoden (z. B. Stimm- und Sprach-, Psycho- und Musiktherapeuten sowie Alexander- und Feldenkraislehrern) aufzubauen ein erstrebenswertes Ziel für mich dar. Dies erscheint mir auch deswegen sinnvoll, da es in Deutschland nur wenige Institutionen gibt, in denen stimmliche Rehabilitation im Rahmen einer komplexen, interdisziplinär organisierten Stimmbehandlung möglich ist.

Literaturverzeichnis

Abresch, J.: Stimmstörung als Krisenvertonung. In: Integrative Therapie, 1, 1988, S. 40 - 62.

Alexander, F. M.: Der Gebrauch des Selbst. Kösel Verlag, München, 1988.

Alexander, G.: Eutonie. München 1981.

Allport, G. W./Cantril, H.: Judging personality from voice. In: Journal of Social Psychology, 5, 1934, S. 37 - 55.

Argyle, M.: Bodily communication. International Universities Press Inc., Madison Connecticut, 1988 [2].

Ayres, J. A.: Bausteine der kindlichen Entwicklung. Springer Verlag, Berlin, Heidelberg, New-York, Toronto, 1984.

Bahnemann, F.: Mundatmung als Krankheitsfaktor. In: Fortschritte der Kieferorthopädie, 40, 1979, Nr. 2, S. 117 - 136, Nr. 3, S. 217 - 228, Nr. 4, S. 321 - 344.

Bartels, H. u. R.: Physiologie. Urban & Schwarzenberg Verlag, München, Wien, Baltimore, 1987 [3].

Basler, H. D.: Verhaltenstherapie bei psychosomatischen Störungen. Kohlhammer Verlag, Stuttgart, Berlin, Köln, Mainz, 1979.

Basso, K.: „To give up on words": Silence in Western Apache culture. In: Carbaugh, D. (Hrsg.): Cultural communication and intercultural contact. Lawrence Erlbaum Associates Publishers, Hillsdale, New Jersey, 1990, S. 303 - 320.

Bauer, H./Pascher, W. (Hrsg.): Differentialdiagnose von Sprach-, Stimm- und Hörstörungen. Thieme Verlag, Stuttgart, New York 1984 .

Bauer, H.: Die Bedeutung der ätiologischen Abklärung funktioneller Stimmstörungen für die kausale Therapie. In: Gundermann, H. (Hrsg.): Aktuelle Probleme der Stimmtherapie. Fischer Verlag, Stuttgart, Jena, New York, 1987, S. 5 - 14.

-,-: Die Bedeutung der Anamnese für die Therapie von funktionellen Stimmstörungen. In: Sprache-Stimme-Gehör, 4, 1990, S. 93 - 99.

-,-: Zur Definition psychogener Stimmstörungen. In: Laryngo-Rhino-Otologie, 70, 1991, S. 102 - 104.

Behrendt, W. S., e. al.: Motivation und Widerstand des Patienten bei der Diagnostik psychisch mitverursachter funktioneller Stimmstörungen. In: Sprache-Stimme-Gehör 13, 1989, S. 95 - 100.

Behrendt, W. S.: Stimme und Gesang. In: Grohnfeldt, M. (Hrsg.): Handbuch der Sprachtherapie, Bd. 7: Stimmstörungen. Marhold Verlag, Berlin, 1994, S. 410 - 417.

Bergmann, G.: Die Untersuchung des Stimmausdrucks in der vokalen Kommunikationsforschung. In: Gundermann, H. (Hrsg.): Aktuelle Probleme der Stimmtherapie. Fischer Verlag, Stuttgart, New York, Jena, 1987 (a), S. 25 - 32.

-,-: Steuerungsprozesse des Sprechens. Helmut Buske Verlag, Hamburg, 1987 (b).

Bernstein, N. A.: Bewegungsphysiologie. Barth Verlag, Leipzig, 1982^2.

Birdwhistell, R.: Kinesik: In: Scherer, K. R./Wallbott, H. G. (Hrsg.): Nonverbale Kommunikation. Beltz Verlag, Weinheim, Basel, 1979, S. 192 - 275.

Böhme, G.: Klinik der Sprach-, Sprech-, und Stimmstörungen. Fischer Verlag, Stuttgart, New York, 1983 [3].

Brenner, M./Shipp, T./Doherty, E. T./Morissey, P.: Voice measures of psychological stress - laboratory and field data. In: Titze, I. R./Scherer, R. C. (Hrsg.): Vocal fold physiology. The Denver Center for the Performing Arts Inc., Denver, Colorado, 1983, S. 239 - 248.

Brown, B. L.: Experimentelle Untersuchungen zur Personenwahrnehmung aufgrund vokaler Hinweisreize. In: Scherer, K. R. (Hrsg.): Vokale Kommunikation. Beltz Verlag, Weinheim, Basel, 1982, S. 211 - 227.

Bunch, M.: Dynamics of the singing voice. Springer Verlag, Wien, New York, 1993^2.

Castillo-Morales, R.: Die orofaziale Regulationstherapie. Pflaum Verlag, München, 1991.

Clausnitzer, V.: Zur Entwicklung der Stimme beim Kind und Jugendlichen - Ein Beitrag zur menschlichen Kommunikationsfähigkeit (Teil 1 u. 2). In: Der Sprachheilpädagoge, 4, 1985, S. 8 - 34/1, 1986, S. 12 - 24/2, 1987, S. 1 - 24/1, 1989, S. 51 - 70.

-,-: Körpersprachliche Möglichkeiten bei der Behandlung von Stimmpatienten und von sprachentwicklungsretardierten Kindern. In: Lotzmann, G. (Hrsg.): Körpersprache, Diagnostik und Therapie von Sprach-, Sprech- und Stimmstörungen. Ernst Reinhardt Verlag, München, Basel, 1993, S. 120 - 137.

Coblenzer, H./Muhar, F.: Atem und Stimme. Österreichischer Bundesverlag, Wien 1992 [11].

Cook-Gumperz, J.: Geschlechtsspezifisches Sprechen und geschlechtspezifische Lebensformen: „Kleine Mädchen spielen Frauen", in: Günthner, S./Kotthoff, H. (Hrsg.): Von fremden Stimmen. Suhrkamp Verlag, Frankfurt a. M., 1991, S. 309 - 332.

Dahan, J.: Orale Stereognose und neuromuskuläre Dynamik des Kausystems. In: Fortschritte der Kieferorthopädie, 42 (3), 1981, S. 233 - 246.

-,-: Orale Wahrnehmung und Motorik. In: Fortschritte der Kieferorthopädie, 46 (6), 1985, S. 442 - 460.

Dart, R.: The postural aspects of malocclusion. In: Journal of Dental Assoc. of South America, 1, Sept. 1946, S. 1 - 21.

Deutsche Gesellschaft für Verhaltenstherapie (DGVT) (Hrsg.): Verhaltenstherapie - Theorie und Methoden. Forum für Verhaltenstherapie und psychologische Praxis, 11, 1986, S. 1 - 15 (Einführung der Redaktionskommission).

Dixon, H. S.: Allergy and laryngeal disease. In: Otolaryngologic Clinics of North America, 25 (1), 1992, S. 239 - 251.

Egger, J., Freidl, W., Friedrich, G.: Psychologie funktioneller Stimmstörungen. Orac Verlag, Wien 1992.

Evarts, E.V.: Die Steuerung von Bewegungen durch das Gehirn. In: Spektrum der Wissenschaft, Gehirn und Nervensystem, Heidelberg, 1988^9, S. 152 - 160.

Faller, A.: Der Körper des Menschen. Thieme Verlag, Stuttgart, New-York, 1988[11].

Fleischer - Peters, A.: Die Mundhöhle als Austragungsort psychosozialer Störungen. In: Fuchs, M. (Hrsg.): Funktionelle Entspannung in der Kinderpsychotherapie. Ernst Reinhardt Verlag, München, Basel, 1985, S. 71 - 75.

Frank, F.: Gedanken zur funktionalen Stimmtherapie. In: Gundermann, H. (Hrsg.): Aktuelle Probleme der Stimmtherapie. Fischer Verlag, Stuttgart, New-York, 1987, S. 51 - 59.

Freiesleben, D.: Die myofunktionelle Therapie als unterstützende Maßnahme in der Sprachtherapie. In: Die Sprachheilarbeit, 35, 1990, 1, S. 23 - 29.

Friedrich, G., Kainz, J., Freidl, W.: Zur funktionellen Struktur der menschlichen Stimmlippe. In: Laryngo-Rhino-Otologie, 72, 1993, S. 215 - 224.

Ganz, H. (Hrsg.): Hals- Nasen- Ohren Heilkunde mit Repetitorium, Mouton de Gruyter, Berlin, New York, 1990.

Garlick, D.: The lost sixth sense. Laboratorium for muscoskelletal and postural research, NWS/Australia, 1990.

Geissner, H.: Therapeutische Kommunikation: Zwischen Reparaturgesinnung und Allmachtsphantasie. In: Alhoff, D.W. (Hrsg.): Mündliche Kommunikation, Störungen und Therapie. Scriptor Verlag, Frankfurt a. Main, 1983, S. 9 - 20.

Giles, H.: Interpersonale Akkomodation in der vokalen Kommunikation. In: Scherer, K. R. (Hrsg.): Vokale Kommunikation. Beltz Verlag, Weinheim, Basel, 1982, S. 253 - 277.

Glaser, V.: Eutonie. Haug Verlag, Heidelberg, 1993[4].

Görlitz, D.: Ergebnisse und Probleme der ausdruckspsychologischen Sprechstimmforschung. Dissertation, TU Berlin, 1970.

Grohnfeldt, M.: Handlungstheoretische Aspekte in der Sprachbehindertenpädagogik. In: Grohnfeldt, M. (Hrsg.): Sozialpädagogisches Handeln in der Sprachbehindertenpädagogik. Marhold Verlag, Berlin 1981, S. 21 - 33.

-,-:.: Störungen der Sprachentwicklung. Marhold Verlag, Berlin, 1993[6].

Gundermann, H.: Die Berufsdysphonie. Thieme Verlag, Leipzig, 1970.

-,-: Kommunikative Stimmtherapie. In: Lotzmann, G. (Hrsg.): Sprachrehabilitation durch Kommunikation. Ernst Reinhardt Verlag, München, Basel 1975, S. 21 - 25.

-,- /Stelzig, G.: Stimm- Eigenanalyse - Eine ernste Mitteilung. In: Sprache-Stimme-Gehör, 11, 1987, S. 148 - 151.

-,-: Tonus und Stimme. In: Sprache-Stimme-Gehör, 11, 1987, S. 1 - 4.

-,-: Die Krankheit der Stimme. In: Gundermann, H. (Hrsg.): Die Krankheit der Stimme - Die Stimme der Krankheit. Fischer Verlag, Stuttgart, Jena, New York, 1991, S. 1 - 6.

Haberfellner, H.: Wechselwirkung zwischen Gesamtkörperhaltung, Mund und Gesichtsbereich. In: Pädiatrie und Pädologie 16, 1981, S. 203 - 214 (Teil I), S. 215 - 225 (Teil II).

Habermann, G.: Zur Bewertung krankhafter Stimmklänge mit dem Gehör. In: Laryngologie, Rhinologie, 55, 1976, S. 245 - 249.

Hall, J.: Nonverbal sex differences. John Hopkins University Press, Baltimore, 1984.

Haupt, E.: „Integrative Stimmtherapie". Ein Konzept nach Gundermann. In: Gundermann, H. (Hrsg.): Aktuelle Probleme der Stimmtherapie. Fischer Verlag, Stuttgart, New York, Jena, 1987, S. 83 - 104.

Heidelbach, J. G.: Stimmprobleme bei stimmintensiven Berufen. In: Grohnfeldt, M. (Hrsg.): Handbuch der Sprachtherapie, Bd. 7: Stimmstörungen. Marhold Verlag, Berlin 1994, S. 294 - 303.

Heinemann, M.: Gruppentherapie bei Stimmstörungen. In: Gundermann, H. (Hrsg.): Aktuelle Probleme der Stimmtherapie. Fischer Verlag, Stuttgart, New York, Jena, 1987, S. 105 - 108.

House, A./Andrews, H. B.: Life-events and difficulties preceding the onset of functional dysphonia. In: Journal of Psychosomatic research, 32, 1988, S. 311 - 319.

Huber, W.: Dysarthrie. In: Poeck, K. (Hrsg.): Klinische Neuropsychologie. Thieme Verlag, Stuttgart, New York, 1989, S. 137 - 163.

Husler, F., Rodd-Marling, Y. : Singen. Schott Verlag, Mainz, 1965.

Illert, M.: Motorische Systeme. In: Schmidt, R. F. (Hrsg.): Neuro- und Sinnesphysiologie. Springer Verlag, Berlin, Heidelberg, New-York, 1993, S. 113 - 149.

Jend-Rossman, J. : Ätiologie des Kiefergelenkknackens; alte Vorstellungen, neue Erkenntnisse. In: Zahnärztliche Mitteilungen, 20, 1985, S. 2252 - 2256.

Jores, A.: Psychosomatische Krankheiten in anthropologischer Sicht. In: Jores, A. (Hrsg.): Praktische Psychosomatik. Hans Huber Verlag, Bern, Stuttgart, Wien, 1981^2, S. 14 - 35.

Kapit, W./Elson, L. M.: Anatomie-Malatlas. Arcis Verlag, München 1989.

Keil, A., Maier, H.: Körperarbeit als Wiederaneignung von Lebensperspektive. In: Klein, M. (Hrsg.): Sport und Körper. Rowohlt Taschenbuch Verlag, Reinbek bei Hamburg, 1984, S. 111 - 126.

Kia, R A.: Stimme – Spiegel meines Selbst. Aurum Verlag, Braunschweig, 1992^2.

Kittel, A.: Myofunktionelle Therapie. In: Grohnfeldt, M. (Hrsg.): Handbuch der Sprachtherapie, Band 2: Störungen der Aussprache. Marhold Verlag, Berlin, 1990, S. 106 - 119.

Kitzing, P.: Die Behandlung von Störungen der Stimmfunktion. In: Folia phoniatrica, 35, 1983, S. 40 - 65.

-,-: Der Einfluß der Sprache auf einige phoniatrische Störungsbilder. In: Lotzmann, G. (Hrsg.): Sind Sprach- und Sprechstörungen durch Dia- und Soziolekt bedingt? Scriptor Verlag, Frankfurt am Main, 1987, S. 147 - 153.

Krumbach, G.: Psychologische Befunde bei funktionellen Dysphonien. In: Gundermann, H. (Hrsg.): Aktuelle Probleme der Stimmtherapie. Fischer Verlag, Stuttgart, New York, Jena, 1987, S. 137 - 150.

Kruse, E.: Funktionale Stimmtherapie - Therapeutisch-konzeptionelle Konsequenz der laryngealen Doppelventilfunktion. In: Sprache-Stimme-Gehör, 15, 1991, S. 127 - 134.

Langer, G., Bürk, F.: Logopädische Therapie der hyperfunktionellen Dysphonie (Abschlußarbeit). Lehranstalt für Logopädie der Johannes Gutenberg Universität, Mainz, 1987.

Lehtonen, J.: Sprachlosigkeit: Eine Folge der Sprechangst, Kultur oder Persönlichkeit. In: Berger, G.: Sprechausdruck. Scriptor Verlag, Frankfurt a. M., 1984, S. 183 - 191.

Leischner, A.: Aphasien und Sprachentwicklungsstörungen. Thieme Verlag, Stuttgart, New-York, 1987[2.]

Lieberman, P.: Intonation, perception and language. MIT Press paperback, Massachusetts, 1975[3].

Linder-Aronson, S.: Die Wirkung der Atmungsfunktion auf das Kauorgan. In: Colloquium med. dent., 25 (1), 1981, S.31 - 55.

Lodes, H.: Atme richtig. Goldmann Verlag, München, 1991[7].

Luria, A. R.: Das Gehirn in Aktion. Rowohlt Verlag, Reinbek, 1992. (Russ. Original 1973).

Mang, H.: Atemtherapie. Schattauer Verlag, Stuttgart, New York, 1992.

Mans, E. J.: Das psychosomatische Interview in der Diagnostik funktioneller Stimmstörungen. In: Folia Phoniatrica, 45, 1993, S. 105 - 111.

Maturana, H., Varela, F.: Der Baum der Erkenntnis. Goldmann Verlag, Bern, München, 1987.

Mayrhofer-Krammel, V.: Okklusionsstörungen und deren kieferorthopädische Therapie. In: Der Sprachheilpädagoge, 21, 1989, 2, S. 7 - 22.

Middeldorf, V.: Die dynamische Stimmtherapie. Dissertation, Universität zu Köln, 1987.

Middeldorf, V.: Zungenpressen (tongue thrust) - Was steckt dahinter? In: Grohnfeldt, M. (Hrsg.): Handbuch der Sprachtherapie, Band 2: Störungen der Aussprache. Marhold Verlag, Berlin, 1990.

Moses, P.: Die Stimme der Neurose. Thieme Verlag, Stuttgart, 1958.

Nessel, E.: Die Berufsschäden des Kehlkopfes. In: Archiv für Ohren-, Nasen-, Kehlkopfheilkunde, 185, Kongreßbericht 1965, S. 379 - 464.

Nienkerke-Springer, A.: Körper und Stimme in der Bewegung - Ausdruck psycho-physischen Befindens, Tanztherapie als begleitende Methode in der Stimmbehandlung. In: Grohnfeldt, M. (Hrsg.): Handbuch der Sprachtherapie, Bd. 7: Stimmstörungen. Marhold Verlag, Berlin, 1994, S. 386 - 408.

Nwoye, G.: Eloquent silence among the Igbo of Nigeria. In: Tannen, D., Saville-Troike, M.(Hrsg.): Perspectives on silence. Ablex Publishing Corporation, Norwood, New Jersey, 1985, S. 185 - 192.

Oberländer, U.: Sport und Stimme. In: Gundermann, H. (Hrsg.): Aktuelle Probleme der Stimmtherapie. Fischer Verlag, Stuttgart, New York, Jena, 1987, S. 183 - 190.

Padovan, B: Myotherapeutisches Training bei Zungenfehlfunktionen. Diagnose und Therapie I. Zusammenfassung eines Referates anläßlich des internationalen Seminars für Orthodontie, des brasilianischen Kongresses für Orthodontie und des Kongresses für Orthodontie in Sao Paulo, SP, Januar, 1975.

-,-: Skripte der Kurse: Neurologische Reorganisation (1994), Mundfunktion I (1994).

Pahn, J.: Stimmübungen für Sprechen und Singen. Berlin, 1968.

Pahn, J. u. Pahn, E.: Die Nasalierungsmethode. In: Grohnfeldt, M. (Hrsg.): Handbuch der Sprachtherapie, Bd. 7: Stimmstörungen. Marhold Verlag, Berlin, 1994, S. 214 - 236.

Papousek, H. u. M.: Zur Frühentwicklung der Kommunikation. In: Scherer, K. R./Wallbott, H. G. (Hrsg.): Nonverbale Kommunikation. Beltz Verlag, Weinheim, Basel, 1979, S. 78 - 84.

Paulus, P.: Körpererfahrung und Selbsterfahrung in persönlichkeitspsychologischer Sicht. In: Bielefeld, J. (Hrsg.): Körpererfahrung. Hofgrefe Verlag, Göttingen, Toronto, Zürich, 1986, S. 87 - 124.

Pause, I./Mc Kenna, B.: Atem, Stimme und Gebrauch des gesamten Organismus als funktionelle Einheit - Eine Einführung in die F. M. Alexander-Technik. In: Die Sprachheilarbeit, 39, 1994, S. 165 - 172.

Petzold, H. G.: Gegen den Mißbrauch von Körpertherapie - Risiken und Gefahren bioenergetischer, primärtherapeutischer und thymopraktischer Arbeit. In: Petzold, H. G. (Hrsg.): Die neuen Körpertherapien. dtv Verlag, München, 1992^7, S. 240 - 252.

Petursson, M./Neppert, J.: Elementarbuch der Phonetik. Helmut Buske Verlag, Hamburg, 1991.

Peuser, G.: Kommunikation. Manuskript Universität zu Köln, WS 1992/93.

Philips, S. U.: Some sources of cultural variability in the regulation of talk. In: Carbaugh, D. (Hrsg.): Cultural communication and intercultural contact. Lawrence Erlbaum Associates Publishers, Hillsdale, New Jersey, 1990, S.329 - 343.

Piaget, J.: Das Erwachen der Intelligenz beim Kinde. Ungekürzte Ausgabe. dtv/Klett-Cotta Verlag, München, 1992.

Pfau, E. M.: Zur Psychologie der funktionellen Dysphonie. In. Folia Phoniatrica, 28, 1973, S.251 - 269.

Ploog, D., Jürgens, U.: Zur Evolution der Stimme. In: Archiv für Psychiatrische Nervenkrankheiten, 222, 1976, S. 117 - 137.

Rabine, E.: Zusammenhänge zwischen Körperhaltung, Atmung und Stimme. In: Rohmert, W. (Hrsg.): Funktionales Stimmtraining. Otto Schmidt Verlag, Köln, 1987^4 (a), S. 57 - 132.

-,- /Jacoby, P.: Die drei Teilfunktionen der Stimmfunktion. In: Rohmert, W. (Hrsg.): Funktionales Stimmtraining. Otto Schmidt Verlag, Köln, 1987^4, S.1 - 56.

-,-: Einige Zusammenhänge zwischen der Doppelventilfunktion des Kehlkopfes und Körperhaltung bzw. -bewegung, Atmung und Stimme. In: Gundermann, H. (Hrsg.): Aktuelle Probleme der Stimmtherapie. Fischer Verlag, Stuttgart, New York, Jena, 1987 (b), S. 219 - 228.

Reich, W.: Charakteranalyse. Kiepenheuer u. Witsch Verlag, Köln, 1971^3.

Reinecker, H.: Methoden der Verhaltenstherapie. In: Deutsche Gesellschaft für Verhaltenstherapie (DGVT) (Hrsg.): Verhaltenstherapie - Theorien und Methoden. Forum für Verhaltenstherapie und psycholog. Praxis, 11, 1986, S. 64 - 176.

Ringel, E.: Stimme und Psyche. In: Der Sprachheilpädagoge, 4, 1985, S. 1 - 7.

Rittner, V.: Körper und Körpererfahrung in kulturhistorisch-gesellschaftlicher Sicht. In: Bielefeld, J. (Hrsg.): Körpererfahrung. Hofgrefe Verlag, Göttingen, Toronto, Zürich, 1986, S. 125 - 160.

Rogers, C. R.: Therapeut und Klient. Kindler Verlag, München 1977.

Rotthaus, W.: Die Auswirkung systemischen Denkens auf das Menschenbild des Therapeuten und seine therapeutische Arbeit. In: Praxis der Kinderpsychologie und Kinderpsychiatrie, 38, 1989, S. 10 - 16.

Saatweber, M.: Einführung in die Arbeitsweise Schlaffhorst-Andersen. Hannover 1990.

Sarasin, L.: Die atemrhythmisch angepaßte Phonation als Grundlage der Sprach- und Sprechtherapie. Logopädische Abschlußarbeit, Glarus 1983.

Sataloff, R. T.: The impact of pollution on the voice. In: Otolaryngology- Head and Neck Surgery, 106 (6), 1992, S. 701 - 705.

Saville-Troike, M.: The place of silence in an integrated theory of communication. In: Tannen, D./Saville-Troike, M. (Hrsg.): Perspectives on silence. Ablex Publishing Corporation, Norwood, New Jersey, 1985, S. 3 - 18.

Schalch, F.: Schluckstörungen und Gesichtslähmung. Fischer Verlag, Stuttgart, New-York 1992[3].

Scheflen, A. E.: Die Bedeutung der Körperhaltung in Kommunikationssystemen. In: Scherer, K. R./Wallbott, H. G. (Hrsg.): Nonverbale Kommunikation. Beltz Verlag, Weinheim, Basel, 1979, S. 132 - 151.

Sheperd, G. M.: Neurobiologie. Springer Verlag, Berlin, Heidelberg, New-York, 1993.

Scherer, K. R.: Judging personality from voice: A cross-cultural approach to an old issue in interpersonal perception. In: Journal of Personality, 40, 1972, S. 191 - 210.

-,-: Personality inference from voice quality: The loud voice of extraversion. In: European Journal of Social Psychology, 8, 1978, S. 467 - 487.

-,-,-: Kommunikation. In: Scherer, K. R./Wallbott, H. G. (Hrsg.): Nonverbale Kommunikation. Beltz Verlag, Weinheim, Basel, 1979 (a), S.14 - 24.

-,-,-: Personality markers in speech. In: Scherer/K. R., Giles, H. (Hrsg.): Social markers in speech. Cambridge University Press, Cambridge, London, New York, Melbourne, 1979 (b), S. 147 - 205.

-,-,-: Die vokale Kommunikation emotionaler Erregung. In. Scherer, K. R. (Hrsg.): Vokale Kommunikation. Beltz Verlag, Weinheim, Basel, 1982 (a), S. 87 - 306.

-,-,-: Stimme und Persönlichkeit - Ausdruck und Eindruck. In: Scherer, K. R. (Hrsg.): Vokale Kommunikation. Beltz Verlag, Weinheim, Basel, 1982 (b), S. 188 - 210.

-,-,-/Walbott, H. G./Tolkmitt, F. J./ Bergmann, G.: Die Streßreaktion: Physiologie und Verhalten. Hofgrefe Verlag, Göttingen, Toronto, Zürich, 1985.

Schöttl, W.: Die muskelgeführte zentrische Lage des Unterkiefers (MZP) im Vergleich mit der handgeführten Position (RKP). In: Deutsche Zeitschrift für biologische Zahnmedizin, 3, 1988, S. 108 - 115.

Schultz-Coulon, H. J.: Zur Bedeutung der kinästhetisch-reflektorischen Phonationskontrolle für die Genauigkeit der Stimme. In: Folia Phoniatrica, 28, 1976, S. 335 - 348.

Schütze, H.: Das therapeutische Singen - Gesang in der Stimmtherapie: Wer kann, wer darf, wer muß? In: Sprache-Stimme-Gehör, 12, 1988, S. 108 - 109.

Scollon, R.: The machine stops: Silence in the metaphor of malfunction. In: Tannen D./Saville-Troike, M. (Hrsg.): Perspectives on silence, Ablex Publishing Corporation, Norwood, New Jersey, 1985, S.21 - 30.

Siegman, A. W.: The telltale voice: Nonverbal messages of verbal communication. In: Siegman, A. W./Feldstein, S. (Hrsg.): Nonverbal behaviour and communication. Lawrence Erlbaum Association Publishers, Hillsdale, New Jersey, 1978, S. 183 - 238.

-,-,-: The voice of attraction: Vocal correlates of interpersonal attraction in the interview. In: Siegman, A.W./Feldstein, S. (Hrsg.): Of speech and time. Lawrence Erlbaum Associates Publishers, Hillsdale, New Jersey, 1979, S. 89 - 113.

Sontag, S.: Krankheit als Metapher. Hanser Verlag, München, Wien, 1978.

Sopko, J.: Morphologische Kehlkopfveränderungen bei funktionellen Dysphonien. In: Gundermann, H. (Hrsg.): Aktuelle Probleme der Stimmtherapie. Fischer Verlag, Stuttgart, New York, Jena, 1987, S. 265 - 270.

Steiner, J./Struck, V.: MFT-Diagnostikbogen, Befunderhebung bei muskelfunktionalen Störungen. Steiner Verlag, Leverkusen, 1991.

Stelzig, G.: Physiologie, Psychologie und Philosophie der Stimme - atmungsorientiert betrachtet. In: Die Sprachheilarbeit 39, 1994, 2, S. 103 - 111.

Stennert, E./Eckel, H. E.: Normale und gestörte Stimmbildung, medizinische Grundlagen. In: Grohnfeldt, M. (Hrsg.): Handbuch der Sprachtherapie, Bd. 7: Stimmstörungen. Marhold Verlag, Berlin, 1994, S. 13 - 36.

Struck, V./Tillmanns-Karus, M.: Seminar: Mundmotorische Spiele und Übungen zur Vorbereitung auf die myofunktionelle Therapie, 1994, (Skript).

Tinge, G. J.: Die Stimme - Das Instrument der Persönlichkeit. In: Gundermann, H. (Hrsg.): Aktuelle Probleme der Stimmtherapie. Fischer Verlag, Stuttgart, New York, Jena, 1987, S. 293 - 302.

Tischer, B.: Die vokale Kommunikation von Gefühlen. Psychologie-Verlag-Union, Weinheim, 1993.

Treuenfels, H.: Orofaziale Dyskinesien als Ausdruck einer gestörten Wechselbeziehung von Atmung, Verdauung und Bewegung. In: Fortschritte der Kieferorthopädie, 46, 1985, S. 191 - 207.

-,-,-: Über die Relation von Dysgnathien, Haltungsfehlern und Deformitäten der Wirbelsäule. In: Deutsche Zeitschrift für Biologische Zahnmedizin, 1, 1986, S. 9 - 15 (Teil 1), 2, 1986, S. 58 - 63 (Teil 2).

Trojan, F.: Biophonetik. Bibliographisches Institut, Zürich, Mannheim, Wien, 1975.

Ungerer, D.: Motorisches Lernen. In: Koch, K. (Hrsg.): Motorisches Lernen - Üben - Trainieren. Karl Hofmann Verlag, Schorndorf bei Stuttgart, 1972, S. 9 - 43.

Walbott, H. G.: Bewegungsstil und Bewegungsqualität. Beltz Verlag, Weinheim, Basel, 1982.

Watzlawick, P./Beavin, J. H./Jackson, D. D.: Menschliche Kommunikation. Hans Huber Verlag, Bern, Stuttgart, 1969.

Wedel, H u. U. C.: Stimmbildungstheorien. In: Grohnfeldt, M. (Hrsg.): Handbuch der Sprachtherapie, Bd. 7: Stimmstörungen. Marhold Verlag, Berlin, 1994, S. 41 - 58.

Weinberger, S.: Klientenzentrierte Gesprächsführung. Beltz Verlag, Weinheim, Basel, 1988[2].

Weiner, M./Mayer, E.: Der Organismus in Gesundheit und Krankheit. In: Psychotherapie, Psychosomatik, med. Psychologie 40, 1990, S. 81 - 101.

-,-: Der Organismus als leib-seelische Funktionseinheit. In: Psychotherapie, Psychosomatik, med. Psychologie 41, 1991, S. 465 - 481.

Wendler, J./Seidner, W.: Lehrbuch der Phoniatrie. Thieme Verlag, Leipzig, 1987.

Wester, W. C.: Habits. In: Wester, W. C./O' Grady, D. J. (Hrsg.): Clinical hypnosis with children. Bruner/Mazel Publishers, New York, 1991, S. 85 - 91.

Williams, F. W./Stevens, K. N.: Akustische Korrelate diskreter Emotionen. In: Scherer, K. R. (Hrsg.): Vokale Kommunikation, Beltz Verlag, Weinheim, Basel 1982, S. 307 - 326.

Winkler, F. u. P.: Funktionelle Dysphonien. In: Henze, H. K. (Hrsg.): Grundlagen und Klinik ausgewählter Kommunikationsstörungen. Phoniatrische Ambulanz der Universität Ulm, Ulm 1990, S. 166 - 215.

Wirth, G.: Stimmstörungen. Deutscher Ärzte Verlag, Köln, 1991^3.

Wyke, B. D.: Laryngeal neuromuscular control systems in singing. In: Folia Phoniatrica, 26, 1974, S. 295 - 306.

Wyke, B. D.: Reflexogenic contributions to vocal fold control systems. In: Titze, I. R., Scherer, R. C. (Hrsg.): Vocal fold physiology. The Denver Center for the Performing Arts, Inc., Denver, Colorado, 1983, S. 138 - 141.

Zilles, K./Rehkämper, G.: Funktionelle Neuroanatomie, Lehrbuch und Atlas. Springer Verlag, Berlin, Heidelberg, New York, 1993.

Sachregister

A

Abspannen 24; 115; 135; 137
Adenoidenfacies 77
Akkomodationstheorie 17
Akzent 21
Akzente 18; 21; 27
Alexithymie 85; 122
allergische Reaktionen 80; 93
Anamnese 98; 117; 121; 129; 145; 152
Ansatzrohr 37; 44; 45; 69
Artikulation 28; 46; 58; 60; 74; 79; 81; 95; 115; 124; 137; 139; 142
Atemhilfsmuskeln 38
Atemmittellage 51; 137
Atemtherapie 107; 135; 136; 145; 157
Atemzyklus 11; 39; 93
Atmung 12; 37; 45; 67; 72; 93; 130
Ausatmungsmuskeln 38; 44
Ausdruckspsychologie 13

B

Belastung
  emotionale 85
  mechanische 93
  ponogene 122
  psychogene 92
  psychosoziale 150
  subjektive 86
Berufsdysphonien 60; 63; 87; 92
Bewegungskoordination 9; 132; 133
Bifurkation 55
Brustregister 24; 43
Brustresonanzen 138

C

Circulus Vitiosus 56; 63; 71; 98
Coping 85; 106
  -Mechanismen 86
  -Strategien 86; 126
  -Verhalten 87

D

Desensibilisierung 115
Diadochokinese 36; 131
Diagnostik 9; 81; 107; 121; 123; 124; 145; 151
Divergenz 17; 118
Doppelbindung 20
Doppelventilfunktion 68; 113
Doppelventilsystem 44
Dysgnathien 78
Dyskinesien 106
Dysodie 87; 141
Dysphonie 7; 63
  funktionelle 7; 57; 58; 60; 61; 62; 63; 65; 84; 85; 86; 87; 95
  hyperfunktionelle 9; 22; 56; 57; 58; 65; 69; 74; 79; 81; 85; 87; 90; 92; 94; 95; 96; 98; 107; 110; 112; 114; 119; 120; 122; 123; 128; 139; 141; 142
  hypofunktionelle 7; 64; 65; 95; 98
  psychogene 10; 58; 63
  spastische 10; 97
Dysphonien
  hyperfunktionelle 8
  psychogene 7

E

Einatmungsmuskeln 39
Einatmungstendenz 68
Einzeltherapie 119; 120; 126
Empathie 101; 130
Engramme 35; 81; 82; 109
Eutonus 66
Exploration 117

F

Fehlhaltungen 30; 70; 72; 77; 78
Formanten 46
Funktion 29; 30; 32
   Schema der 29
Funktionssystem 37

G

Geburtsschrei 11
Gesangsstimme 87; 113; 124; 126; 138; 139; 140; 141; 142; 147; 149
Gespräch 22; 25; 129; 130; 146; 147; 149
Glottis 40; 41; 43; 44; 45; 52; 58; 82; 97
   glottischer Raum 41
   subglottischer Raum 41
   supraglottische Raum 41
Glottisspalt 98
Grundfrequenz 15; 18
   perturbation 15
   wert 11; 13
Gruppentherapie 116; 119; 121; 126; 144; 146; 147; 149

H

Habits 75; 134
   orale 78
Halswirbelsäule 68; 70; 72; 76; 77; 135

Heiserkeit 12; 15
Hirnsysteme 29; 33
Hörvermögen 132
Hypertonus 119; 130; 141
Hypotonus 9

I

Indifferenzlage 60; 90; 94; 132; 142
Innervation 63
   des Kehlkopfes 47
Interdependenz 31
Interdisziplinarität 151
Intonation 11; 12; 18; 19
   markiert 19
   unmarkiert 19

K

Kehlkopf 37; 38; 40; 43; 45; 46; 50; 68; 72; 79
Kehlkopfmuskulatur
   äußere 93
   innere 47; 93
Kiefergelenksanomalie 78; 79
Klangfarbe (Timbre) 17
Knorpelgerüst 41
Koexistenz 100
Kognitive Umstrukturierung 114
Kommunikation 7; 11; 16; 17; 21; 22; 23; 114; 118; 144
Kommunikationsverhalten 8; 15; 20; 26; 104; 106; 107; 114; 116; 126; 129; 143; 144; 146; 148; 150; 151
Kongruenz 100; 102; 130
Kontaktulkus 63; 97
Kontrollsystem
   phonatorisches 47; 49; 81

Konvergenz 17; 28
Koorientierung
 der Kommunikationspartner 16
Kopfregister 43
Kopfstimme 25; 26; 141; 142; 143
Körper-
 arbeit 111; 145; 149
 aufrichtung
  im Sitzen 115; 135
  im Stehen 135
 ausrichtung 69
 bewegung 7; 14; 28; 36; 66; 139; 147
 bewußtsein 103; 110
 empfinden 130
 erfahrung 9; 109; 111; 114; 117; 121; 130; 147
 funktion 54; 56
 funktionen 9
 gefühl 130; 145
 haltung 67; 69; 70; 73; 135
 koordination 105; 124; 149
 panzerungen 84; 85
 schema 130
 sprache 153
 therapie 111; 113; 145
 tonus 65; 69; 82; 84; 98; 126
 wahrnehmung 9; 84; 111; 117; 119; 130; 147
Körper 8; 29; 54; 67

L

Lallphase 12
Lärmbelastung 92
Laryngoskopie
 indirekte 96
Legato 142
Lendenwirbelsäule 39; 70; 71

Lungen 38; 39; 54; 68

M

messa di voce 141
Motorik 34; 35
 unwillkürliche 35
 willkürliche 35
Mundatmung 76; 77; 80; 124; 136
Mutationsfistelstimme 24; 98
Mutationszeit 13

N

Nachahmungsperiode 12
Nasenatmung 74; 76; 77; 135

O

orofazial
 Bereich 36; 73; 79; 82; 89; 108; 124; 131; 132; 133; 139; 141
 Dysfunktionen 74; 78; 79; 84
 Dyskinesien 9
 Ebene 134
 Komplex 73
 Muskelsystem 74
 System 72; 73; 74; 124
 Tonusgleichgewicht 124
Oszillationen 32; 55

P

Pachydermie 97
Parästhesien 77; 80; 95
Pausen 18; 23; 24; 28
Periodizität 32; 93
Phasen 34; 103; 114; 117; 121; 125; 126; 127; 129

Phonation 7; 37; 41; 42; 44; 45; 47; 50; 51; 52; 69; 72; 79; 80; 81; 82; 93; 137; 138; 139; 160
Plastizität 8; 33; 82
Pleuraspalt 38
Problemlösestrategien 114; 129
Propriozeption 8; 34; 36
Psychotherapie 144; 146

R

Randstimme 141
Räusperzwang 77; 80; 92
Reafferenz 35; 109
Register 43
Resonanz 123; 138
Rheseasthenie 87
Rollenspiel 115; 144
Ruheatmung 39; 135; 136; 137

S

Schreiphase 11
Schwellton 123; 142
  vermögen 142
Selbst-
  aktualisierung 99; 100
  exploration 103
  hilfegruppe 121
  kontrolle 27; 115; 116; 126; 129; 134; 150
  konzept 1; 26; 99; 100; 102; 122
  organisation 31; 55
  referenz 31
  regulation 116
  wahrnehmung 103
Selbstreflexionsprozeß 125
Sensomotorik 34
Singen 128

Soziolekt 27
Sphinkter
  äußerer 44
  innerer 44
  oberer 44
Sprechatmung 39
Stereognose 82; 154
Stimmabsatz 138
Stimm-Akzeptanz 118
Stimmansatz 95; 138; 142; 144
Stimmdynamik 22; 51; 138; 139; 141; 142; 143
Stimmeinsatz 123; 139
  fester 52
  harter 138
  physiologische 138
  verhauchter 52; 80
  weicher 52; 142
Stimmerzeugung 36; 38; 40
  Theorie 42
Stimm-Expektanz 118
Stimmfeld 123
Stimmlippen-
  hyperämie 96
  knötchen 9; 63; 91; 97
  ödeme 97
  polypen 9; 97
  rand 43; 53; 93
  schluss 43
  schwingung 52; 96
  spannung 51; 52
  verschluß 68
Stimmlippen 40; 41; 44; 48; 80; 96
Stimmstatus 123
Stimmtherapie 9; 69; 113; 119; 121; 124; 144; 145; 150
  funktionale 107; 113; 127; 139; 145

kommunikative 119
Streßfaktoren 85
Stroboskopie 96
Suprasegmentalia 18

T

Taschenfalten 41; 44; 68
   funktion 97
Therapie 103
   ambulante 126
   Elemente 127
   Erwachsene 103
   Konzept 101
   myofunktionellen 9; 83; 108; 131; 136
   orofaziale 120; 133; 134
   Phasen 125; 126; 127
   psychosomatischer Patienten 114
   stationäre 126
   von hyperfunktionellen Dysphonikern 123
   von Stimmpatienten 118
   von Stimmstörungen 63
Therapie-
   ansatz 106; 107
   beginn 123; 125
   element 128; 130; 131
   elemente 127; 128; 129
   ende 123
   erfolg 115; 121; 125; 126
   konzept 107; 128
   methodik 107; 118; 128

motivation 104; 114; 125
phasen 121; 127; 129
plan 129
planung 118; 127
situation 105
sitzungen 126
verlauf 121; 125; 127; 130
Tonus 113
   regulierung 111; 129; 132; 141; 142
Transfer 8; 119; 120; 121; 125; 126; 140; 143; 144; 146; 148; 150

U

Überdrucksystem 68
Umfang 115; 123

V

visuelle Kontrolle 134
Vokalisationsmotorik 50

W

Wertschätzung
   positive 99; 102
   selektive 102
Wirbelsäule 68; 69; 70; 71; 72; 74; 77; 117; 134

Z

Zungendysfunktion 75; 124
Zwerchfell 38; 39; 40; 68; 76; 137

ANHANG

INHALTSVERZEICHNIS

ABBILDUNGSVERZEICHNIS DES ANHANGS	II
ABILDUNGEN	IV
NR. 36: MATERIALIEN ZUR ANAMNESE FUNKTIONELLER STIMMSTÖRUNGEN	XIX
a) allgemein biographische Anamnese	XIX
Stimmsymptomatik und Krankheitsgenese	XIX
b) Stimmwahrnehmung, -einschätzung, -Expektanz und -Akzeptanz	XX
c) Screeningverfahren nach Egger, Freidl, Friedrich 1992.	XXI
Auswertungsvorschlag für den Screeningbogen	XXV
NR. 37: DIAGNOSTIKMATERIAL	XXVI
a) Stimmfeld (Phonetogramm)	XXVI
b) Diagnostikleitfaden	XXVII
1. Körpertonus, -haltung und -bewegung	XXVII
2. Orofazialer Komplex	XXVII
3. Atmung	XXIX
4. Stimme	XXIX
5. Artikulation (beim Sprechen und Singen)	XXXI
6. Prosodie	XXXI
7. Kommunikationsverhalten	XXXI
NR. 38. THERAPIEMATERIAL	XXXIII
zu 5.2.3. Körpererfahrung und -wahrnehmung	XXXIII
zu 5.2.4. Stimmerfahrung und -wahrnehmung	XXXIV
zu 5.2.5. Tonusregulierung, Bewegungskoordination, Haltungsaufbau	XXXIV
zu 5.2.6. Atemtherapie	XXXVI
zu 5.2.7. Stimm- und Sprechübungen	XXXVII
zu 5.2.8. Singen	XXXVII
ADRESSEN	XXXVIII

Abbildungsverzeichnis des Anhangs:

Abb. 1: Bewegungsrealisierung als Folge von Verarbeitungsschritten nach Brooks 1986. In: Illert, 1993, S. 114.

Abb. 2: Lateralansicht auf die Großhirnhemisphären mit den wichtigsten motorischen Kortexarealen. In: Zilles, Rehkämper 1993, S. 301.

Abb. 3: Subkortikale Strukturen beteiligt bei der Steuerung von Willkürbewegungen. In: Evarts 1988, S. 158.

Abb. 4: Überblick über das respiratorische System. In: Mang 1992, S. 2.

Abb. 5: Schematische Darstellung der Lunge, des Pleuraspalts und des Zwerchfells. In: Rabine/Jacoby 1987, S. 7.

Abb. 6: Tabellarische Darstellung der Einatmungs- und Ausatmungsmuskeln mit ihren Hilfsmuskeln. In: Wirth, 1991, S. 24.

Abb. 7: Einatmungs- und Ausatmungsmuskeln sowie Atemhilfsmuskulatur. In: Wirth 1991 S.25.

Abb. 8: a) Lage des Zwerchfells, b) und c) Den Atemvorgang unterstützende Rückenmuskulatur In: Husler/Rodd-Marling 1965, S. 56.

Abb. 9: Muskelgurtung des Zungenbeins und Aufhängung des Kehlkopfs, nach Tillmann und Wustrow 1982. In: Böhme 1983, S. 18.

Abb. 10: Topographisch-anatomische Unterscheidung der drei Kehlkopfetagen. In: Wirth 1991, S. 47.

Abb. 12: a) Innere Kehlkopfmuskeln. In: Wirth 1991, S. 53, b) Funktion der für die Stimmlippenbewegung wichtigen inneren Kehlkopfmuskeln. In: Ganz 1990, S.120.

Abb. 13: Aufbau der Stimmlippe nach Hirano 1975. In: Rabine/Jacoby 1987, S. 27.

Abb. 14: Tabellarische Darstellung der Kehlkopfmuskulatur. In: Böhme 1983, S. 19.

Abb. 15: Aufbau des menschlichen m. vovalis nach Rohen (1968). In: Böhme 1983, S. 21.

Abb. 16: Physiologischer Ablauf von Verdichtung und Verdünnung der Luftpartikelchen bei der Phonation nach M. und E. Rontal (1977). In: Böhme 1983, S. 29.

Abb. 17: Schematische Darstellung des laryngealen Sphinktersystems. In: Rabine / Jacoby 1987, S. 19.

Abb. 18: Laryngeale Ventilfunktionen nach Pressman 1954, modifiziert von Jacoby 1987. In: Kruse 1991, S. 128.

Abb. 19: Medianer Sagittalschnitt durch das Ansatzrohr mit den verschiedenen Rachenetagen. In: Struck/Tillmanns-Karus 1993, S. 7. (aus: Zeitschrift für Krankengymnastik 33, Heft 1, 1981).

Abb. 20: Muskeln des Pharynx nach Logemann. In: Schalch 1992, S. 14.

Abb. 21: Muskulatur der Zunge. In: Struck/Tillmanns-Karus 1993, S. 7 (aus: Rohen, J. W.: Funktionelle Anatomie des Menschen, S. 109).

Abb. 22: Mimische Muskulatur. In: Kapit, Elson, 1989, Tafel 25.

Abb. 23: Kaumuskulatur. In: Kapit, Elson 1989, Tafel 25.

Abb. 24: Der motorische Homunculus nach Befunden von Penfield und Rasmussen. In: Sheperd 1993, S. 403.

Abb. 25: Motorische Hierarchien und Verschaltungen beteiligt an der Vokalisation des Menschen nach Sheperd 1993, in Anlehnung an Jürgens und Ploog 1981. In: Sheperd 1993, S. 443.

Abb. 26: a) Bewegung und Unterdruckfunktion b) Bewegung und Überdruckfunktion In: Rabine 1987 (b), S. 220 und 221.

Abb. 27: Die physiologische Krümmung der Wirbelsäule nach Herzog 1981. In: Rabine 1987 (a), S. 62.

Abb. 28: Abweichung der physiologischen Wirbelsäulenhaltung nach Herzog 1981 und Tittel 1981. In: Rabine 1987 (a), S. 69.

Abb. 29: Physiologische Kopfhaltung. In: Pause, Mc Kenna 1994, S. 169.

Abb. 30: Abweichung von der physiologischen Kopfhaltung. In: Pause, Mc Kenna 1994, S. 169.

Abb. 31: Erste Kategorie der Angle-Klassen (Neutralbiß). In: Mayrhofer-Krammel 1989, S. 12.

Abb. 32: Adenoidenfacies. In: Linder-Aronson 1981, S. 32.

Abb. 33: Zweite und dritte Kategorie der Angle-Klassen In: Mayrhofer-Krammel 1989, S. 12.

Abb. 34: Transversale Abweichungen der Zahnstellung. Kreuzbiß. In: Mayrhofer-Krammel 1989, S. 12.

Abb. 35: Sagittalschnitt durch das Kiefergelenk. In: Jend-Rossmann 1985, S. 2253.

Abbildungen

a	Entschluß	Programmierung		Durchführung
b	Handlungs-antrieb	Strategie	Bewegungs-programm	Selektion	Bewegung
	Ich will dorthin	Nimm diese Lösung	Mach es auf diese Weise	Tue es jetzt	Ich bewege mich
c	kortikale und subkortikale Motivationsareale	Assoziations-cortices, sensorische Cortices	motorische Cortices, Kleinhirn, Basalganglien	motorische Cortices dezendierende, Projektionssysteme, Reflexsysteme	motorische Einheiten, Muskeln

Bewegung entsteht aus einer Folge von Verarbeitungsschritten, die in verschiedenen neuronalen Systemen sequenziell und parallel ablaufen. a Aufgliederung der Willkürmotorik in verschiedene Phasen. b Funktionen, die in diesen Phasen realisiert werden. c Neuronale Gebiete und Systeme, die an diesen Funktionen beteiligt sind.

Abb. 1: *Bewegungsrealisierung als Folge von Verarbeitungsschritten nach Brooks 1986. In: Illert 1993, S. 114.*

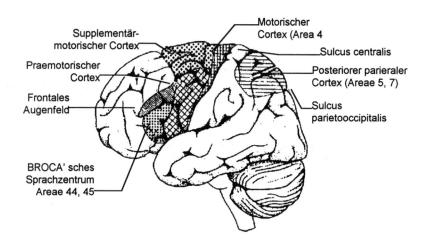

Abb. 2: *Lateralansicht auf die Großhirnhemisphären mit den wichtigsten motorischen Kortexarealen. In: Zilles/Rehkämper 1993, S. 301.*

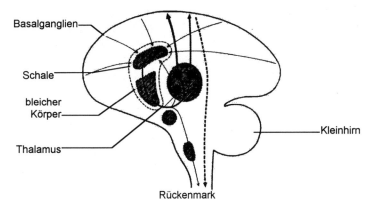

Abb. 3:Subkortikale Strukturen, beteiligt bei der Steuerung von Willkürbewegungen, In: Evarts 1988, S. 158

Zur Steuerung einer gewollten Bewegung tragen auch Strukturen des Gehirns bei, die unterhalb der Großhirnrinde liegen. Hier sind sie durch Pfeile miteinander verknüpft, so daß der Informationsfluß deutlich wird. Signale aus verschiedenen Gebieten der Großhirnrinde erreichen die zu den Basalganglien zählende Schale (Putamen), werden von dort an den aus zwei Teilen bestehenden bleichen Körper (Globus pallidus) weitergegeben und gelangen schließlich in den Thalamus, wobei kleinere Ströme (dünne Pfeile) zum Rückenmark und über den Thalamus rückkoppelnd zur Schale abzweigen. Im Thalamus werden die Signale mit anderen Informationen abgestimmt und dann zum prämotorischen und motorischen Rindenfeld weitergeleitet, von wo die Signale zum Rückenmark gelangen (gestrichelter Pfeil).

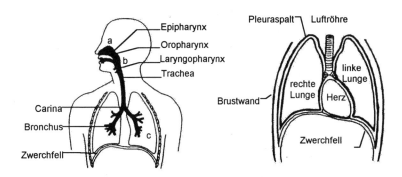

Abb. 4: Überblick über das respiratorische System. In: Mang 1992, S. 2.

Abb. 5: Schematische Darstellung der Lunge, des Pleuraspalts und des Zwerchfells. In: Rabine/Jacoby 1987, S.7.

V

Einatmungsmuskeln
Zwerchfell
Mm. intercostales externi
M. serratus posterior superior

Atemhilfsmuskeln
M. pectoralis major
M. pectoralis minor
M. subclavius
Mm. scaleni
M. serratus anterior
M. latissimus dorsi
M. sternothyreoideus
M. sternocleidomastoideus
M. Iliocostalis cervicis
M. sacrospinalis

Ausatmungsmuskeln
Mm. intercostales interni
M. serratus posterior inferior

Atemhilfsmuskeln
Mm. subcostales
M. transversus thoracis
M. obliquus externus abdominis
M. obliquus internus abdominis
M. rectus abdominis
M. transversus abdominis
M. quadratus lumborum

Abb. 6: *Tabellarische Darstellung der Einatmungs und Ausatmungsmuskeln, mit ihren Hilfsmuskeln. In: Wirth 1991, S. 25.*

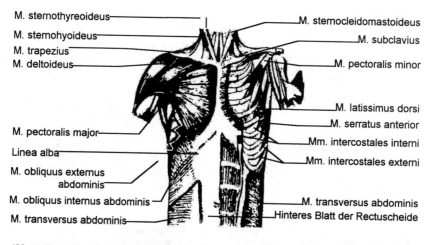

Abb. 7: *Einatmungs- und Ausatmungsmuskeln, sowie Atemhilfsmuskulatur. In: Wirth 1991, S. 25.*

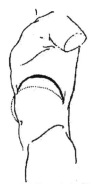 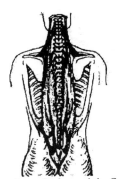 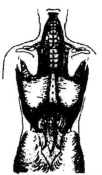

Zwerchfell, seitlich. Schema: Der punktierte Bogen zeigt, wie sich das Zwerchfell bei Kontraktion nach abwärts bewegt und die darunterliegenden Organe nach außen-unten drängt.
a) Lage des Zwerchfells

Innere Rückenmuskeln. Gemeinsame „Rückgratstrecker" (M. sacrospinalis). Auch Gesäßmuskeln wirken bei der Stimmgebung mit (Levator ani und Pyramidalis)
b) Den Atmungsvorgang unterstützende Rückenmuskulatur

Äußere Rückenmuskeln. „Breitester Rückenmuskel" (Latissimus dorsi)
c) Den Atmungsvorgang unterstützende Rückenmuskulatur

Abb. 8: In: Husler/Rodd-Marling 1965, S. 56.

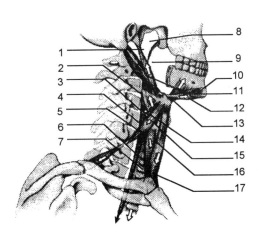

1-4 Schildknorpelheber:
1 M. palatopharyngeus
2 M. stylopharyngeus
3 M. thyrohyoideus
4 M. constrictor pharyngis inferior
5 Schildknorpelsenker:
  M. sternothyroideus
6 und 7 senkende elastische Kräfte: Membrana thyrohyoidea, Conus elasticus
6 Tunica elastica trachealis
7 Zug des Ösophagus und der Trachea
8-13 Zungenbeinheber:
8 M. hyopharyngeus
9 M. stylohyoideus
10 M. geniohyoideus(verdeckt)
11 M. digastricus, venter posterior
12 Venteranterbor
13 M. mylohyoideus
14-17 Zungenbeinsenker:
14 M. thyrohyoideus
15 M. omohyoideus
16 M. sternothyroideus
17 M. sternohyoideus

Abb. 9: Muskelgurtung des Zungenbeins und Aufhängung des Kehlkopfs, hebende Kräfte, senkende Kräfte, nach Tillmann und Wustrow 1982. In: Böhme 1983, S. 18.

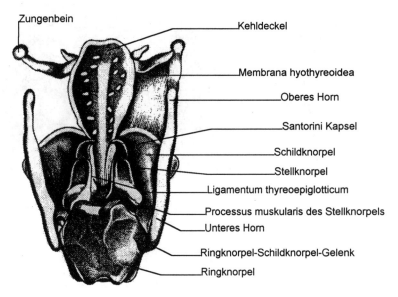

Abb. 10: Kehlkopfknorpelgerüst in der Ansicht von hinten. In: Wirth 1991, S. 46.

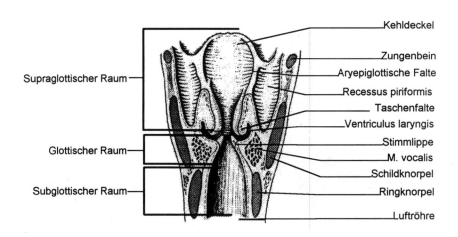

Abb. 11: Topographisch-anatomische Unterscheidung der drei Kehlkopfetagen. In: Wirth 1991, S. 47.

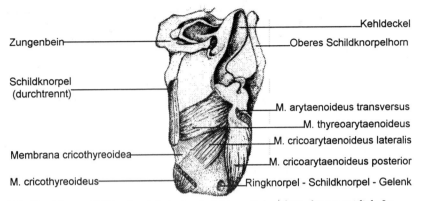

Abb. 12: a) Innere Kehlkopfmuskeln in der Ansicht von links-schräg, hinten, seitlich. In: Wirth 1991, S. 53.

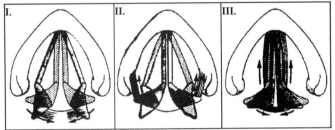

I. M. cricoarytaenoideus posterior, Postikus.
II. M. cricoarytaenoideus lateralis, Lateralis.
III. M. arytaenoideus transversus (Transversus) und M. thyreoarytaenideus Pars vocalis (Internus).

Abb. 12 b) Funktion der für die Stimmlippenbewegung wichtigen inneren Kehlkopfmuskeln.. In: Ganz 1990, S.120

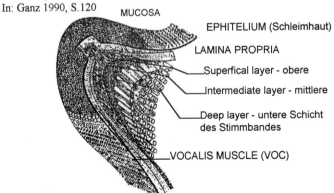

Abb. 15: Aufbau der Stimmlippen nach Hirano 1975. In: Rabine/Jacoby 1987, S.27.

	Ursprung	Ansatz	Funktion	Nerv
1. M. cricothyroideus	Kaudaler Rand und Cornu inferius des Schildknorpels	Arcus des Ringknorpels	Spannung, Verlängerung und Adduktion der Stimmlippen, Kippbewegung des Ringknorpels und Schildkorpels gegeneinander	R. externus des N. laryngeus superior
2. M. thyroarytenoideus	Kaudale Innenfläche des Schildknorpels	Laterale Fläche des Aryknorpels	Verengt die Stimmritze und nähert die Stellknorpel bis zu Berührung	
3. M. vocalis	Kaudale Innenfläche des Schildknorpels	Processus vocalis	Glottischließer und Spannmuskel	
4. M. arytenoideus transversus	In querem Verlauf	Zwischen den Processus muscularis beider Seiten	Verengt die Pars intercartilaginea der Stimmritze	
5. M. arytenoideus obliquus	In schrägem Verlauf	Zwischen Processus muscularis der einen und der Spitze des Stellknorpels der anderen Seite	Verengt die Aditus laryngis	N. laryngeus inferior
6. M. cricoarytenoideus lateralis („Lateralis")	Oberer Rand der Außenfläche des Arcus des Ringknorpels	Processus muscularis	Verschluß der Pars intermembranacea durch Drehung des Stellknorpels	
7. M. cricoarytenoideus posterior („Postikus")	Dorsale Fläche der Lamina des Ringknorpels	Processus muscularis	Öffner der Glottis	

Abb. 13: Tabellarische Darstellung der Kehlkopfmuskulatur. In: Böhme 1983, S.19.

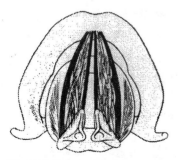

Abb. 14: Aufbau des menschlichen m. vocalis nach Rohen 1968. In Böhme 1983, S. 21.

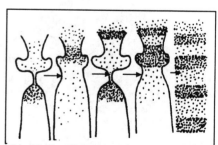

Abb. 16: Physiologischer Ablauf von Verdichtung und Verdünnung der Luftpartikelchen bei der Phonation (nach M. und E. Rontal, 1977). In: Böhme 1983, S. 29.

X

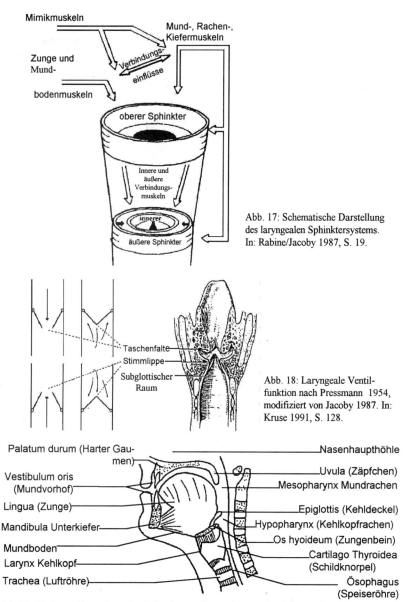

Abb. 17: Schematische Darstellung des laryngealen Sphinktersystems. In: Rabine/Jacoby 1987, S. 19.

Abb. 18: Laryngeale Ventilfunktion nach Pressmann 1954, modifiziert von Jacoby 1987. In: Kruse 1991, S. 128.

Abb. 19: Medianer Querschnitt durch das Ansatzrohr mit den verschiedenen Rachenetagen.In: Struck/Tillmanns-Karus 1993, S. 7 (aus: Zeitschrift für Krankengymnastik 33, Heft 1, 1981).

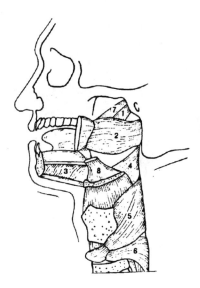

1 M. Levator Palatini hebt und drückt Gaumensegel gegen hintere Pharynxwand, verschließt tuba auditiva (V).
2 M. Constrictor sup. Verengung des Pharynx beim Schlucken (X).
3 M. Mylohyoideus (Zungenbeinmuskel) hilft bei Kieferöffnung, hebt Zungenbein beim Schluckakt (V).
4 M. Constrictor med. Verengung des Pharynx beim Schluckakt (X).
5 M. Constrictor inf. Verengung des Pharynx beim Schluckakt (X).
6 M. Cricopharyngeus öffnet sich beim Schluckakt (IX + X (Ösophagus)).
7 M. Tensor palatini spannt Gaumensegel, öffnet Tuba auditiva (V).
8 M. Hyoglossus hilft Zunge rückwärtsabwärts und Zungenbein hochzuziehen (Vil).

Abb. 20: Muskeln des Pharynx nach Logemann. In: Schalch 1992, S. 14.

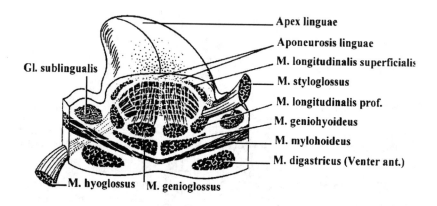

Abb. 21: Muskulatur der Zunge.In: Struck/Tillmanns-Karus 1993, S. 7. (aus Rohen, J. W.: Funktionelle Anatomie des Menschen S. 109).

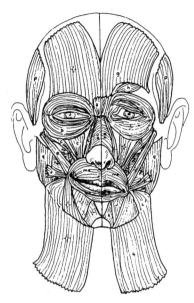

M. PROCERUS a
M. ORBICULARIS OCULI b
M. LEVATOR LABII SUP. c
M. LEVATOR ANGULI ORIS d
M. ZYGMATICUS MAJOR e
M. RISORIUS f
M. FRONTALIS g
M. CORRUGATOR SUPERCILII h
M. DEPRESSOR LABII INF. j
M. MENTALIS
PLATYSMA l
M. ORBICULARIS ORIS m
M. BUCCINATOR n
M. NASALIS o

Abb. 22: Mimische Muskulatur In: Kapit, Elson 1989, Tafel 25.

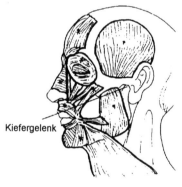
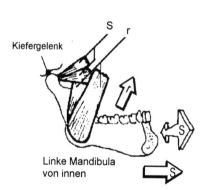

M. TEMPORALIS p
M. MASSETER q
M. PTERYGOIDEUS MEDIALIS r
M. PTERYGOIDEUS LATERALIS s

* Mimische Muskulatur (siehe oben)

Abb. 23: Kaumuskulatur. In: Kapit, Elson 1989, Tafel 25.

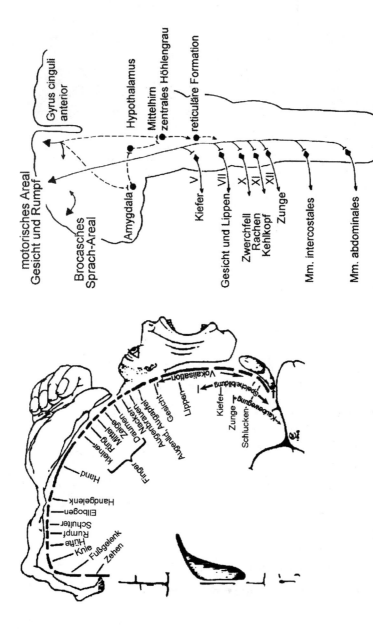

Abb. 25: Motorische Hierarchien und Verschaltungen beteiligt an der Vokalisation des Menschen nach Sheperd 1993. In Anlehnung an Jürgens und Ploog 1981. In: Sheperd 1993,

Abb. 24: Der motorische Homunculus nach Befunden von Penfield und Rasmussen. In: Sheperd 1993, S. 403.

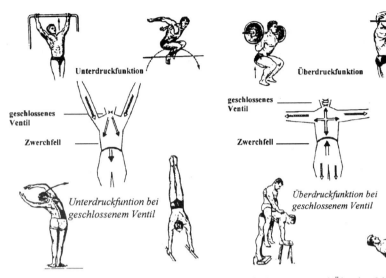

Abb. 26: a) Bewegung und Unterdruckfunktion
(einatmungsgesteuert)
In: Rabine 1987 (b), S. 220 und 221

b) Bewegung und Überdruckfunktion
(ausatmungsgesteuert)

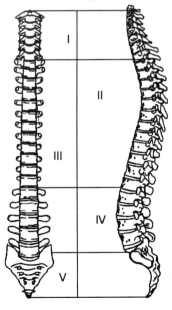

I: Halswirbel
II: Brustwirbel
III: Lendenwirbel
IV: Kreuzbein
V: Steißwirbel

Abb. 27: Die physiologische Krümmung der Wirbelsäule nach Herzog 1981. In: Rabine 1987 (a), S. 62.

a) Die hauptsächlichen Haltungsformen in der sagittalen Ebene: 1) Normalhaltung, 2) flacher Rücken, 3) hohler Rücken, 4) runder Rücken (nach Herzog, 1981)

b) Abweichungen der physiologischen Wirbelsäulen in der frontalen Ebene: 5) Normalhaltung, 6) „scheinbare" Skoliose infolge bequemer Körperhaltung und 7) „echte Skoliose", durch einen rechtsseitigen Hüftgelenks-Prozeß ausgelöst (nachTittel, 1981)

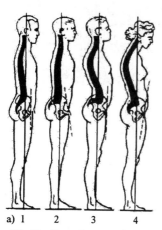
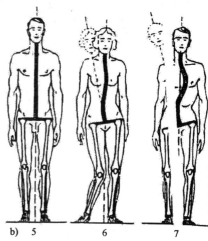

a) 1 2 3 4   b) 5 6 7

Abb. 28: Abweichungen der physiologischen Körperhaltung nach Herzog 1981 und Tittel 1981. In: Rabine 1987 (a), S. 69.

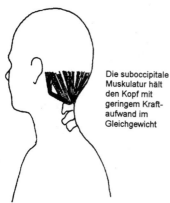

Die suboccipitale Muskulatur hält den Kopf mit geringem Kraftaufwand im Gleichgewicht

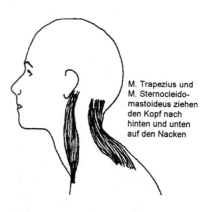

M. Trapezius und M. Sternocleidomastoideus ziehen den Kopf nach hinten und unten auf den Nacken

Abb. 29: Physiologische Kopfhaltung. In: Pause, Mc Kenna 1994, S. 169.

Abb. 30: Abweichung von der physiologischen Kopfhaltung. In: Pause, Mc Kenna 1994, S. 169.

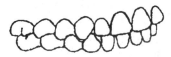

Abb. 31: Erste Kategorie der Angle-Klassen, Neutralbiß. In: Mayrhofer-Krammel 1989, S. 12.

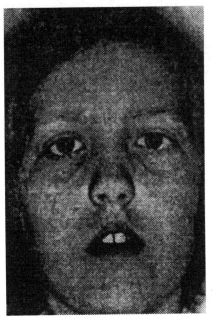

Abb. 32: Adenoidenfacies. In: Linder-Aronson, 1981, S. 32.

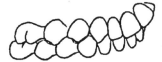

a) Distalbiß mit vorgeneigter oberer Front

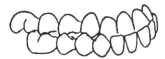

c) Mesialbiß

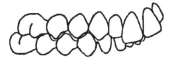

b) Distalbiß mit steilstehender oberer Front

Abb. 33: Zweite und dritte Kategorie der Angle-Klassen. In: Mayrhofer-Krammel 1989, S. 12.

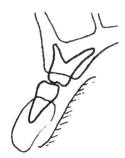

Abb. 34: Transversale Abweichung der Zahnstellung, Kreuzbiß. In: Mayrhofer-Krammel 1989, S. 12.

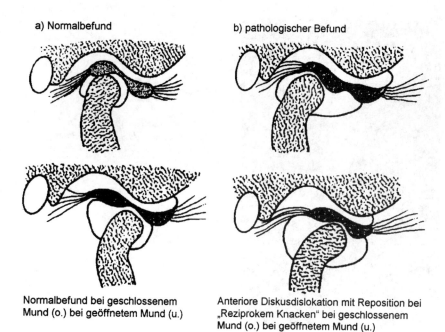

Abb. 35: Sagittalschnitt durch das Kiefergelenk. In: Jend-Rossmann 1985, S. 2253.

NR. 36: Materialien zur Anamnese funktioneller Stimmstörungen

a) allgemein biographische Anamnese

Nach der Erfragung anamnestisch relevanter Daten zu Alter, Beruf und Familienstand des Patienten, erstreckt sich eine allgemein psychosozial biographische Anamnese auf folgende Bereiche (vergl. Le Mans 1993):
- gegenwärtige Lebenssituation
- psychische Entwicklung des Patienten in seiner Herkunftsfamilie
- Partnerschaft und eigene Familie
- schulische und berufliche Entwicklung
- Freizeitgestaltung, Sozialbeziehungen
- Bewältigung charakteristischer Schwellensituationen (z. B. Eintritt ins Berufsleben)

Stimmsymptomatik und Krankheitsgenese

Welcher Art sind die Stimmbeschwerden?

- Heiserkeit
- Trockenheitsempfinden
- Sprechanstrengung
- Globusgefühl
- Stimmermüdung
- Schmerzen

Wie begannen sie?
- plötzlich?
- allmählich?
- beim Sprechen in besonderen klimatischen Verhältnissen?
- mit Beginn, während oder nach einer Erkältung?
- unter Einnahme bestimmter Medikamente (z. B. Ovulationshemmer)?
- im Zusammenhang mit der Menstruation?
- unter Stress oder seelischer Belastung?
- Nach welcher Sprechdauer treten sie auf?
- Zu welcher Tageszeit?
- In der Woche, am Wochenende?
- In welchen Alltagssituationen treten die Beschwerden besonders auf?
- Treten die Beschwerden vor allem bei bestimmten Kommunikationspartnern auf?
- Wann gibt es keine Beschwerden?
- Wurde schon einmal eine Stimmtherapie durchgeführt (wann, wo, welche Vorgehensweise)?
- Liegen andere Erkrankungen vor, die in einem ursächlichen Zusammenhang mit der Stimmstörung stehen können, (wenn ja, welche)?
- Gibt es außergewöhnliche sprechsprachliche Belastungen im Beruf (z. B. Sprechen im Lärm)?
- Gibt es außergewöhnliche stimmliche Belastungen in der Freizeit (z. B. Chorsingen, Popgruppe etc.)?

- Wird Sport getrieben (wenn ja, welcher)?
- Bestehen Alkohol- oder Rauchgewohnheiten (wenn ja, in welchem Umfang)?
- Sind in der Familie Stimmstörungen bekannt?
- Wie war der Mutationsverlauf?

entnommen (z.T. modifiziert): Anamnesebogen, Logopädisches Rehabilitationszentrum, Lindlar, V. Middeldorf.

b) Stimmwahrnehmung, -einschätzung, -Expektanz und -Akzeptanz

- Wie beurteilt der Patient die eigene Stimme und das Sprechverhalten: melodiös-monoton, sympatisch-unsympathisch, hoch, mittel, tief in der Tonlage, eher laut oder eher leise, eher hart oder weich, tragfähig oder nicht tragfähig.
- Identifiziert er sich mit seiner Stimme?
- Welches sind seine Stimmvorbilder?
- Was macht unzufrieden mit der eigenen Stimme, was hält davon ab, sie in ihrem Istzustand zu akzeptieren?
- Welche Relevanz hat die Stimme für die eigene Person?
- Welche Zielsetzung hat der Patient im Bezug auf seine Stimme (Maximalziel)?
- Mit welcher Minimalzielerreichung wäre er bereits zufrieden?
- Wird Heiserkeit oder Stimmschwäche als existentielle Bedrohung empfunden (z. B. Berufsunfähigkeit, Autoritätsverlust etc.)
- Wer sagt dem Patient, daß seine Stimme unzureichend ist?
- Auf welche Weise könnte die Stimme entlastet werden?
- Welche weiteren Formen der Kommunikation (Gestik, Mimik, Blickkontakt, Körperbewegung und -kontakt etc.) sind dem Patienten wichtig und wie schätzt er sein Verhalten in diesen Bereichen ein?

entnommen (z. T. modifiziert): Gundermann, H./Stelzig, G.: Stimm-Eigenanalyse - eine ernste Mitteilung. In: Sprache-Stimme-Gehör 11, 1987, S. 148 - 151 und Anamnesebogen, Logopädisches Rehabilitationszentrum, Lindlar, V. Middeldorf.

c) Screeningverfahren nach Egger, Freidl, Friedrich 1992. In: ebd. S.127 - 134.

Liebe Patientin, lieber Patient!
Eine normale, leistungsfähige Stimme ist das Ergebnis eines überaus komplizierten Zusammenspiels vo Atmung, Kehlkopf und Kopulation. Die Erkrankung dieser Organe - vor allem des Kehlkopfes - kann z Störungen der Stimme führen. Daneben beeinflussen zahlreiche andere Erkrankungen aber auch psychisch und soziale Belastungen den ungestörten Ablauf dieses Zusammenspiels und führen so zu Störungen de Stimme. Mit diesem Fragebogen sollen die möglichen Ursachen Ihrer Störung näher bestimmt werden, um s eine bessere Behandlung zu ermöglichen. Wir bitten Sie daher um korrekte und vollständige Beantwortung Ihre Angaben unterliegen der ärztlichen Schweigepflicht und werden selbstverständlich streng vertraulic behandelt.

Name:.................................. Geburtsdatum:.................... Datum der Untersuchung:................
Geschlecht: männl. / weibl................. Beruf:.......................

Kreuzen Sie jeweils die auf Sie am ehesten zutreffende Antwort an!
Rauchen Sie?.....................O---------O---------O---------O
                          stark   mäßig   kaum gar nicht
Trinken Sie Alkohol?.............O---------O---------O---------O

Stimmbelastung im Beruf:........................ O---------O---------O---------O
                                          stark   mäßig   kaum gar nicht
Stimmbelastung in der Freizeit: .... O---------O---------O---------O
Leidet jemand in Ihrer Familie an Stimmstörungen (wer)?...
Hatten Sie schwere Erkrankungen oder Operationen (bes. Ohren. Nase, Kehlkopf)?..............
Leiden Sie derzeit an Erkrankungen und müssen Sie deshalb Medikamente einnehmen
(wenn ja welche)?..
Waren Sie jemals in psychologischer oder psychiatrischer Behandlung (weshalb)..............

Sie werden nun einige Aussagen über bestimmte Verhaltensweisen, Einstellungen und Gewohnheite finden. Sie können entweder mit stimmt oder mit stimmt nicht antworten, indem sie den auf Sie zu treffenden Kreis ankreuzen. Es gibt keine richtigen oder falschen Antworten, weil jeder Mensch da Recht zu eigenen Anschauungen hat. Überlegen Sie bitte nicht erst, welche Antwort den „besten Ein druck machen könnte, sondern antworten Sie so, wie es für Sie persönlich am ehesten zutrifft. Kreuzen Sie bitte immer eine Antwort an!.

		stimmt	stimmt nicht
1.	Manchmal bin ich zu spät zu einer Verabredung oder zur Schule gekommen	O	O
2.	Ich habe manchmal häßliche Bemerkungen über andere Menschen gemacht	O	O
3.	Manchmal schiebe ich etwas auf, was ich sofort tun sollte	O	O
4.	Ich bin hin und wieder ein wenig schadenfroh	O	O
5.	Hin und wieder gebe ich ein bißchen an.	O	O
6.	Manchmal bin ich beleidigt, wenn es nicht nach meinem Willen geht	O	O
7.	Ich spreche oft Drohungen aus, die ich gar nicht ernst meine	O	O
8.	Meine Tischmanieren sind zu Hause schlechter als im Restaurant	O	O
9.	Manchmal habe ich Gedanken, über die ich mich schämen muß	O	O
10.	Wenn ich irgendwo zu Gast bin, ist mein Benehmen meistens besser als zu Hause	O	O
11.	Ab und zu erzähle ich auch mal eine Lüge	O	O
12.	Ich spreche manchmal über Dinge, von denen ich nichts verstehe	O	O

Im Alltagsleben gibt es gelegentlich Ereignis, die einen seelisch stark belasten oder sogar vorüberge hend aus der Bahn werfen können. Auf dieser Seite finden Sie eine Reihe solcher möglichen Ereignis se. Kreuzen Sie jeweils diejenigen Ereignisse an, welche bei ihnen während der letzten 2 Jahre einge treten sind. Bei jedem zutreffenden Punkt stufen Sie dann bitte auf der Skala rechts ein, wie belasten das Ereignis für Sie war.

	trifft zu	Belastung		
		stark	mäßig	kaum	gar nicht

1. schwere Krankheit od. Operation (eigene) .... O   O---------O---------O---------O
2. schwere Krankheit od. Operation (einer nahestehenden Person) ... O   O---------O---------O---------O
3. Verschlechterung eines ev. chronischen Leidens .... O   O---------O---------O---------O
4. Unfall od. größere Verletzung .... O   O---------O---------O---------O
5. Schwangerschaft mit Abtreibung/Fehlgeburt/Totgeburt .... O   O---------O---------O---------O
6. größere seelische Krise (eigene) .... O   O---------O---------O---------O
7. größere seelische Krise (einer nahestehenden Person) .... O   O---------O---------O---------O
8. Tod einer nahe stehenden Person .... O   O---------O---------O---------O
9. Opfer (selbst od. nahestehende Person) eines Überfalls/Raubes/Einbruchs .... O   O---------O---------O---------O
10. Zeuge eines Überfalls, Raubes, Unglücks .... O   O---------O---------O---------O
11. wichtige Prüfung .... O   O---------O---------O---------O
12. Strafverfahren Zivilprozeß (selbst od. nahestehende Person) .... O   O---------O---------O---------O
13. Verlust eines Haustieres/wertvollen Gegenstandes .... O   O---------O---------O---------O
14. Entlassung/Frühinvalidität .... O   O---------O---------O---------O
15. Entlassung/Frühinvalidität .... O   O---------O---------O---------O
16. Arbeitslosigkeit (länger als 3 Monate) .... O   O---------O---------O---------O
17. Beförderung/Versetzung .... O   O---------O---------O---------O
18. Zu-/Abnahme der Verantwortung im Beruf .... O   O---------O---------O---------O
19. Über-/Unterforderung im Beruf .... O   O---------O---------O---------O
20. Wechsel des Arbeitsplatzes .... O   O---------O---------O---------O
21. Veränderung der Arbeitsbedingungen .... O   O---------O---------O---------O
22. schwerwiegende Konflikte am Arbeitsplatz .... O   O---------O---------O---------O
23. größere finanzielle Belastungen .... O   O---------O---------O---------O
24. Veränderung der Wohnsituation .... O   O---------O---------O---------O
25. Auseinandersetzungen mit Nachbarn/Vermieter .... O   O---------O---------O---------O
26. Scheidung od. Wiederverheiratung der Eltern/Kinder .... O   O---------O---------O---------O
27. Schwere Konflikte im engsten Pamilien- od. Freundeskreis .... O   O---------O---------O---------O
28. Beginn einer neuen Beziehung .... O   O---------O---------O---------O
29. Abbruch einer engen Beziehung .... O   O---------O---------O---------O
30. belastender Konflikt mit dem Partner .... O   O---------O---------O---------O
31. belastender Konflikt mit den Kindern .... O   O---------O---------O---------O
32. Auszug eines Kindes .... O   O---------O---------O---------O
33. persönl. Betroffenheit durch ein polit. od. wirtschaftl. Ereignis ... O   O---------O---------O---------O
34. Enttäuschung/Kränkung durch einen wichtigen Menschen .... O   O---------O---------O---------O
35. wehrloses Erleiden von Unrecht .... O   O---------O---------O---------O

	stark	mäßig	kaum	gar nicht
36. irgendein anderes wichtiges Ereignis in der letzten 2 Jahren ....O	O	O	O	O
37. Aufregendes/Belastendes innerhalb der letzten 4 Wochen ....O	O	O	O	O

Kreuzen Sie bitte jeweils jenen Kreis an, der für Sie am ehesten zutrifft!

„Ich leide unter folgenden Beschwerden":

	stark	mäßig	kaum	gar nicht
1. Kopfschmerzen bzw. Druck im Kopf, Gesichtsschmerzen.	O	O	O	O
2. Müdigkeit	O	O	O	O
3. Halsschmerzen	O	O	O	O
4. Kreuz- oder Rückenschmerzen	O	O	O	O
5. Starkes Schwitzen	O	O	O	O
6. Überempfindlichkeit gegen Wärme	O	O	O	O
7. Überempfindlichkeit gegen Kälte	O	O	O	O
8. Schlaflosigkeit	O	O	O	O
9. Nervosität	O	O	O	O
10. Bei Frauen: Regelbeschwerden	O	O	O	O
11. Herzklopfen	O	O	O	O
12. Angstgefühl	O	O	O	O
13. Verstopfung	O	O	O	O
14. Atembeschwerden	O	O	O	O
15. Schnupfen	O	O	O	O
16. Berufliche oder private Sorgen	O	O	O	O
17. Durchfall	O	O	O	O
18. Konzentrationsschwäche	O	O	O	O
19. Zittern	O	O	O	O
20. Nacken- oder Schulterschmerzen	O	O	O	O
21. Gewichtszu- oder abnahme	O	O	O	O
22. Innere Unruhe	O	O	O	O
23. Schwächegefühl	O	O	O	O
24. Niedergeschlagenheit (Depression)	O	O	O	O
25. Appetitlosigkeit	O	O	O	O
26. Kloßgefühl, Engigkeit oder Würgen im Hals	O	O	O	O
27. oder anderes	O	O	O	O
	O	O	O	O
	O	O	O	O

28. Sind Ihrer Meinung nach Ihre Beschwerden eher körperlich, eher seelisch oder durch beides bedingt? (Unterstreichen Sie bitte das Zutreffende!)

Im folgenden finden Sie Feststellungen über das Befassen mit eigene Problemen im Alltag, über die Bewertung der eigenen Person und übe den Kontakt und Umgang mit Menschen. Bitte lesen sie jede Aussag sorgfältig durch und entscheiden Sie, in welchem Maße die Aussage au Sie zutrifft oder nicht zutrifft. Diesmal haben Sie sechs verschieden Antwortmöglichkeiten. Kreuzen Sie bitte den für Sie entsprechende Kreis an. Bitte beantworten Sie alle Fragen!

		trifft sehr zu	trifft zu	trifft etwas zu	trifft eher nicht zu	trifft nicht zu	trifft gar nicht zu
1.	Ich verliere leicht den Kopf.	O	O	O	O	O	O
2.	Ich kann mit meinen persönlichen Problemen gut fertig werden.	O	O	O	O	O	O
3.	Ich werde auch in Zukunft meine Probleme meistern.	O	O	O	O	O	O
4.	Ich kann in jeder Situation für mich selbst sorgen.	O	O	O	O	O	O
5.	Meine persönlichen Probleme sind dazu da, um von mir gelöst zu werden.	O	O	O	O	O	O
6.	Ich kann genauso gut zurechtkommen wie andere.	O	O	O	O	O	O
7.	Ich versuche, vor meinen Problemen davonzulaufen.	O	O	O	O	O	O
8.	Ich wünschte, ich würde nicht so schnell aufgeben.	O	O	O	O	O	O
9.	Ich sehe der Zukunft hoffnungsvoll entgegen.	O	O	O	O	O	O
10.	Mich wirft so schnell nichts aus der Bahn.	O	O	O	O	O	O
11.	Manchmal glaube ich, daß ich zu überhaupt nichts gut bin.	O	O	O	O	O	O
12.	Ich bin ein Niemand.	O	O	O	O	O	O
13.	Ich verachte mich.	O	O	O	O	O	O
14.	Eigentlich bin ich mit mir ganz zufrieden.	O	O	O	O	O	O
15.	Manchmal wünschte ich, ich wäre nicht geboren.	O	O	O	O	O	O
16.	Ich wollte, ich könnte mehr Achtung vor mir haben.	O	O	O	O	O	O
17.	Manchmal fühle ich mich zu nichts nutze.	O	O	O	O	O	O
18.	Wenn ich mich mit anderen Menschen meines Alters vergleiche, schneide ich eigentlich ganz gut ab.	O	O	O	O	O	O
19.	Ich finde mich ganz in Ordnung.	O	O	O	O	O	O
20.	Ich bin zufrieden mit mir.	O	O	O	O	O	O
21.	Ich habe eine gute Art, mit anderen umzugehen.	O	O	O	O	O	O
22.	Es fällt mir leicht Kontakte mit anderen Menschen zu bekommen.	O	O	O	O	O	O
23.	Ich scheue mich nicht, alleine in einen Raum zu gehen, in dem andere Leute bereits zusammen sitzen und sich unterhalten.	O	O	O	O	O	O
24.	Ich sollte höflicher zu anderen sein.	O	O	O	O	O	O
25.	Ich bin ziemlich scheu und unsicher im Kontakt mit anderen Menschen.	O	O	O	O	O	O
26.	Es ängstigt mich, mit fremden Menschen zusammenzutreffen.	O	O	O	O	O	O

Auswertungsblatt

	min	CUT –	kritischer Bereich OFF	max	Summe
Offenheit	0		6	12	....
Problembewältigung	10		30	60	....
Selbstwert	10		30	60	....
Kontaktfähigkeit	6		18	36	....
Beschwerden	max 84		17	min 0	....
Belastungen	(111)		(3)	0	....

Auswertungsvorschlag für den Screeningbogen

1) Offenheit (Seite 1: Item I bis 12): Jedes mit „stimmt" beantwortete Item wird als ein Punkt gezählt. Ein Summenscore kleiner als sechs muß als deutlich eingeschränkte Offenheit bewertet werden.

2) Belastungen: (Seite 2/3: Item I bis 37): Pro einzelner Belastungsskala werden Werte von 0 bis 3 (stark = 3, mäßig = 2, kaum = 1, gar nicht = 0) zugeordnet. Diese werden summiert. Ein Score von 3 (kein definitiver Wert, unten angeführte Kriterien müssen berücksichtigt werden) kann als kritischer Belastungswert betrachtet werden. Diese Skala muß individuell beurteilt werden aufgrund zweier Möglichkeiten:
    a) es ist ein gravierendes Lebensereignis aufgetreten, welches andere Probleme in den Hintergrund drängt (z.B. lebensbedrohliche Erkrankung). Dies würde dem Belastungswert drei entsprechen.
    b) es ist eine zeitlich dichte Sequenz von unterschiedlichen Life-Events gegeben, welche einen kumulativen Effekt zur Folge haben.

3) Beschwerden: (Seite 3: Item I bis 27): Jedes Item bekommt einen Punktwert zugeordnet: stark = 3, mäßig = 2, kaum = 1, gar nicht = 0. Die über alle Items summierten Scores ergeben den Gesamtpunktwert, der eine kritische Grenze von 17 nicht übersteigen sollte.

4) * Problembewältigung: (Seite 4: Item I bis 10)
    * Selbstwert (Seite 4: Item 11 bis 20)
    * Kontakt- und Umgangsfähigkeit (Seite 4: Item 21 bis 26)
Je positiver das Gefühl gegenüber der eigenen Person ist, das sich in der einzelnen Antwort des Probanden ausdrückt, umso mehr Punkte - maximal 6, minimal 1 - erhält der Proband für jede Antwort. Die Einzelwerte werden für die jeweilige Subskala aufsummiert. (Es ist daher wichtig die Polung der Items zu beachten: positive Aussage bedeutet hohen Wert.)

Kritische Cut-Off Scores: Problembewältigung: kleiner 30
                                  Selbstwert: kleiner 30
                                  Kontaktfähigkeit: kleiner 18

Nr. 37: Diagnostikmaterial

a) Stimmfeld (Phonetogramm)

Name .... Datum ....

Vorname .... Diagnose ....

Geb.: .... Untersucher ....

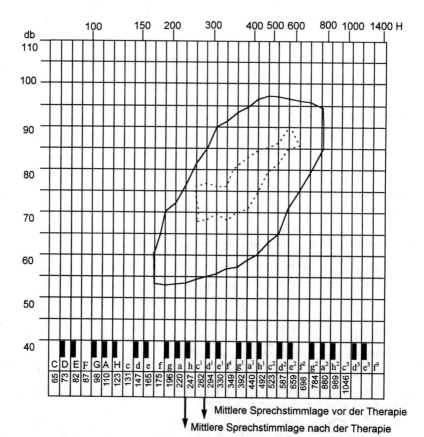

Phonetogramm einer 33 jährigen Patientin mit hyperfunktioneller Dysphonie vor (gepunktete Linie) und nach (durchgezogene Linie) einer sechsmonatigen Stimmtherapie

b) Diagnostikleitfaden

Die ausführliche Darstellung des Leitfadens ist als Anregung gedacht. Jeder Therapeut sollte reflektieren, welchen diagnostischen Umfang er als sinnvoll erachtet.

1. Körpertonus, -haltung und -bewegung

a) Körpertonus
- allgemeiner Tonus, eher hyper- oder hypoton (Beobachtung)
- Verkrampfung in spezifischen Körperteilen, z. B. Schultern, Kreuzbein, Nacken etc. (Befragung)

b) Körperhaltung
Beobachtung:
- Liegen Fehlhaltungen vor, z. B. Rundrücken, Hohlkreuz?
- Kopfhaltung
- symmetrische oder asymmetrische Körperhaltung
- Körperverdrehungen
- Liegen orthopädische Befunde über HWS-Fehler vor, z. B. Hohlkreuz, Skoliose (Befragung)

c) Körperbewegung
Beobachtung:
- Gangbild
- Bewegungskoordination

2. Orofazialer Komplex

vorab: - Frage nach vermehrten Kopf-, Gesichts-, Ohren- oder Zahnschmerzen.
- Frage nach Ernährungsgewohnheiten und eventuellen Problemen bei der Nahrungsaufnahme.
- Frage nach oralen Habits, z. B. Zähneknirschen oder -pressen (bei Tag und/oder Nacht).

a) Mimische Muskulatur
Beobachtung:
- Lippenform
- Aussehen, z. B. trocken, rissig, wulstig etc.
- Lippenschluß
- Stellung der Mundwinkel, hoch-, runtergezogen, in der Mitte
- m. mentalis in Ruhelage, unauffällig oder angespannt (Nadelkissen)
- Stirn angespannt, gerunzelt

- Augenbrauen hochgezogen
- Mitbewegungen beim Schlucken, z. B. Mentalis-, Lippenkontraktion oder Kopfbewegung
- Anspannung der Hyoidmuskulatur beim Schlucken

b) Kaumuskulatur, Kiefergelenk
- Palpation der Masseteren beim Schlucken und in Ruhe, ein- oder beidseitig inaktiv, unauffällig oder überentwickelt
- Palpation des m. temporalis beim Schlucken und in Ruhe (s. o.)

Beobachtung:
- Beweglichkeit des Kiefergelenks, Vorwärts- und Seitwärtsbewegungen
- Kieferöffnung (Norm 40 mm)
- Kiefer schließen (schließt der Biß auf der Mittellinie)?
- Kaubewegung
- Liegt eine Kieferklemme oder Ankylose vor?
- Kommt es bei den Bewegungen zu Schmerzen, Knack- oder Reibegeräuschen im Kiefergelenk? (Frage)

c) Zunge
- Ruhelage (Frage nach der Position)
- Liegt eine Schluckfehlfunktion vor? (Zunge bei geöffneten Lippen beim Schlucken zwischen Zähnen sichtbar)

Beobachtung:
- Aussehen der Zunge, z. B. unauffällig, gerötet, belegt, eher muskulös oder schlaff und breit (Hinweis auf Tonus)
- Impressionen der Zähne am Zungenrand
- symmetrische oder asymmetrische Zunge (re/li)
- verkürztes Zungenbändchen?

Beobachtung der Beweglichkeit:
- rausstrecken, in dieser Position spitz und breit machen
- nach oben, unten bewegen
- in re/li Wangentasche stecken
- Lippenlecken
- mit Zunge zur Nase
- Zunge an Gaumen ansaugen, schnalzen
- erfolgt beim Rausstrecken oder Heben ein Zittern? (Hinweis auf Tonus)

d) Gaumenform
- unauffällig
- gotisch
- stark ausgeprägte Gaumenfalten

e) Kieferform und Gebiß
- zu geringe transversale Breite des Kiefers
- Progenie
- Prognathie

- unauffällig
- Zahnlücken
- abgeschliffene Zahnkanten
- Verzahnung regelhaft?
- Distalbiß (mit/ohne offenem Biß)
- Mesialbiß
- Kreuzbiß (mit Malokklusion re oder li)

3. Atmung

Ruheatmung:
- Atemtyp, kosto-abdominal, thorakal, klavikular
- Atemgeräusche
- Mund- oder Nasenatmer
- Atemfrequenz (in Sek.)

Sprechatmung:
- Atemtyp, kosto- abdominal, thorakal, klavikular
- Atemgeräusche
- Schnappatmung
- Ausatemstrom, auf [f] ausatmen, zuerst leise, dann laut (in Sek.)
- Atemeinteilung (Satzphrasierung)

4. Stimme

Sprechstimme:

a) Stimmbandschluß (Ventiltönchen)

b) Umfang (Glissandi von Mittellage zur Höhe und Tiefe hin):
   - normal (Norm 2 Oktaven, bei Sängern 3 oder mehr)
   - eingeschränkt

c) Dynamik
   - siehe Stimmfeld
   Überprüfen:
   - Kraftstimme (rufen)
   - Schwelltonvermögen
   - Lautstärkesteigerung (z. B. beim Zählen von 1 - 10)
   - Lautstärkewechsel (lautes und leises Sprechen von Wörtern im schnellen Wechsel)

d) Tonhaltedauer/klangliche Stabilität
   - Phonation auf [mo] (in Sek.), Vibrato, Tremolo, Stimmabbrüche feststellbar?

e) Stimmklang, Resonanz
   - klar, unauffällig
   - gepreßt
   - überhaucht
   - heiser
   - dünn

f) Stimmeinsatz
   - physiologisch, weich
   - hart
   - verhaucht
   Stimmabsatz
   - physiologisch

g) Sprechstimmlage
   - zu hoch
   - zu tief
   - in Indifferenzlage

- resonanzarm
- kratzig
- knarrend
- knödelnd, kloßig
- diplophon
- aphon
- brüchig
- hypernasal
- vorderer oder rückverlagerter Stimmsitz

- gepreßt

Singstimme:
(Stimmbandschluß, Umfang, Ein- und Absatz s. o.)

a) Stimmgattung: Sopran, Mezzosopran, Alt, Tenor, Bariton, Baß

b) Dynamik
- Pianofunktion, tragfähig/zu laut/mit Stimmabbrüchen
- Fortefunktion, belastbar/Überschlagen der Stimme
- Schwelltonvermögen (messa di voce), ja, nein
- stimmliche Flexibilität (Wechsel piano, forte)

c) klangliche Stabilität
- Halteton (Beobachten auf Vibrato, Tremolo)

d) Legato
- dicht
- gleichmäßiger Fluß
- sinnvolle Betonung
- unterbrochen
- unregelmäßige Betonung (Warzen singen)

e) Phrasierung
- dem Text angemesen
- verkürzt

f) Stimmklang und Resonanz
- vorderer Stimmsitz
- rückverlagerter Stimmsitz (Knödel)
- lockere leichte Stimmgebung (ausgehend von der Randstimme)
- feste, gepreßte Stimme
- schwingungsfähige Stimme (leichte Vibratoqualität)
- gestemmte Höhe
- unangestrengte Höhe

- verdunkelte Tiefe
- Kopf- und Brustresonanz in ausgeglichener Mischung
- Kopfresonanz überbetont
- Brustresonanz überbetont
- Hypernasalität

5. Artikulation (beim Sprechen und Singen)

- unauffällig
- verwaschen
- rückverlagert, durchgängig oder bei spezifischen Konsonanten oder Vokalen
- fehlerhaft (z. B. Sigmatismus)
- Prüfung der Diadochokinese (ptk, bdg, lalo)
- dialektale Einfärbungen

6. Prosodie

a) Sprechgeschwindigkeit
   - sehr langsam, langsam, unauffällig, schnell, sehr schnell
   - langsamer oder schneller werdend
   - wechselnd

b) Sprechpausen
   - unauffällig
   - eher lang oder kurz
   - eher selten oder häufig
   - sinnvoll eingebettet in Sinnzusammenhang des Gesprochenen oder nicht

c) Intonation
   - differenziert
   - monoton
   - eher ausgeprägt oder schwach
   - kongruent mit Bedeutungsgehalt des Gesprochenen oder nicht

d) Akzentuierung
   - wenig ausgeprägt
   - stark ausgeprägt
   - unauffällig
   - kongruent mit Bedeutungsgehalt des Gesprochenen oder nicht

7. Kommunikationsverhalten

a) Blickkontakt   b) Sprecherinteraktion

- wenig
  - wechselnd
  - stabil
  - spricht spontan oder eher nur auf Anfrage
  - spricht eher viel oder wenig
  - fällt ins Wort

c) Sprechweise
  - strukturiert
  - hastig
  - stockend
  - gehemmt
  - Tendenz zum Poltern

d) Mimik
  - unauffällig
  - geringe mimische Beteiligung
  - stark ausgeprägte Mimik
  - Hyperfunktion der mimischen Muskulatur beim Sprechen oder Singen, z. B. Stirn runzeln,
  - Augenbrauen hochziehen, grimassieren

e) Anstrengung beim Sprechen oder Singen
  - Anschwellen der Halsmuskulatur
  - Venenstau
  - verkrampfte Körperhaltung
  - Mitbewegung von Gliedmaßen (Synkinesien), z. B. Füße, Kopf
  - Hyperfunktion der mimischen Muskulatur (s. o.)

f) Gestik
  - eher gering oder stark ausgeprägt
  - auffallend stark
  - unauffällig

g) Anzeichen starker Nervosität beim Sprechen oder Singen
  - Stimmzittern
  - Kurzatmigkeit
  - vermehrtes Schlucken oder Schluckauf (beim Singen)

Die Erstellung des Diagnoseleitfadens erfolgte z. T. in Anlehnung an:
- Wichtige Aspekte zur Beschreibung der Stimmperformanz, Logopädisches Rehabilitationszentrum Lindlar, V. Middeldorf.
- Diagnosebogen nach Castillo-Morales. Aus: Castillo-Morales, R. : Die orofaziale Regulationstherapie, Pflaum Verlag, München 1991.
- MFT-Diagnostikbogen, Befunderhebung bei mundmuskelfunktionalen Störungen nach Steiner, J/Struck, V., Steiner Verlag, Leverkusen 1990.

Nr. 38. Therapiematerial

An dieser Stelle erfolgt die Quellenangabe für die in Teil 5.2. erwähnten Behandlungsformen. Die mir persönlich oder in Fortbildungen vermittelten Übungen, für die keine Literatur aufweisbar sind, werden kurz beschrieben.

zu 5.2.3. Körpererfahrung und -wahrnehmung

Eutonieübung im Liegen nach G. Alexander/Kjellrup, in:
Kjellrup, M.: Bewusst mit dem Körper leben. Ehrenwirth Verlag, München, 1980, S. 22 - 25 und 31 - 34.
(außer Stäben und Tennisbällen ist auch die Verwendung eines dicken Taus empfehlenswert).
Muskelrelaxation nach Jacobson, in:
Robertson, S. J./Thomson, F.: Therapie mit Dysarthrikern. Fischer Verlag, Stuttgart, New-York 1992, S. 17 f.
Beckenuhr nach Feldenkrais, in:
Zemach-Bersin, D. und K./Reese, M.: Gesundheit und Beweglichkeit, 10 Feldenkrais-Lektionen. Kösel Verlag, 1992, S. 80 - 89 (auch im Liegen durchführbar).
Katzenbuckel nach Feldenkrais, in: s. o. S. 56 - 63,
Übungen zur Balance nach Coblenzer, in:
Coblenzer, H./Muhar, F.: Atem und Stimme. Österreichischer Bundesverlag, Wien. 1992[11], S. 64 - 66.
Coblenzer, H.: Erfolgreich sprechen. Österreichischer Bundesverlag, Wien, 1990[2], S. 34 (Bärensitz, Partnerwippe), S. 36 f. (Stocktragen, Kreisel-Balance).
Release: Der Patient liegt auf dem Rücken mit aufgestellten Beinen. Beine angewinkelt nach rechts fallen lassen, wobei das angewinkelte linke Bein weiter schwingt, so daß das Knie sich Richtung Kopf bewegt. Danach Knie wieder zur Mitte zurückschwingen und das gleiche zur anderen Seite. In einem weiteren Schritt kann versucht werden den Oberkörper beim Rückschwung über die Seite hin aufzurichten.
Continuum: Der Patient liegt auf der Seite und legt bei angewinkeltem Arm die rechte Hand auf die rechte Schulter und vollführt kleine, kreisförmige Bewegungen aus dem Schultergelenk, die immer größer werden können, bis sie den ganzen Rumpf in den Bewegungsrhythmus mit einbeziehen.
Der Patient liegt auf dem Rücken mit angestellten Beinen und bewegt das Brustbein in kleinen Bewegungen auf und ab. Dabei soll er spüren, wie Rumpf und Bauchdecke in die Schwingung miteinbezogen werden. Von der kleinen Bewegung aus können die Bewegungswellen langsam größer werden.
Der Patient kniet im Vierfüßlerstand und bewegt Schultern und Rücken in kleinen und langsam größer werdenden Bewegungen auf und ab und zu den Seiten.
Becken-, Flanken-, Schulterkreisen nach Middendorf, in:
Middendorf, I.: Der erfahrbare Atem. Junfermann Verlag, Paderborn 1991[7], S. 133 - 139.
Pendeln nach Coblenzer, in: Coblenzer, H./Muhar, F.: Atem und Stimme. (s. o.), S. 28.
Fußübungen nach G. Alexander, Kjellrup, in: Kjellrup, M. (s. o.), S. 30 f.
Mund- und zungenmotorische Übungen, in:
Lodes, H.: Atme richtig. Goldmann Verlag, 1991[5], S. 47 - 54.

Kittel, A.: Myofunktionelle Therapie. In: Grohnfeldt, M.(Hrsg.): Handbuch der Sprachtherapie, Bd. 2: Störungen der Aussprache. Marhold Verlag, Berlin, 1990, S. 115 - 119.
Padovan, B: Myotherapeutisches Training bei Zungenfehlfunktionen. Diagnose und Therapie I. Zusammenfassung eines Referates anläßlich des internationalen Seminars für Orthodontie, des brasilianischen Kongresses für Orthodontie und des Kongresses für Orthodontie in Sao Paulo, SP, Januar, 1975, S. 39 - 46.
Thiele, E. (Hrsg.): Myofunktionelle Therapie in der Anwendung. Heidelberg 1992.

zu 5.2.4. Stimmerfahrung und -wahrnehmung
zur Indifferenzlage:
Kauphonation nach Fröschels, in:
Wirth, G.: Stimmstörungen. Deutscher Ärzte Verlag, Köln 1991^3, S. 199 f.
zur Lockerung der orofazialen Rahmenmuskulatur:
Nasalierungsgriff nach Pahn, in: Pahn, J. und E.: Die Nasalierungsmethode. In: Grohnfeldt, M. (Hrsg.): Handbuch der Sprachtherapie Bd.7: Stimmstörungen, S. 217.
zur Stimmwahrnehmung, in:
Coblenzer, H./Muhar,F. (s. o.), S. 29 f.

zu 5.2.5. Tonusregulierung, Bewegungskoordination, Haltungsaufbau
Muskellockerung durch Abklopfen und Ausstreichen des Patienten. Der Therapeut klopft dabei mit den Fingerspitzen, die Bewegung sollte locker aus dem Handgelenk kommen. Beginn: Schultern (Trapezmuskeln), den Rücken hinunter entlang der Wirbelsäule, Kreuzbein, seitlich am Po, über Oberschenkel, Waden, bis zu den Füßen (unter den Knöcheln, Fußspann bis zu den Zehenspitzen). Danach den gleichen Weg wieder hoch, von den Schultern aus zu den Oberarmen, seitlich herunter bis zu den Händen, die Fingerspitzen greifen und Arme leicht nach unten ziehen. Danach wieder hoch und Abklopfen an den Schultern beenden. Abschließend die Arme hinunter ausstreichen, sowie über Rücken und Oberschenkel hinab ausstreichen.
Rumpflockerung durch Ziehen und Ausschütteln des Oberkörpers des Patienten nach Schlaffhorst-Andersen. Der Patient beugt den Oberkörper im Stehen vor und streckt die Arme nach vorn aus. Der Therapeut faßt ihn an den Händen (der Griff muß stabil sein, damit der Patient nicht fällt) und fordert ihn auf, sich nach hinten ins Kreuzbein zurückzulehnen. Dann führt der Therapeut, der seinen Körperschwerpunkt gleichfalls nach hinten verlagert, vorsichtige Zieh- und Schüttelbewegungen aus.
Autogenes Training nach Schultz, in:
Schultz, J. H.: Übungsheft für das autogene Training. Stuttgart 1980.
zu Massage/Shiatsu:
Wood, E. C., Becker, P.D.: Klassische Massagemethoden. Hippokrates Verlag, Stuttgart 1984.
Sachse, J. (Hrsg.): Massage in Bild und Wort. Grundlagen der Heilmassage nach A. Hamann. Fischer Verlag, Stuttgart, New York, 1987.
Leibold, G.: Shiatsu - die fernöstliche Fingerdrucktherapie. Falken Verlag, Niedernhausen, Ts., 1982.
Masunaga, S./Ohashi, W.: Das große Buch der Heilung durch Shiatsu. Scherz Verlag, 1985.
Kia, R. A.: Stimme - Spiegel meines Selbst. Aurum Verlag, Braunschweig 1992^2, S. 95 - 107, 119 - 122, 107 - 118 (orofazialer Teil).

Tonusregulierung im orofazialen Bereich, Stimulation nach Castillo-Morales und Bobath, in: Castillo-Morales, R.: Die orofaziale Regulationstherapie. Pflaum Verlag, München, S. 139 - 165.
Schalch, F.: Schluckstörung und Gesichtslähmung. Fischer Verlag, Stuttgart, New York, 1992^3, S. 126 (Ausstreichen der Wangentaschen).
Gelenklockerung ganzkörperlich, in:
Middendorf, (s. o.), S. 133 - 136, siehe auch Lodes (s. o.), S. 84 - 95.
Gesichtslockerung, in: Lodes (s. o.) S. 47 - 49.
Dehnungsübungen, in:
Sternad, D.: Richtig Stretching, blv Verlagsgesellschaft, München 1987.
Kjellrup, M. (s.o) S. 39 - 44.
Lodes, H. (s. o.) S. 44 - 47 (für Hals-, Nackenbereich).
Lockerung und Beweglichkeit des Kiefergelenks/Weitung des Rachenraums:
Massageanleitung und isometrische und isotonische Übungen zur Selbstbehandlung von Kaumuskelstörungen, Prof. W. Schulte, Tübingen, Material der Praxis für Muskelfunktionstherapie, I. Friedrich, Köln.
Massage:
Sitzen am Tisch,Ellbogen aufstützen, die Wangen mit beiden Händen massieren.
Handballen auf beiden Seiten gegen die Schläfen drücken und kreisende Massagebewegungen unter kräftigem Druck ausführen.
Mit den Zeigefingerkuppen kleine kreisende Bewegungen in den Gruben unter den Ohrläppchen ausführen.
Mit Daumen und Zeigefingern bei gesenktem Kinn den hinteren unteren Rand des Unterkiefers umfassen. Die Daumen liegen am Mundboden, die Zeigefinger gekrümmt auf den Wangen, der Unterkieferknochen liegt zwischen Daumen und Zeigefinger. Jetzt mit beiden Händen kreisende Bewegungen durchführen.
Isometrische und isotonische Übung bei Limitation rechts (bei Störung auf der linken Seite Übung zur anderen Seite durchführen):
Linken Ellbogen aufstützen, linke Kinnseite in linke Hand legen, Lippen und Zahnreihen etwas öffnen. Mit dem Unterkiefer gegen die linke Hand drücken, die Hand darf dem Druck nicht nachgeben und sollte ebenfalls nicht gegen den Kiefer drücken. 10 Sek. drücken, dann Stirn in Hände stützen, Kiefer locker hängen lassen und schütteln. Wechsel von Spannung und Entspannung ca. 10 mal wiederholen.
Zum Erreichen des Kieferschlusses auf der Mittellinie:
In einen Spiegel schauen. Zungenspitze kräftig nach oben zwischen den linken Eckzahn und die Oberlippe pressen. Unter Beibehaltung der Position Mund soweit wie möglich öffnen. Mund zu Anfang nur wenig öffnen, vor allem, wenn es zu Muskelzittern kommt. Nach und nach den Mund bei der Übung immer weiter öffnen. Nach einiger Zeit versuchen, den Mund ohne Seitenabweichung zu öffnen und zu schließen (Kontrolle vor dem Spiegel, auf den ein roter Faden geklebt ist, der die Mittellinie zwischen den Schneidezähnen anzeigt).
Lodes, H. (s. o.), S. 70 - 72.
Saatweber, M.: Einführung in die Arbeitsweise Schlaffhorst-Andersen, Hannover 1990, S. 86.
Fernau-Horn, H.: Übungen zur Stimmbehandlung, München, 1969, S. 5 (Gähn- und Pleuelübung), auch in Wirth (s. o.) S. 177, 178.
Lockerungsübungen nach Pahn, in: Wirth, G. (s. o.), S. 200 f.
ganzkörperliche und orofaziale Isolationen nach Feldenkrais, in:

Zemach-Bersin, D. u. K./Reese, M.(s. o.), S. 44 - 53, 92 - 99 (ganzkörperlich), S. 125 - 131 (orofazial, zur Isolation kann bei der Kieferbewegung nach rechts eine Bewegung der herausgestreckten Zunge nach links, oder bei der Kieferbewegung nach re eine Bewegung der Augen nach links erfolgen und umgekehrt).
weitere praktische Anregungen zu Feldenkrais-Methode, in:
Feldenkrais, M.: Die Entdeckung des Selbstverständlichen. Insel Verlag, Frankfurt a.M. 1986[3].
Hanna, T.: Beweglich sein, ein Leben lang. Kösel Verlag, 1990, S. 119 - 190.
Körperaufrichtung im Sitzen und Stehen, in: Kjellrup, M. (s. o.), S. 56 - 60.
Coblenzer, H./Muhar, F.: Atem und Stimme (s. o.), S. 38f.
Lodes, H. (s. o.), S. 98 f. (Kontaktnehmen zum Fußboden und zur Keule, gehen mit Bodenkontakt), S. 104 - 106.
Farnblattübung: Im Stehen oder Sitzen Oberkörper langsam Wirbel für Wirbel abrollen (Kopf lösen) und wieder aufrichten.
Zemach-Bersin, D. u. K./Reese, M. (s. o.), S. 114 - 123 (zum Bodenkontakt der Füße beim Sitzen).

zu 5.2.6. Atemtherapie

Atembewußtsein, in:
Lodes, H. (s. o.), S. 34 (Atemlauschen, auch im Liegen durchführbar).
Middendorf, (s. o.), S. 86 - 88, S. 198 (Atemgespräch), S. 20 - 22 (Atemerfahrung in verschiedenen Körperregionen).
Nasenatmung, in:
Lodes, H. (s. o.), S. 61 - 68.
Blasübungen (z. B. Pusteschnecke aufblasen) können auch mit der Nase durchgeführt werden (nach Padovan).
Zwerchfellanregung anbahnen:
Gähnübungen nach Fernau-Horn (s. o.).
Atem und Intention:
Coblenzer, H./Muhar F.: Atem und Stimme (s. o.), S. 54 - 62.
Atmung und Bewegung:
Atem- Körper- Koordinationsübungen nach Langer-Rühl, in: Kia, R. A. (s. o.), S. 127 - 155.
Vor- und Zurückpendeln nach Schlaffhorst-Andersen, wobei der Atem bei der Vorwärtsbewegung aus und bei der Rückwärtsbewegung einströmt.
Partnerschwingen nach Schlaffhorst-Andersen, in: Saatweber, M. (s. o.), S.56 - 66 und Atemübungen S.85.
Lodes, H. (s. o.), S. 87 (Partnerübungen).
Middendorf, I. (s. o.) S. 155 (Atmung und Handdehnung).
Kugelübung: Mit dem Einatmen einen Arm nach hinten ausstrecken mit der Vorstellung eine goldene Kugel in der Hand zu haben. Beim Ausatmen auf [f] oder [s] den Arm mit der vorgestellten Kugel in der Hand langsam vor den Körper senken.
Atemspannung und -stütze (Zwerchfellelastizität), in:
Coblenzer,H, Muhar, F.:Atem und Stimme (s. o.), S. 67 f. (Bogenspannen).
Coblenzer, F. : Erfolgreich sprechen (s. o.), S. 42 f. (Blasübungen).
Abspannen, in:
Coblenzer,H./Muhar, F.: Atem und Stimme (s. o.), S. 69 - 84.

Partnerschwingen nach Schlaffhorst-Andersen (s. o.), beim Schwingen kann ein Laut phoniert werden, Abspannen erfolgt bei Berührung der beiden Partner (z. B. beim Abstoßen von den Händen, S. 62, Nr.8 und S. 64, Nr. 11).

zu 5.2.7. Stimm- und Sprechübungen

Übungen zum Stimmabsatz nach Fernau-Horn, in: Wirth, g. (s. o.), S. 180.
Resonanz:
Summübungen nach Spiess, in: Wirth, G. (s. o.), S. 214 f.
Übungen nach Wängler, in: Wirth, G. (s. o.), S. 183 f.
Nasalierungsmethode nach Pahn, in: Grohnfeldt, M (Hrg.): Handbuch der Sprachtherapie Bd. 7 (s. o.) S. 214 - 236.
Maskenbrummen: Die Hände werden vor dem Gesicht zusammengeführt und ein leises [m] gesummt, dabei werden die Hände langsam nach vorn und unten geführt, als würde man eine Maske vom Gesicht nehmen.
Kapuzenübung: Einatmen mit der Intention des Erstaunens. Lippenflattern auf brrrrr, dabei die Töne leicht und in hoher Lage ansetzen und mit der Hand eine Bewegung vollziehen, als ob man eine Kapuze überziehen wollte.
Förderung der Brustresonanz durch Übungen mit Halbklingern nach Schlaffhorst-AndersenAlexander/Kjellrup: Der Patient sitzt aufrecht auf einem Stuhl und phoniert Halbklinger (stimmhafte Frikative). Dabei soll er die Resonanz am Brustbein erspüren, was durch zusätzliche Vibrationsmassage des Therapeuten am Sternum des Patienten verstärkt werden kann.
Artikulation:
Korkensprechen und plastische Artikulation nach Coblenzer, in: Coblenzer, H./Muhar, F.: Atem und Stimme(s. o.), S. 86 - 96.
Artikulationsübungen nach Pahn, in: Wirth, G. (s. o.), S. 201 f.
Artikulationsübungen nach Fernau-Horn, in: Fernau-Horn, H. (s. o.), S. 12 - 17.
Zum Transfer:
Anregungen in: Hey, J. : Der kleine Hey - Die Kunst des Sprechens, Edition Schott, Mainz, 1956 (in weiteren Auflagen erhältlich).

zu 5.2.8. Singen

Zur Randstimmentwicklung:
Anblase- und Summübungen, in : Kia, R. A. (s. o.), S. 157 - 160 und S. 166 f.
Ausweiten der Stimmbewegung, in: s. o., S. 160 f.
Zwerchfellimpulsivität, in: s. o., S. 163 f.
Beweglichkeit und Legato, in: s. o., S. 165 (statt auf mäh günstiger auf [l] plus alle Vokale und Umlaute, statt Quint-, auch Oktav- und Dezimraum möglich), die Impulsübungen in auf und absteigenden Akkorden von S. 164 können auch als Legato- und Beweglichkeitsübungen verwendet werden, wenn man sie gebunden und ohne Impulsgebung singt (statt ju-hu, günstiger auf lo-a, oder andere Kombinationen von [l] plus Vokalen).

Adressen

Institutionen in der Bundesrepublik, in denen stationäre, interdisziplinär organisierte Rehabilitationsaufenthalte (Stimmtherapie, Körperarbeit, Psychotherapie, Physiotherapie etc.) für Patienten mit funktionellen Stimmstörungen möglich sind.

Rehabilitationsklinik für Stimm-, Sprach- und Sprechstörungen
Stimmheilzentrum

Waldstr. 9
74906 Bad Rappenau
Tel. 07264/ 88-600
(Einzel- und Gruppentherapie)

Rehabilitationsklinik Werscherberg

Am Werscherberg 3
Postfach 1134
49143 Bissendorf
Tel. 05402/ 405-0
(Einzel- und Gruppentherapie)

Klinik am Osterbach
Klinik für kommunikative Rehabilitation

Am Osterbach 2
32545 Bad Oeynhausen
Tel. 05737/ 159703
(Einzel- und Gruppentherapie)
Die Abteilung für stimmliche Rehabilitation befindet sich zur Zeit im Aufbau; Therapieangebote ab Oktober 1995.

Taunusklinik Falkenstein

Debusweg 4
62462 Königstein 2
Tel. 06174/ 2011
(Einzeltherapie)

KÖLNER ARBEITEN ZUR SPRACHPSYCHOLOGIE

Herausgegeben von Prof. Dr. Gudula List

Band 1 Meike Lonczewski: Der Therapieerfolg bei älteren Aphasikern. 1990.

Band 2 Asta Limbach: Von der "Integration" der Gebärdensprache. Gehörlose im Spannungsfeld von Sonder- und Regelschule. 1991.

Band 3 Dorothee Joosten-Weiser: Multiple Sklerose als sprachheilpädagogisches Problem. 1991.

Band 4 Joachim Nöth: Gebärdenspracherwerb und funktionelle Asymmetrien der Hirnhemisphären. Ergebnisse aus der experimentellen und klinischen Neuropsychologie. Eine kritische Bestandsaufnahme. 1992.

Band 5 Sabine Maria Graap: Aphasische Störungen der Schriftsprache im Spiegel der japanischen Zeichensysteme. 1993.

Band 6 Stefanie Kneip: Hyperfunktionelle Stimmstörungen bei Erwachsenen. 1996.

Frank Lüschow, Marita Pabst-Weinschenk (Hrsg.)

Mündliche Kommunikation als kooperativer Prozeß
Sprechwissenschaftliche Arbeitsfelder.
Festschrift für Elmar Bartsch

Frankfurt/M., Bern, New York, Paris, 1991. 208 S.
Duisburger Arbeiten zur Sprach- und Kulturwissenschaft. Bd. 9
Duisburg Papers on Research in Language and Culture
Herausgegeben von René Dirven, Martin Pütz und Siegfried Jäger
ISBN 3-631-43005-1   br. DM 60.--*

Prozesse mündlicher Kommunikation spielen im alltäglichen Leben eine immer wichtigere Rolle. (Dies gilt auch und insbesondere in Zeiten, in denen sich die neuen technischen Kommunikationsmedien immer stärker ausbreiten.) Die einzelnen Beiträge beschäftigen sich jeweils mit verschiedenen Ausschnitten aus diesem Gegenstandsbereich. Dabei orientieren sie sich an der Idee, daß Kommunikation nur dann gesellschaftlich sinnvoll gestaltet und weiterentwickelt werden kann, wenn Kooperation als Grundqualität angenommen wird. Diese Idee wird von den einzelnen Autoren aus unterschiedlichen Praxisbereichen und unterschiedlichen Perspektiven konkretisiert.
Aus dem Inhalt: Prozesse mündlicher Kommunikation in: Schule, Manager-Ausbildung, internationalem Verhandeln, Zusammenarbeit mit Journalisten · Aspekte mündlicher Kommunikationstheorie aus: Philosophie/Sozialwissenschaft, Literaturdidaktik, Sprachtherapie · Überlegungen zu einem Studiengang "Mündliche Kommunikation"

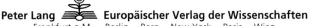

Peter Lang   Europäischer Verlag der Wissenschaften
Frankfurt a.M. • Berlin • Bern • New York • Paris • Wien
Auslieferung: Verlag Peter Lang AG, Jupiterstr. 15, CH-3000 Bern 15
Telefon (004131) 9402121, Telefax (004131) 9402131
- Preisänderungen vorbehalten - *inklusive Mehrwertsteuer